U0343624

泉州正骨

（供中医、中西医结合类专业用）

顾　问　苏松炎　刘联群
主　审　卢志坚　徐福东
主　编　陈长贤
副主编　李铭雄　李炳钻　吴昭克
　　　　吴　萍　杨建兰

全国百佳图书出版单位
中国中医药出版社
·北　京·

图书在版编目（CIP）数据

泉州正骨 / 陈长贤主编 .-- 北京 : 中国中医药出版社，2024.7

ISBN 978-7-5132-8725-8

Ⅰ . ①泉… Ⅱ . ①陈… Ⅲ . ①正骨疗法 Ⅳ . ① R274.2

中国国家版本馆 CIP 数据核字 (2024) 第 071787 号

中国中医药出版社出版

北京经济技术开发区科创十三街 31 号院二区 8 号楼

邮政编码　100176

传真　010-64405721

河北品睿印刷有限公司印刷

各地新华书店经销

开本 889×1194　1/16　印张 16　字数 378 千字

2024 年 7 月第 1 版　2024 年 7 月第 1 次印刷

书号　ISBN 978 – 7 – 5132 – 8725 – 8

定价　118.00 元

网址　www.cptcm.com

服务热线　010-64405510

购书热线　010-89535836

维权打假　010-64405753

微信服务号　zgzyycbs

微商城网址　https://kdt.im/LIdUGr

官方微博　http://e.weibo.com/cptcm

天猫旗舰店网址　https://zgzyycbs.tmall.com

如有印装质量问题请与本社出版部联系（010-64405510）

《泉州正骨》编委会

内容提要

本书是由泉州市正骨医院骨干参与编写的关于泉州正骨流派学术思想及诊疗体系的专业书，旨在继承发扬南少林泉州医武结合骨伤流派的学术思想和临床经验。本书以史料及真实的临床资料为基础进行提炼，对泉州正骨的学术思想、临床经验、特色诊疗技术、院史文献，以及相关研究项目成果进行挖掘、汇总、整理与评价，对泉州正骨流派的渊源及传承发展进行全面的总结，为骨伤科临床工作人员医疗实践起到参考和指导作用。

全书共7章，30余万字，380余幅插图，分为总论及各论两部分。总论为泉州正骨传承与发展，包括第一章至第四章。第一章介绍泉州正骨发展史、溯源、传承与发展、创新与成果等；第二章介绍泉州正骨流派的形成与传承、历史沿革、核心技术与理论体系、诊疗范围、传承文脉、理论基础、锻炼基本功、治法、临证用药等；第三章介绍泉州正骨技术专利；第四章介绍非物质文化遗产项目。各论为骨伤疾病临证治疗，包括第五章至第七章，介绍骨折、脱位、筋伤疾病的病因病机、诊断与鉴别诊断、辨证论治、预防与调护、典型病例、注意事项等，逐项阐述泉州正骨流派治疗疾病的精要。同时，对医患共同关注的问题提供了经验阐述。

本书图文并茂，通俗易懂，可操作性强，具有相当的史实价值和学术参考价值，既可作为骨伤科临床工作者及相关专业人士探索研究泉州正骨流派的一部参考书，亦可供骨伤科专业的学生学习时阅读。

编者

2023年12月

主编简介

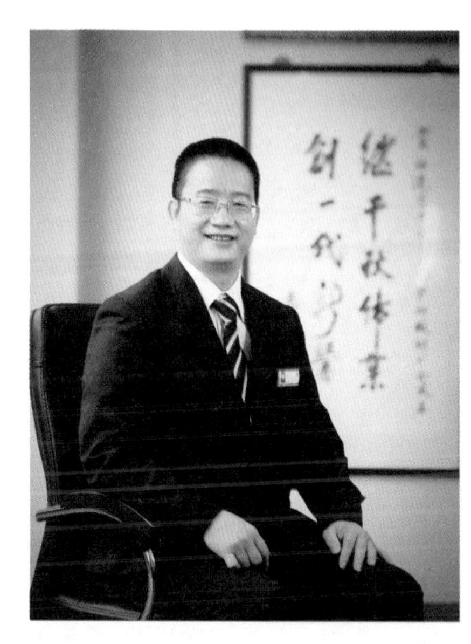

陈长贤，男，汉族，泉州石狮人，硕士研究生学历。现任福建省泉州市正骨医院院长。福建中医药大学中西医结合硕士研究生导师，江西中医药大学中医骨伤科硕士研究生导师，福建省骨伤研究所副所长、研究员，南少林骨伤流派代表性传承人，泉州正骨流派项目负责人、第三代传承人，泉州市级非遗传承人，福建省、泉州市高层次人才，2021—2022年度福建省卫生健康突出贡献中青年专家，泉州市第十七届人大代表、教育科学文化卫生委员会委员。兼任中国中西医结合学会理事、中国中西医结合学会骨科微创专业委员会副主任委员、中国中西医结合学会疼痛学专业委员会常务委员、福建省中西医结合学会骨科微创分会副主任委员等职。

陈长贤自幼酷爱武术，从事骨伤科疾病与颈肩腰腿痛中西医结合临床治疗与研究30余年。积极传承和发扬泉州正骨流派学术，在中医骨伤理论的基础上，结合南少林武术、人体解剖学与生物力学、运动医学等，整理出一套医武结合的泉州正骨整脊手法，治疗颈肩腰腿痛，疗效显著。先后在国内外核心期刊发表学术论文30余篇。撰写专著10余部，担任执行主编编写《中西医结合微创骨科学》，担任副主编编写《骨伤科微创技术案例评析》《骨伤科专病护理路径》《实用骨伤科系列丛书·骨伤科康复技术》，由人民卫生出版社出版；担任执行主编编写《微创骨科学》、担任副主编编写《中医正骨学》，由中国中医药出版社出版。担任《中华创伤杂志》《中医正骨》《风湿病与关节炎》等期刊编委、审稿专家。

孙 序

泉州正骨流派是我国中医骨伤科著名流派之一，是运用中医理论、医武结合方法治疗骨折、脱位、筋伤等骨伤科疾患的一家骨伤流派，是南少林骨伤流派的重要组成单元。其特点是“医武同源”，具有浓烈的中国传统文化特征，在几千年的传承发展中，医道与武学相互渗透，相辅为用，发展成中医学、气功学、骨伤学、养生学等系列学术体系，也使一些武术或拳种具有一定的保健、治疗功能，形成武术养生学和武术医学。南少林文化发源地泉州，民间自古有习武之风，“泉南处处少林风”。

1955 年始，陈学良、廖尚武等汇集一批老一辈医武名师，共同创建了泉州市中医第五联合诊所，即泉州市正骨医院前身。他们“以武明医、医武互通”，在长期的武术实践中“以武养医”，秉承南少林正骨伤科理念，形成了独具闽南医武结合文化特色的泉州正骨流派学术体系，在行业中享有盛誉。

陈长贤医师拜我为师，他勤奋好学，刻苦钻研，是优秀的中医骨伤科医师。作为医生兼医院管理者，他怀着为患者解除病痛、济世救人的雄心壮志，将泉州正骨流派进一步发扬光大，以全部精力全身心投入，对泉州市正骨医院的发展建设起到了推动作用。

近年来，该院在挖掘南少林伤科医武结合文化等工作中所获得的丰厚成果基础上，编著《泉州正骨》一书，即将由中国中医药出版社出版。本书介绍了泉州正骨发展史、泉州正骨流派学术理论及核心技术，并通过具体操作分析，体现泉州正骨流派精华，该书图文并茂，可操作性强，具有很好的实用性和很高的学术价值，是从事骨伤科临床和研究工作者的一部重要参考书。此书之面世，是南少林骨伤流派泉州正骨传承发展的见证，也将是骨伤科学界中医学术流派的幸事，愿为之序。

世界中医药学会联合会骨伤科专业委员会会长

清宫正骨流派项目负责人

中国中医科学院首席研究员

首批全国名中医

孙树椿

2023 年 12 月

陈 序

“泉州正骨”是一部内容广泛系统的中医整骨技术方面的专业书，其内容既包括了泉州正骨医院的发展历程，又系统阐述了泉州正骨流派的学术精髓，以及具体的诊疗操作步骤。

本书通俗易懂，图文并茂，可操作性强，对于骨伤科临床工作者及相关专业人士探索研究泉州正骨流派学术很有帮助，具有较高的实用价值。

本书主编陈长贤医生，1994 年曾在上海复旦大学附属中山医院进修学习一年多，其间一直在我的组里学习骨创伤各领域的诊断和治疗技术。他学习刻苦、认真努力，在短短的进修时间里取得了很大进步，深得科室老师们的好评，这为他回泉州后在领导岗位上促进泉州正骨整体发展进步奠定了扎实的基础。

在此，我衷心祝愿本书能得到相关领域专家的重视，也希望泉州正骨流派能得到更好的传承与推广。看到泉州市正骨医院具备了现在的规模和影响力，深感欣慰。希望泉州正骨不断壮大，百尺竿头，更进一步！

上海复旦大学附属中山医院骨科教授

上海市医学会创伤专科委员会名誉主任委员

陈峥嵘

2023 年 12 月

王 序

中医学是中华民族伟大文化宝库的一个瑰宝，综观中医诸家流派，纵览群贤论说，探微钩玄，无不以五千年华夏文化为底蕴。中医骨伤科学是中医学的重要组成部分，其中少林学派更是名扬天下。泉州是南少林文化发源地，民间自古有习武之风，而习武者必懂骨伤科，少林伤科既是民间传统医术，也是泉州中医文化的重要组成部分。

泉州市正骨医院是由一批“医武兼修”的骨伤科名家共同创建，经过几代人传承发扬，提出“追求卓越、仁心仁术”的院训精神，坚持“大专科，小综合，走中西医结合骨科微创之路”为发展的指导思想，注重传统医学与现代科学相结合，吸纳和运用微创技术，走创新道路，形成了系统的、具有闽南医武结合特色的骨伤疗法，即以南少林医武结合理论为基础，结合中西医骨科微创技术治疗骨折、脱位、筋伤等疾病的诊疗体系。改革开放以来，泉州卫生事业蓬勃发展，泉州正骨流派的发展也随之日新月异，硕果累累。泉州正骨不仅享誉闽南，而且闻名东南亚，每有医技奇特、疗效神奇之报道发表于媒体及学术交流会议。我作为泉州市正骨医院的技术顾问，经常走访于此，见证泉州正骨流派传承与发展历程，尤其是新院区建成，扩大了规模，骨伤患者纷至沓来，真乃我国中医骨伤科医院发展之典范。

陈长贤医生多年前拜我为师，其爱拼敢赢、努力奋斗的精神尤为难能可贵，尤其近几年来，其对医院建设与发展做出了很大的贡献。此次他组织该院骨干编写《泉州正骨》一书，对流派的渊源、发展、完善及提高进行梳理，且对流派的学术思想及临床经验进一步加以总结和升华。《泉州正骨》一书始终体现着医武结合的特色和优势，对泉州正骨流派的传承有着重要的意义，可为全国骨伤同道借鉴，为繁荣中医骨伤科事业做出贡献。

于此谨对《泉州正骨》顺利付梓表示祝贺！是以为序。

中国中西医结合学会骨科微创专业委员会创会主任委员

海峡南少林手法医学协会创会会长

南少林骨伤流派项目负责人

福建中医药大学教授

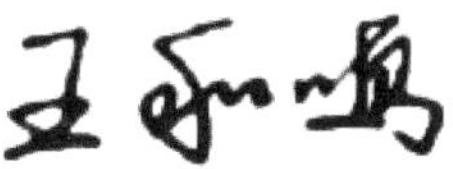

2023 年 12 月

前　言

泉州正骨流派是南少林骨伤流派的重要组成部分，是福建省第一批中医学术流派之一。泉州，是南少林文化发源地。南少林医武结合文化是泉州南音、南戏、南少林“三南”文化的重要组成部分。泉州民间自古有习武之风，而习武者必懂骨伤科。泉州市正骨医院应势而立，至今已有69年的历史。为了纪念泉州市正骨医院老一辈专家对中医骨伤、医武结合骨伤事业的卓越贡献，传承发扬泉州正骨学术流派，我们编写了这部《泉州正骨》。

本书主要阐述泉州正骨流派的学术思想与临床经验。经过多年来的系统整理，在全体编写人员的努力下，终于完稿，即将出版，这将是泉州正骨流派关于中医骨伤、医武结合的一部力作。该书较为全面地总结泉州正骨学术思想和临床经验、诊疗体会，系统介绍泉州正骨流派历史渊源、独具特色的核心学术思想及治疗技术体系，以及本流派技术在骨折、脱位、筋伤等疾病治疗方面的应用，特别阐述了南少林伤科医武结合和中西医结合疗法治疗骨伤科疾病的理论、方法、微创技术和学术成果等。

本书可以作为从事中医正骨、医武结合、中西医结合骨伤等领域工作的临床医师、科研和教学人员、医学生等学习研究使用的一部较为全面的有关医武结合的专业参考书，也力求为明确中西医结合骨科发展方向和道路提供一个参考途径。

在本书即将出版之际，特别感谢首批全国名中医、中国中医科学院望京医院孙树椿教授，上海复旦大学附属中山医院陈峥嵘教授，福建中医药大学王和鸣教授等为《泉州正骨》撰序。感谢中国中医药出版社郝胜利编审、辽宁省海城正骨医院苏继承教授及张广智科长、泉州市卫生健康委员会主任苏松炎、泉州市正骨医院荣誉院长刘联群教授等给予的全面指导与支持；感谢泉州市正骨医院历届院领导、离退休老员工、全院员工等的大力支持，提供医院翔实的历史资料；感谢我院廖尚武先生家属廖德成和廖聪龙、张铁龙先生家属张志民、庄子深先生家属庄昔义和庄昔聪、陈学良先生家属陈文谷、退休老前辈黄明华等的大力支持。封面书名使用了书法家蔡宗伟先生的题字，谨致以特别感谢！

虽然我们竭尽全力，努力彰显泉州正骨流派特色内容，但因建院以来时间跨度长，有些历史资料不全，如有错漏之处，希望同道专家提出宝贵意见，以便修订提高。

编者

2023年12月

目　录

上篇·总论
泉州正骨传承与发展

下篇·各论
骨伤疾病临证治疗

上篇·总论

泉州正骨传承与发展

第一章　泉州正骨史略

第一节　泉州正骨溯源

一、泉州正骨与南少林武术

中华民族有上下五千年历史，中医骨伤科对中华民族的繁衍和昌盛做出了不可磨灭的贡献。中华武术与中医学，特别是中医骨伤学科的关系十分密切，这是中国传统文化独特的现象。医武同源，意指中华武术与中医学均起源于中华文化，有着共同的哲学基础。医武同根，如阴阳五行、道法自然等均为中华武术与中医学的立身之本，它们长期互相渗透，形成了医武不分家之说，又因地域等不同，形成了各具特色的学术流派。

中医学讲究“精、气、神”“天人合一”，讲究“阴阳五行学说”，武术练功也是讲究通过“天人合一”来促进“精、气、神”的转化，发挥人体的内在潜力，改善人体的新陈代谢，以达到延年益寿之目的。医武结合，在某种程度上，要求医者必须精通拳术和内外功法，施术时将全身“精、气、神”应用于治疗伤病患者。

大凡民间好习武的地方，如河南洛阳、福建泉州、河北沧州、四川重庆、广东顺德等地都可以寻找到这种文化踪迹，因此，可以说武术与中医同是在中华传统文化土壤里生成发展起来的优秀文化。“医武同源”“医武不分家”。

泉州，地处福建东南沿海，是第一批国家级历史文化名城，闽南文化的发源地，古海上丝绸之路起点，宋元中国的世界海洋商贸中心。泉州的南音、南戏、南少林这“三南”等民俗文化早已蜚声海内外。泉州武术文化渊源可以追溯到东晋甚至更早。永嘉二年，中原板荡，衣冠南渡，士民入闽沿晋江而居；唐乾符五年，黄巢引兵据闽；北宋元年，建炎之后，先后三次涌动中原移民浪潮。特别是宋室南渡之后，南外宗正司移设泉州，皇族大量移居聚集此地，这些移民和皇外室南迁，把当时中原的先进生产技术和文化风俗乃至武术技艺带到了泉州，对泉州本地的音乐、戏曲、武术及民俗的形成产生了相当深远的影响，少林文化就是其中之一。

相传早在唐龙朔元年（661），护唐王十三棍僧中的智空和尚南下泉州，传授武术，弘扬少林禅宗文化。习武者将泉州本地武术与理论融合发展，形成泉州南少林武术文化，代代薪火相传，源源不绝。习武者强身健体，抵御外侮，保家卫国，这与泉州临海时受侵扰的地理特点有关。在泉州民间，乡人奋起练武，社里演拳，蔚为风气，养成了喜爱“谈兵演武”的好习惯，故有“泉南处处少林风”之说法。

在长时间的浓厚武术文化氛围中，泉州民间形成了“习武者必懂中医骨伤”的地方人文特点。民间武者多多少少都懂得些中医骨伤的医理及技术，这是因为习武之人在练习拳艺时难免出现跌打损伤。比如，练气功时，运气不当，发力时可出现岔气，即胸肋迸伤；练习格斗、技击、擒拿时，腕、肘、肩、髋等部位骨折、脱臼、筋伤、挫伤时有发生。因此，出现上述病症时，教习武术的武师常常兼为治疗师，及时为伤者进行复位和推伤，其治疗过程也往往将骨伤技术作为授传之内容，由此培养出一代又一代民间优秀的医武兼修之人。

同样地，由于泉州南少林文化的沿袭，泉州本地人大凡出现跌打损伤、伤筋脱臼、骨折等，首先都会求治于习武之人，特别是农村乡里更是如此，也因这种方式方便及时，疗效显著，颇受人们欢迎。因此，武术与骨伤的治疗、康复、保健关系十分密切，共生共存，成了泉州乃至其他习武地区独特的一种文化现象。

新中国成立前后，泉州南少林不仅有众多武艺精湛的好手，同时出现不少“医武双修”的名家，如泉州市正骨医院重要创始人陈学良、廖尚武、张铁龙、连清江、庄子深等前辈，既是精通南少林武术技艺的著名武者，又是有独到伤科医术的医家。“师傅传道授业，徒弟心领神会”，医武结合者既注重身体内功正气的修炼，又通过长期进行各类拳法与武术动作的锻炼，使自身的体能、协调性和灵活性都优越于常人。而泉州正骨医家在施术时，常通过修武获得的劲力、巧力，结合熟练的正骨手法，快速有效地治疗骨伤疾病。时至今日，医武兼修仍然是泉州新一代正骨人的必修课，保留着良好的传统并不断发扬。泉州正骨流派通过几十年的传承，把具有闽南特色的泉州南少林医武结合正骨疗法不断推向全国，造福于百姓；同时，也把南少林医武结合的文化精髓向新加坡、马来西亚、泰国、菲律宾等东南亚国家进行推广，为国际医疗卫生事业与社会健康发展做出了积极的贡献。

总而言之，可以说是南少林孕育了泉州正骨，而泉州正骨继承并发扬了南少林“医武结合”的文化理念，相辅相成，相互辉映。

二、泉州正骨和泉州中医药史

泉州是中国历史悠久的文化古城之一，在悠长的传承过程中，医学日渐昌盛。古泉州学医之人多为世医与儒医。世医即先世就从事医术，世代相传，将所掌握的传统医术及验方视为传家之宝，子孙衣食所资，传授嫡亲儿孙，相延而成。儒医，即指一些较有学识的人，因所学儒家经典与中医医理有其相通之处，所谓“医者理也”，转而学医。在古泉州，弃儒学医的人也不少，因为学医既可济世活人，也是谋生之一要途。除此之外，还有一些医者是药店学徒出身，在熟悉药性之后，再拜师读了医书，也便出来行医了。

早先泉州的中医出身，大抵有如上几种情况，后面有了正规的医科院校，才真正出现一些从中医学院毕业出来的中医师。泉州有不少名医出于世传，尤以专科为著名，如小儿科的留桂先，妇产科的新门街洪春山，喉科的济东扶安堂陈佑先，眼科的庄府巷济美居李建观及其后人李少禄，劳伤科的金鱼巷仿道堂谢求生。而儒医如杨巽南、王冠群等均为举人出身。药店学徒出身的医家如南门的许马先等。

泉州中医药史上，曾出现一批德才兼备的名医，其中包括唐代的陈寨，宋代的林颐寿、苏颂、吴夲、文宥，明代的余廷瑞、蒋际酉、郭钟、连希谷、沈佺期，以及清代的何天伯、朱天贤、黄秉衡，还有民国时期的郑却疾、涂去病等。

历代的泉州中医大多数为个体行医，主要行医方式有设铺行医，兼顾经营药材；有寄砚药铺，坐堂行医；有挂牌行医；也有游乡郎中、江湖行医者。而中医骨伤医多数散在民间乡里之间，皆为习武兼行医，也有部分游走于乡里之间，俗称“打拳卖膏药”者。

在泉州一带，近现代武行或武行兼医较有影响的有释妙月、释元镇、廖尚武、张铁龙、徐云时、庄子深、郑青龙、周自强等，他们各具骨伤专科特色的诊所遍布集市街巷之间。20 世纪 40 年代，古泉州城的东、南、西、北四条街，都各有武行兼医骨疗伤的药堂。如东街益安堂的廖尚武，西街普安堂的庄子深、徐云时和铁龙堂的张铁龙，北门的姚醒狮、陈飞龙，中南路外的杜丕草、郑青龙等。

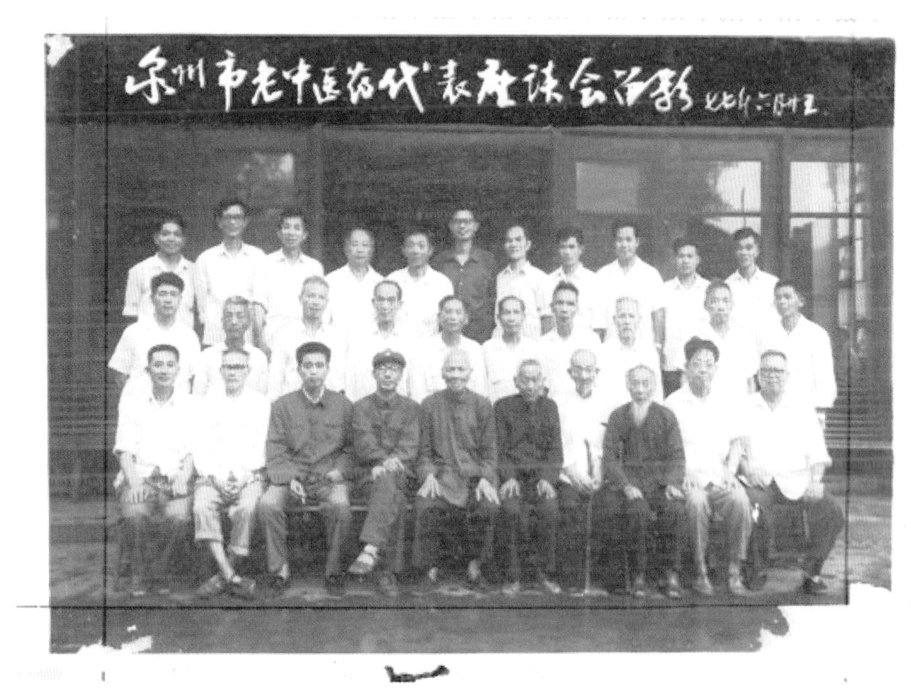

图1-1-1 **1977年泉州市老中医药代表座谈会留念**

新中国成立前，泉州中医界仅于 1919 年创办过一所公立中医院，即晋江公立中医院。在此之前，中医绝大多数都为个体行医。民国时期，中医备受歧视，有些人提出“废止旧医”，宣传“中医不科学”“不能容忍存在”等言论和主张，此种思潮也曾波及泉州。但有许多爱护中医的人士，如晋江（泉州）公立中医院院长郑燕汀等，为使泉州中医药免遭覆亡，曾邀请泉州中医界商讨对策，倡议成立晋江县（旧指泉州）中医公会筹备会，以实际行动反对《废止旧医案》。

1954 年 11 月，中共中央批准中央文委党组《关于改进中医工作的报告》等文件。1955 年，晋江（泉州）专区召开中医代表大会，传达和学习贯彻了中央对中医药工作的指示精神，使中医药工作出现了新的转机，泉州中医药也受到鼓舞。

新中国成立初期，国家百废待兴，中医药事业发展也在等待一定的政治和社会条件。坚持中国共产党领导，坚持走社会主义集体化道路，是这一时期国家的主要政治方向。1955 年 2 月

14 日，经泉州市人民政府同意，“泉州市中医正骨外科联合诊所（正骨医院前身）”获批成立。它集合了泉州骨伤界的许多精英。当时泉州骨伤界大多数都是习武兼业医，也有少部分为江湖游医，初期创办人员有陈学良、廖尚武、连清江等，诊所位于中山路通政巷口。随后张铁龙、庄子深、苏用虎、苏天赐等中西医前辈也加盟到“泉州市中医正骨外科联合诊所”中来。1958 年，联合诊所更名为“泉州市区人民公社正骨医院”。1959 年 7 月 1 日，经泉州市人民委员会批准，将“泉州市中医正骨外科联合诊所”正式更名为“泉州市正骨医院”。1960—1962 年 9 月间，医院响应政府指示，暂停营业。1962 年 10 月，医院重新挂牌，廖尚武担任院长兼书记，医院内设有诊室，以及中西药房、放射科室、小制药间等功能用房。

建院初期，医院经费极其困难，条件极其艰苦，当时正骨医院的创建者们自愿投入自家资源贴补建设，许多人将自己家中的药柜、诊桌椅、药方验方等无偿捐献给医院，使得医院一下子充实了许多。尤其廖尚武老先生和夫人吴美珠女士，带头把家里的医用工具及家传一重要膏药方捐给医院，由此而有“一鼎膏药建医院”的美誉，成为激励正骨后辈们的一段佳话。

泉州正骨先辈们兢兢业业，吃尽苦头，遵循“自力更生，勤俭办院”的原则。廖尚武先生经常与大儿子廖德成及朱良枝、林清源、刘文忠等同志自行上山挖草药，而其他员工则常常自发脚研药粉、手捻药丸。就这样，两年多的时间，正骨先辈们通过拼搏努力，在中山路花巷口建了一幢三层楼高的医院大楼。此后的几年间，医院快速发展，患者口碑极好，常常出现门诊拥挤的现象。

全省医院工作泉州现场会议正骨医院全体人员合影

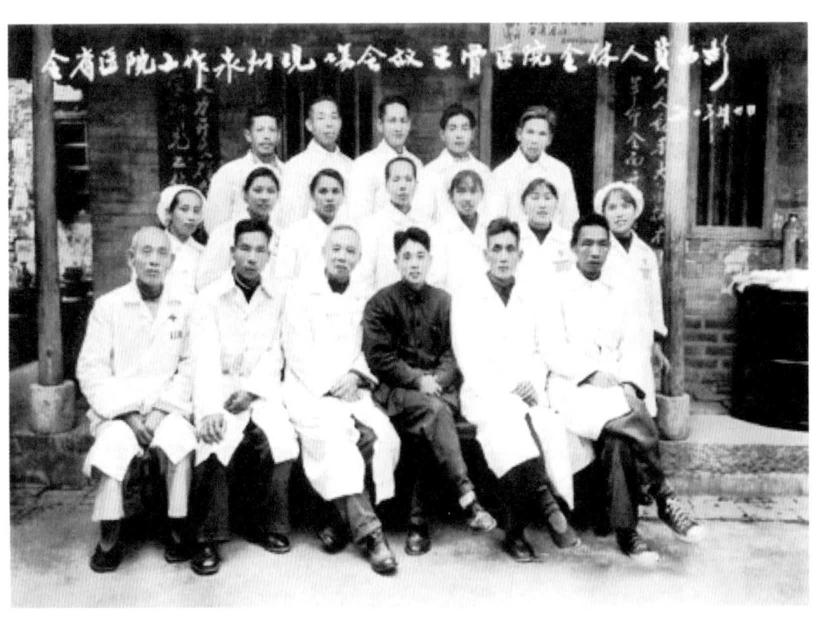

图1-1-2　1960年泉州市正骨医院全体员工合影

泉州市正骨医院各创建者融合百家之长，在悠久中医药传统文化的熏陶下，各自把自家掌握的伤科用药及特色疗法广泛应用于广大骨伤患者，影响力遍及中国港澳台地区和整个东南亚，留下了很多杏林佳话。医院的自制药也成为泉州正骨三宝之一。

第二节　泉州正骨的传承与发展

一、传承守正，继承不泥古、不离宗

1955年建院以来，医院历代传承人克服了种种困难，度过了创业艰难期，而今迎来了高质量发展期。医院也从当初只有几张诊桌的诊所发展为至今拥有1000余张病床的国家三级甲等中医骨伤专科医院。

建院之初，医院有一批身怀绝技的重要创始人——陈学良、廖尚武、张铁龙、连清江、庄子深等，其精湛医术各具特色，获得了广大骨伤病患的认可。如廖尚武应用“霸王开弓法”治疗肩关节前脱位、“八卦五行定位”治疗伤科疾病。张铁龙应用“拔伸牵拉法”治疗肘关节后脱位、“伸屈旋转法”治疗小儿桡骨头半脱位。庄子深应用“八仙掌解索牵驴法”治疗颞下颌关节脱臼、“李拐下云梯法”治疗肱骨外科颈内收型骨折、“拈花手法”治疗肱骨外髁骨折翻转移位、“千钧拔锭法”治疗髋关节后脱位、“渔人撒网法”治疗髋关节前脱位、“燕子拨水法”治疗锁骨骨折。苏用虎应用“单人双手托起法”治疗肩关节脱位、“牵引折顶法”治疗桡骨远端骨折、“拔伸旋转法”治疗髋关节后脱位、“单手按压法”治疗颞下颌关节脱位。徐云时应用“顺穴位推伤法”治疗胸腹部挫伤等。这些颇具南少林武术气息的骨伤整骨手法在治疗中大显奇效。

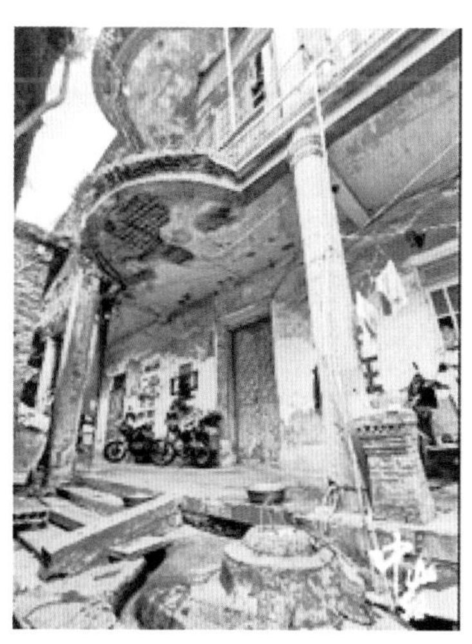

图1-2-1　20世纪五六十年代通政巷口旧址（1）

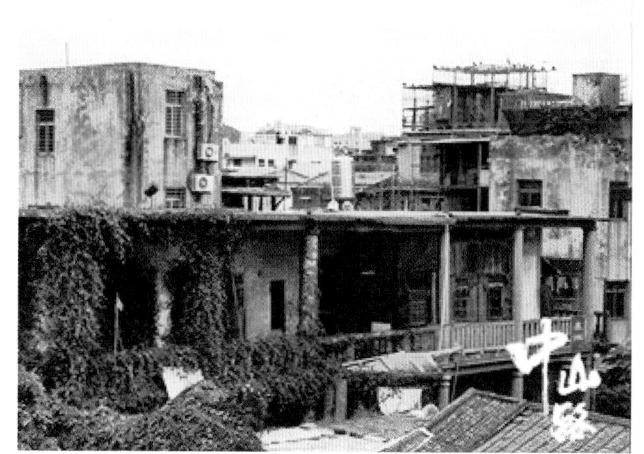

图1-2-2　20世纪五六十年代通政巷口旧址（2）

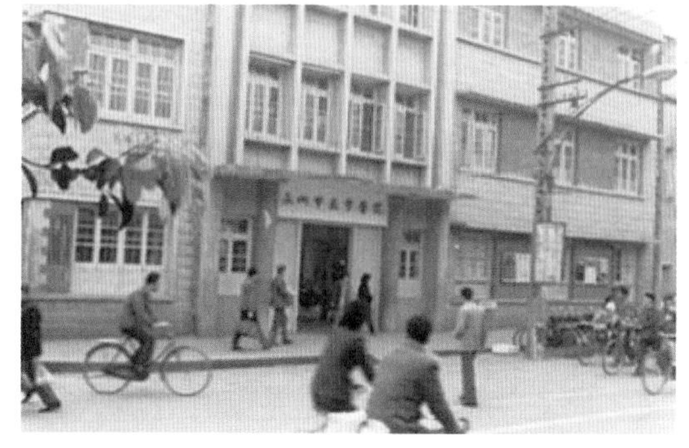

图1-2-3　20世纪八九十年代中山路院区（1）

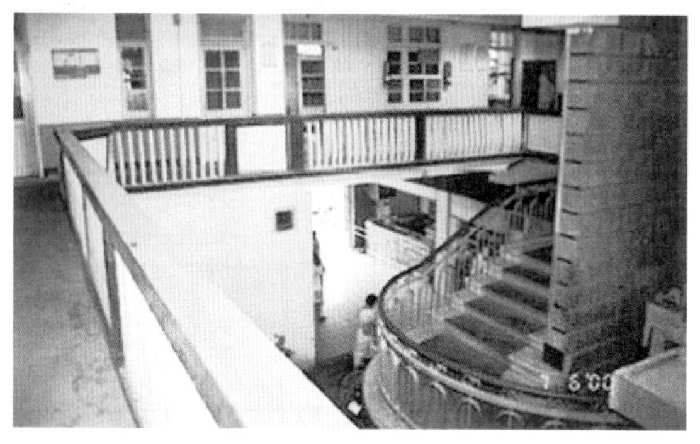

图1-2-4　20世纪八九十年代中山路院区（2）

随着医院的发展，正骨医院的前辈们意识到传承的重要性，他们撇开了传统的技术自我封闭的陋习，认为他们所掌握的技术不能只在自己的家族内传承，而是应该多家融合，才能有更好的创新与生命力，也才能更好地为广大伤者谋福祉。于是，正骨创始先辈们经过协商达成了共识，形成了“交叉拜师传艺”的共识，即先辈交叉传授后辈，旨在将各家的医术、武术进行交叉拜师传承，这样更有机会让后辈们掌握多家技术并形成创新。恰是在这种开拓及创新的传承环境下，各创始前辈们的后代得到了很好的学习他家技术的机会，也因此出现了一代又一代品学兼优、医武兼修的传承人，如第二代传承人廖德成、庄昔荣、朱良枝、张金才、林清源等，第三代传承人刘联群、苏源冰、钟黎娟、吴成专、廖聪龙、张志民、徐福东、陈长贤、郭伟煌等名医，为医院的新一轮发展奠定了基础。

新一代正骨人更是融合全国各家技术进行创新发展，以武融医，医武结合，在传承中，一代代优秀传承人及代表性技术如雨后春笋般不断涌现，开创了一项又一项具有闽南特色的正骨技艺与手法。如陈长贤应用“南少林正骨推手法”治疗颈肩腰腿痛；翁文水应用“颈椎拔伸法”治疗颈椎病、“经络走行内力推伤松解法”治疗冻结肩；李炳钻应用“冲击手法”治疗儿童孟氏骨折；郑晓蓉应用“拔伸推捋法”治疗桡骨远端粉碎性骨折、“外展上举法”治疗肩关节脱位、“翻扣摇摆法”治疗儿童特殊型盖氏骨折；李铭雄将医者手的作用延长，在传承泉州整骨手法的基础上，结合现代材料、生物力学及解剖学等知识，研发了一套“骨折经皮复位固定器械”，为骨折复位的微创治疗提供了器械基础。

二、发展变革，由“大专科”向“强专科”跨越

1998 年，泉州市正骨医院从中山路搬迁到刺桐路，医院主体转移到刺桐院区。自 1962 年医院重新复办以来，在泉州各级政府正确领导下，在廖尚武、郑文渊、许其旭、廖德成、刘联群、林国兴、徐福东、卢志坚、陈长贤等历届医院党政领导带领下，全院职工自强不息，努力拼搏，积极丰富医院内涵，在提高临床医疗技术的同时不断提高科、教、研综合水平。医院于 2013 年获评为国家三级甲等中医骨伤专科医院，同时也成为福建中医药大学附属泉州正骨医院。

医院秉承南少林泉州“医武结合”文化理念，根植传统，超越传统。1997 年，时任泉州市正骨医院院长刘联群提出“追求卓越、仁心仁术”的院训，以“敬业、协作、严谨、求索”作为职工的行为准则，培养出了一大批德艺双馨、年富力强、经验丰富的中青年人才，如陈长贤、徐福东、吴昭克、李炳钻、李铭雄、吴萍、杨建兰、翁文水、张国磐、苏良喜、林思雄等新一代医疗专家，在关节、脊柱、小儿及创伤等领域获得了行业内高度认可。进入新世纪以来，在刘联群等几代院领导和广大正骨人的共同努力下，医院大力变革创新，改革人事，细化分科，从“大专科”向“强专科”进行新一轮跨越。

20 世纪末，在狭缝中生存的泉州市正骨医院备受考验。时任院长刘联群曾回忆说：是坚持走“中医办院”之路，还是走向“综合医院”发展之路？当时，社会各界也有许多人提出要引入西医，开设内科、妇科等，将医院西医做大做强。但是“整复、推伤、自制药”是正骨医

院的三大传统中医特色“法宝”，也是几代正骨人积累下来的宝贵财富，如何将自己医院的技术特色和中医优势凸显出来，将骨伤专科医院做大做强？只有把这些医院颇具特色与显著疗效的“法宝”继续发扬广大，医院才有生存机会。当然，作为具有几十年历史的一家地方特色老医院，既要服务大泉州人民，也要合理地进行综合科室配置，医院如何在保留传承与特色的同时，进一步规划好科室设置，成为当时的首要问题。在院领导班子的主持下，全院上下讨论了很久，最终泉州正骨人凭借着坚定的信念和对泉州医疗环境的敏锐判断，再次达成了共识，确定了医院“大专科，小综合”的办院宗旨。

在“大专科，小综合”的办院宗旨引导下，医院专心发展专科，深度研究泉州正骨特色手法的机制及应用范畴，攻克了一个又一个专科领域的疑难杂症，改变了业界认为的骨伤手法无法医治关节内或近关节内骨折的看法，用泉州正骨手法治疗踝关节骨折、肱骨近端骨折、肱骨外髁翻转骨折等在西医骨科看来需要绝对手术的病例取得了良好的疗效，突出了泉州正骨手法的优越性，也节省了伤者治疗的时间与经济成本，获得了极大的社会效益。泉州正骨人不断继承与发展，努力挖掘整理正骨先辈的技艺并深化拓展研究，成功地将南少林医武结合正骨特色与现代医学相结合，形成了具有闽南正骨疗法特色的理论体系及技术体系，并利用现代化医疗资源，融合形成了各骨伤专科领域内独具特色的微创技术，使各骨伤专病的治疗更具疗效，惠泽了泉州广大伤者，同时辐射了周边地区乃至东南亚等地患者。

在做大做强专科的同时，医院开始考虑进一步细化分科，争取把专科做精做细。于是，开始实行二级甚至三级细化分科，提出“全面推行专科专病专治”的管理战略，首先将中医骨伤整复、推拿、药剂三个重点专科作为医院发展基础科室进行细化分科，在全院范围内再分出了21个亚专科，同时率先设置专病科室，如强直性脊柱炎专病科室和椎间盘专病科室，采用中西医结合微创技术为主要治疗方法，用针刀进行病灶清理，同时进行中医辨证施治，取得了很好的疗效，为广大患者所认可。

随着医院二级分科越来越细，门诊患者及住院患者都得到了专业化程度更高的治疗，20多年历史的验证，证明当初的办院宗旨及医院管理战略都是十分正确的。在几代医院领导人的精心管理下，泉州正骨医疗事业得到快速发展，专科专病特色明显，正骨手法体系完整，疗效显著，跃然成为全国知名骨伤科医院，在广大老百姓心中留下良好的口碑。

医学不仅仅是治病救人，更应倡导一种精神。泉州市正骨医院始终将“追求卓越，仁心仁术”作为全体医务人员的精神追求，努力寻找和探索为人民办好医院的价值取向。时至今日，泉州市正骨医院已经成为南少林骨伤流派传承人单位、泉州正骨流派传承工作室，拥有泉州正骨疗法等八项非物质文化遗产保护项目。随着北峰院区的启动和《泉州正骨》学术专著的出版发行，医院将进一步丰富闽南泉州正骨文化内涵，为打造全国骨伤科模范医院提供坚实基础。

三、创新引领，探索骨科微创技术前沿

为了更好地为广大患者服务，医院注重中医传统技术与现代科学技术相结合，吸纳和运用

骨科微创技术，走技术创新道路，在独具特色的泉州整骨手法的基础上建立了系统的具有中西医结合骨科微创技术特色的综合疗法，形成了闽南泉州正骨的品牌特色。

2008 年，为了能使医院的骨科微创技术进一步发展并尝试向全国推广，在中国中医科学院望京医院中西医结合著名专家孟和教授指导下，在院领导刘联群、徐福东、陈长贤等推动下，泉州市正骨医院与一批全国中西医结合骨科同道一起，将 133 项骨伤科微创技术汇集编著成《骨伤科微创技术案例评析》一书，并于 2009 年由人民卫生出版社出版。该书汇总了全国许多知名专家在骨科创伤、脊柱、关节、小儿等领域的微创新技术临床应用与研究成果，并形成了系列化、规范化的疗法体系。该专著尤其注重总结基层经验，具有可靠性、实用性，总结了符合不同患者就医需求的各种微创新技术，同时将骨科微创技术操作标准化，力求通过该专著的传播在全国各级医院中推广骨科微创技术的发展。该专著出版后，获得了国内同行专家的一致好评。

“以书会友”，启迪着中国中西医结合学会骨科微创专业委员会的成立与发展。正是因为《骨伤科微创技术案例评析》的出版，所以骨科微创技术获得了同行专家与领导的肯定与支持。为了推动我国中西医结合骨科微创事业发展，不断提高其研究、诊断及治疗水平，促进微创理念和技术的融合与创新，使之各自优势互补和集成，2009 年 11 月，在中国中医科学院望京医院孟和教授、福建中医药大学原副校长王和鸣教授、中国中医科学院望京医院董福慧教授、泉州市正骨医院刘联群教授等的倡导下，拟成立中国中西医结合学会骨科微创专业委员会。陈长贤、李铭雄几次北上走访辽宁、山东、北京等相关医院及中国中西医结合学会，积极推动专业委员会筹备相关事宜，最后由泉州市正骨医院联合辽宁省海城市正骨医院、甘肃省中医院、山东文登整骨医院、北京大兴兴和骨伤医院、中国中医科学院望京医院、吉林省磐石骨伤医院等单位发起，筹备成立中国中西医结合学会骨科微创专业委员会，并报请中国中西医结合学会和中国科协审批。经过为期两年的组织与筹备，2011 年 1 月 6 日，学会正式获得国家民政部批准，同年 5 月份在北京举办了中国中西医结合学会骨科微创专业委员会成立大会，驻会单位为福建中医药大学附属泉州正骨医院。它是国家级二级学会，隶属于中国中西医结合学会，也是国内唯一一个驻会在地级市（泉州市）的专业委员会。骨科微创专业委员会每三年进行换届。第一届名誉主任委员孟和教授，主任委员王和鸣教授，秘书长周宁，副秘书长陈长贤；第二届名誉主任委员孟和、王和鸣教授，主任委员李盛华教授，秘书长陈长贤，副秘书长赵河；第三届名誉主任委员李盛华教授，主任委员刘联群教授，秘书长陈长贤，副秘书长赵河；第四届名誉主任委员刘联群教授，主任委员郝定均教授，秘书长李铭雄，副秘书长章雪芳。

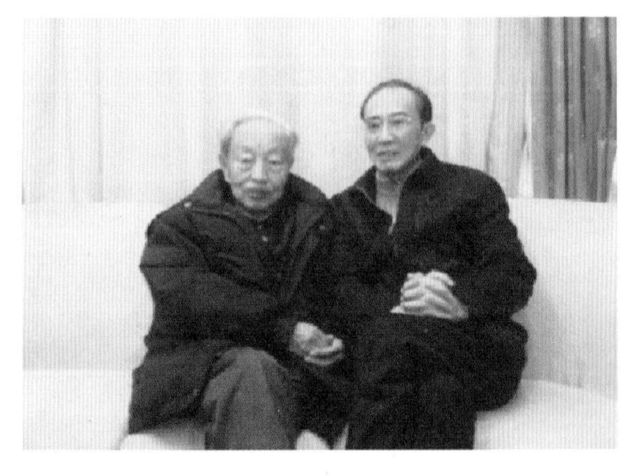

图1-2-5　名誉主任委员孟和（左）与创会主任委员王和鸣（右）合影

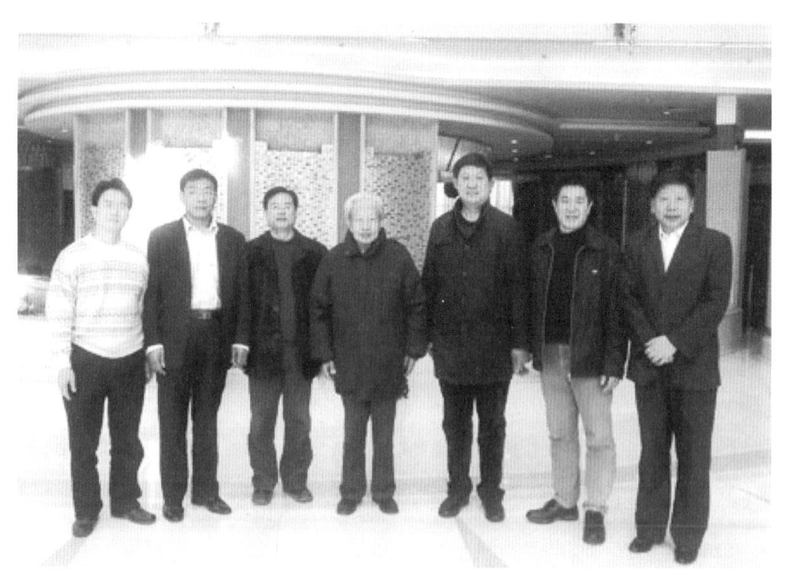

图1-2-6 2011年秘书陈长贤（左一）、秘书赵河（左二）、秘书长周宁（左三）、名誉主任委员孟和（中）、副主任委员苏继承（右三）、副主任委员刘联群（右二）、秘书张广智（右一）

早在 20 世纪 60 年代，“手法整复、小夹板外固定治疗骨折”即成为中国中西医结合骨科领域比较显著的医疗成果，而西医领域也尝试着与中国传统中医进行融合，两者的结合所注重的都是如何有效地相互促进与触动，这些结合与发展促进了中国中西医结合微创骨科理念及技术的出现。中国中医科学院孟和教授研发的“骨折复位固定器”得到了广大骨伤科同道的认可和患者的好评，也成为中国中西医结合微创骨科发展进程的一块里程碑。兼备中西医特点的微创骨科为骨伤领域开辟出了另一个窗口，展现出一个全新的视野与区域，它涉猎极广，技术方面有闭合穿针技术、经皮骨折复位固定器技术、微创截骨矫形术、针刀技术、微型外科技术、关节镜技术、椎间盘镜技术、气化切吸、溶解酶技术等；疾病方面有创伤性骨折、骨骼畸形性疾病、脊柱退行性疾病、关节疾病、骨肿瘤疾病、骨质疏松症、神经卡压症、软组织疾病等。

从某种意义上说，中国中西医结合微创骨科避开了西医骨科开放手术、坚强内固定的弊病，也避免了传统大骨伤科单纯手法治疗的不利因素，开拓出以中国人的传统思维模式、治疗方式与现代科学技术相结合的全新领域，也就是将中国式源于经验的表象思维与科学理性概念及内涵综合统一，创新出骨伤科新的技术领域，并将其提升至新水平。

骨科微创专业委员会的前身是 1984 年成立的“全国骨伤科外固定学组”，该学组于 20 世纪 80 年代先后举办了 22 期生物力学和骨折外固定疗法培训班，有许多医疗机构学习应用此疗法，卫生部曾于 1992 年将“骨科复位固定器疗法”列为“十年百项推广计划”之一。2000 年改为外固定学组，2000 年、2001 年先后在山西太原、四川成都举行学术交流活动。

中国中西医结合学会骨科微创专业委员会就是在这种学术背景下诞生的，其建立是以“微创、人文、绿色、共赢”为宗旨，以符合“有限化、显微化、替代化、人工智能化”的骨科微创技术学术研究方向为奋斗目标，召集全国在中西医结合微创领域卓有成效的专家齐聚一堂，组成了委员会领导机构，并确定了学术任务及相关事务。2009 年 5 月起，泉州市正骨医院作为主要发起单位，与全国同道一起致力于推广中西医结合微创骨科的理念与治疗方法，并广泛开展了科研协作与学术交流。其间，泉州市正骨医院组织编撰了由人民卫生出版社出版的《骨伤科微创技术案例评析》《中西医结合微创骨科学》；由中国中医药出版社出版的《微创骨科学》（国家“十三五”高等院校创新教材）等权威专著；举办了 13 届全国中西医结合骨科微创学术年会和 22 次全国中西医结合微创骨科新技术培训班。创办院际网络协作平台及《微创骨科》专刊。

目前，骨科微创专业委员会下设脊柱内镜学组、骨关节病学组、骨创伤与孟氏疗法学组、护理学组、脊柱微创学组、脊柱显微技术学组、脊柱镜下融合学组、关节镜学组等 8 个全国学组，已在甘肃、宁夏、福建、河南、江西、四川、天津、黑龙江、重庆、河北、辽宁、广东、上海、广西、海南、陕西、贵州等省（直辖市）成立省级骨科微创分会，各分会均多次进行学术交流，院际之间也不断进行交流与合作，呈现出一派生机勃勃的态势。

本专业委员会自成立以来，取得了良好的成绩，因此，多次被中国中西医结合学会评为“全国优秀专业委员会”，这说明了骨科微创专业委员会具有强大的生命力、学术号召力，也是一个具备中国骨科医学特色的学会，一个以民生为己命的学会！它符合人文、绿色及微创的特点，与时代步伐紧紧相扣，虽然它年轻，但我们依稀能看出它的光明前程。

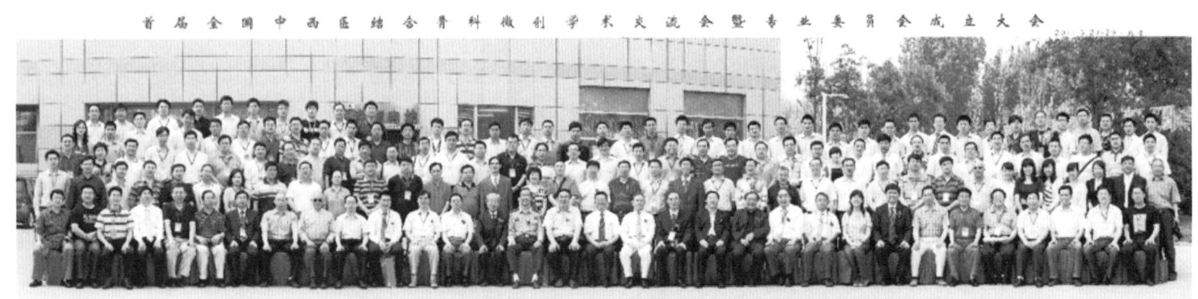

图1-2-7　2011年5月，中国中西医结合学会第一届骨科微创专业委员会全体委员合影

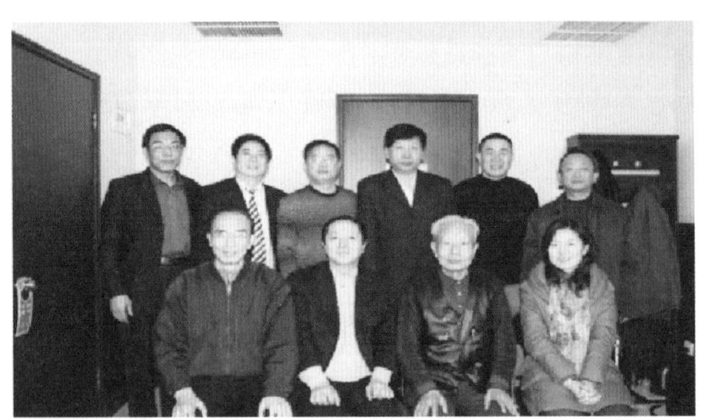

图1-2-8　2015年，《中西医结合微创骨科学》编委会合影
前排左一第一届主任委员王和鸣、左二总会秘书长穆大伟、前排右二名誉主任委员孟和；
后排左三学会秘书长周宁、右二副主任委员刘联群

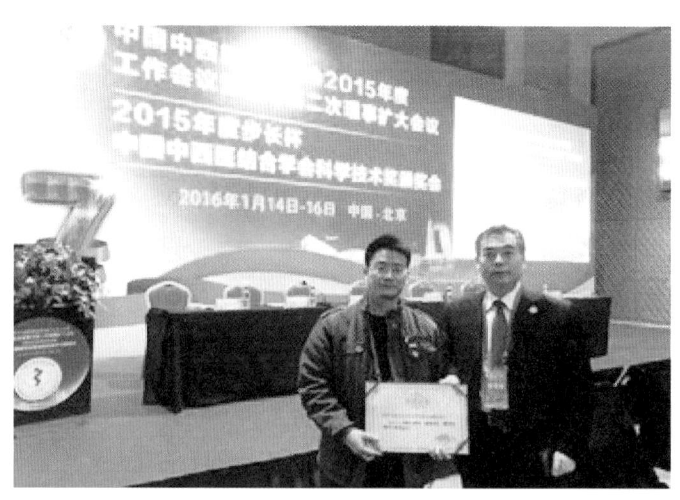

图1-2-9 第二届主任委员李盛华及秘书长陈长贤在领奖
2015年、2016年、2018年本学会均获得“全国优秀专业委员会”称号

之所以骨科微创专业委员会选择泉州市正骨医院为驻会单位，是因为泉州市正骨医院对骨科微创技术的大量探索和实践工作，其在中西医结合骨科微创领域的学术成果得到全国同行及学术权威的认可。

在骨科微创专业委员会成立之际，时任中国中西医结合学会秘书长穆大伟说：“中国中西医结合学会骨科微创专业委员会是中国中西医结合学会的第 50 个专业委员会，其驻会单位挂靠在泉州市正骨医院，这也是中国第一个国家一级专业委员会挂靠在地级市的单位，这充分表明总会对泉州市正骨医院的技术发展与学术成就给予的高度肯定与支持。希望医院以此为新的起点，为中西医结合骨科微创事业提供更大的发展平台。”

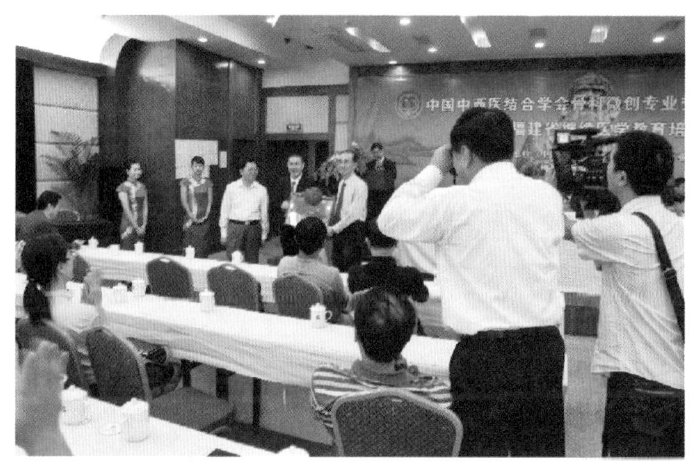

图1-2-10 学会秘书长穆大伟向驻会单位泉州市正骨医院刘联群教授、王和鸣教授授牌

近年来，借助这个学术交流平台，泉州市正骨医院以南少林泉州医武结合正骨文化、骨科微创技术同全国骨伤科同道在学术与技术方面进行了很好的合作，相互协作、相互促进，使泉州正骨手法与骨科微创先进技术更好地为大家所共享，更好地服务全国各地的广大患者。

四、发扬特色，彰显闽南正骨文化品牌

“树骨伤微创理念，扬闽南正骨文化”。泉州市正骨医院通过“内联外引”发展壮大骨伤科，以中西医结合骨科微创理念为指导，坚持走中西医结合骨科之路，树立了医武结合骨伤及骨科微创品牌，医院骨伤科获批为“中华骨伤名科”，推拿科获批为国家级重点中医专科，中药制剂室、关节骨病科、小儿骨科、风湿免疫科等 7 个科室成为福建省重点中医专科，在同行中树立了良好的品牌。近年来，泉州市正骨医院还被泉州市卫生健康委员会授予“泉州市骨伤科医学诊疗中心”“泉州市运动防护中心”等称号。

自 2000 年以来，医院先后积极与北京、上海等几十家医院及研究机构建立技术协作关系，如北京积水潭医院、中国中医科学院、中国康复研究中心、北京大学运动医学研究所、北京大学关节病研究所、上海长征医院、复旦大学中山医院等。从起初的技术外引，到目前已能独立开展人工髋膝置换、关节镜治疗、半骨盆置换、四肢复杂创伤治疗、脊柱骨病与肿瘤治疗、脊柱内镜术等高难度手术，医院部分科室已经成为省内乃至全国的品牌科室，取得了良好的社会效益。

2002 年，时任学科带头人钟黎娟及吴昭克、李炳钻等专家在全省率先独立小儿骨科建制。在北京积水潭医院小儿骨科郭源等教授的全力支持下，我院小儿骨科技术水平不断提高，从简单的四肢骨折手法整复和经皮微创穿针，到复杂的发育性髋脱位和马德隆畸形诊治等方面，均取得了良好的疗效，并进行系统性的研究。目前小儿骨科人才梯队合理，涌现出了一批在小儿骨科专病领域学术造诣较高的专家。而今，我院小儿骨科技术水平位居全省前茅。

2003 年，时任脊柱科学科带头人陈长贤率先在福建省建立第一个“椎间盘病健康促进中心”，集椎间盘病保守疗法、微创疗法和外科疗法等三大理论体系及独特的管理模式，建立了一套完整的椎间盘病管理流程与“椎间盘超市”文化，形成了“诊断方法先进化、治疗方法个性化、治疗方法简单化、选择方法多样化、专科护理人性化”的特点，使广大颈肩腰腿痛患者更多地参与到自身的治疗中，真正做到了治疗的医患配合；同时因为对疗法与疾病内在逻辑关系的梳理，避免了对患者的过度医疗，最大限度地维护了患者的利益。医院为每个患者提供超前的“现代循证医学”理念，选择合理的诊疗方案，采取中西医结合治疗手段，整合医院－社区－家庭护理－咨询等环节，提供优质诊疗服务，力争使本院成为椎间盘病患者终结治疗所在地，最大限度地实施个性化“人文关怀”，赢得患者好评。

2005 年，时任骨伤科学科带头人李铭雄和苏源冰、郭伟煌等专家在南少林骨伤特色疗法的基础上，嫁接现代医学技术，创新形成了介于传统手法复位及切开复位之间的中西医结合骨科微创技术，采用经皮穿针、经皮外支架固定及经皮螺钉技术等微创手术，治疗了大量的四肢骨折及关节或近关节骨折患者，获得了广大患者的好评。同时，李铭雄在总结大量临床病例微创治疗经验的基础上，提出了经皮器械牵引复位法、经皮器械钳夹法、经皮器械分骨法、经皮器械撬拨法、经皮器械钳夹端提法、经皮器械推顶法等骨折经皮器械复位法，这些复位方式都是骨折经皮微创复位方式，借助器械的辅助把泉州正骨特色手法更直接地实施于骨折患者的复

位，延伸了医者的手，使复位更加直接、准确，大大缩短了治疗时间，进一步提高了治疗骨创伤的疗效。

泉州正骨传承人通过对骨伤科技术及骨伤基础理论的深入探索，对临床诊疗经验不断予以总结及升华，锻造了泉州正骨整复、推伤手法等特色技术及骨科微创前沿技术的系统理论与技术体系，形成了 80 多项科研创新立项与 242 项国家发明专利及新型发明专利、新闻版权专利，得到了国内外骨科界同行认可，也为广大患者带来了福音。

“一个医院发展到一定程度的时候，一定要走学术型医院的路线。只有通过学术研究、科研探索、勇于创新与发明，才能形成科研带动临床、临床带动学术的良好氛围，只有通过这种不断运行的机制，医院才能不断地更上一层楼”，陈长贤院长说。正是这些年来医院领导班子注重学术科研型医院的建设，才使得医院不断发展，创下了一系列佳绩。

第三节 泉州正骨的创新与成果

泉州市正骨医院秉承“医武结合”的文化理念，根植传统，超越传统。1997 年始，时任泉州市正骨医院院长刘联群提出“追求卓越、仁心仁术”的院训。进入 21 世纪以来，医院从“大专科”向“强专科”跨越发展，在刘联群、许其旭、林国兴、徐福东、卢志坚、陈长贤等院领导和广大泉州正骨人的共同努力下，一代代正骨人成功地将南少林正骨特色及现代医学相结合，利用现代化医疗资源，惠泽大泉州，辐射周边地区乃至东南亚等地广大群众，取得了一系列创新成果。

一、泉州正骨“三宝”

泉州正骨人一直秉承南少林“医武结合”的文化理念，在临床实践中不断提升核心技术，并逐渐形成了正骨“三宝”，即推伤、整复、自制药，为广大患者解除病痛。

（一）正骨推伤之软伤与推拿手法

1. 软伤手法 正骨软伤手法经过一代代人的努力完善，已名扬四海。该手法注重机体内外环境平衡学说、部位与时辰关系的治疗学说，以及《南少林伤科三十六歌诀》和《八卦脉象》所阐述的技术方法等。

正骨软伤手法注重承接南少林技击中气血运行与穴位的关系，把南少林技击中点击有效穴位形成的“指气”，运用到推伤技术中来，在疗伤时，“指气”直触所按之穴，形成“骨伤点穴”的作用，使该技术具有疏经、理气、活血、除病气、强化经穴正气的作用。如我院武术大师、中医骨伤名师廖尚武、张铁龙、庄子深等，他们从不间断练功，并以不同的形式进行自身耐力、掌指力等相关功力的练习。如，常以食指、拇指、中指点击沙包，或双手三指点地，俯卧练指力，以增强点穴疗伤的功效，以及保证手法整复一举成功，减少患者的痛苦；进行软伤治疗时还会结合院内各种自制药，配合拔罐、经络放血、循经点穴等特色疗法，对各类筋伤特别是旧伤（宿伤）有独特的效果。“医武结合”文化和软组织保健理念已深深印刻在广大闽南病患心中。

2. 推拿手法 正骨脊柱推拿手法秉承南少林“医武结合”文化理念，注重武术理论与现代临床解剖学、运动解剖学、生物力学、骨伤科疾病特点相结合。

泉州正骨脊柱推拿手法注重南少林武术“内劲”、技击“寸劲”的修炼，强调“三调”的重要性，即调身、调息、调心。调身的关键，在于姿势的调整，以达形松；调息的关键，在于对呼吸的锻炼，对内气运行的掌握，以达气平；调心的关键，在于身心的松弛与安静，意念的集中与运用，以达心定。同时强调意、气、神三者相互配合，强调自我，内养为主，才能练精、化气、生神，将“内劲”运用于临床治疗，使推拿技术具有还纳关节错缝、舒经活络、理气行血的作用。同时讲究“三因制宜”——因人制宜、因病制宜、因部位制宜，充分体现个体化治疗。操作者一般有深厚的武术功底，使用娴熟的正骨手法得心应手，舒张有度，流畅自然。

（二）正骨整复之整骨技术

泉州正骨整骨技术把南少林技击方法与中医整骨技法有机融合，认为学习技击的关键是对功法的修炼，功法到，技艺成。在学习技击的基础上，再把少林练功法应用到整骨技术中来，比如南少林拳讲究“听劲”，所谓“听劲”是指通过身体的触觉判断对方力量的大小，力的方向，着力的部位。泉州正骨把“听劲”应用到整骨手法中来，主要表现为“手摸心会”，通过触摸力的传导，判断骨折状态、复位情况，及时实施相应的整复方法。同时还通过触摸力的传导，把“医者仁慈”的心态传递给患者，以轻巧的触摸和分散患者意识等方法使整复达到最佳的效果。

另通过练功，既可以使医者具有健康的体魄，又可以培养医者顽强的意志和坚韧不拔的精神，对于提高正骨技法（如指力、触觉、敏捷、灵巧等），以及综合文化素养、医德修养，具有重要意义。

（三）正骨自制药剂

本院正骨自制药剂使用始于 1955 年，正骨中药制药厂始建于 1962 年。自制药剂是泉州历代正骨人家传献方与长期实践相结合之精华，主要是丹、膏、丸、散、酒等传统剂型，有很高的临床应用价值，系东南亚华侨常带的馈赠佳品。为了使这批中药自制药剂不致失传，2003 年，医院又投入建设符合现代药品生产规范的制剂室，并创新剂型，使中药应用更贴近临床需要，更贴近现代用药特点。目前已有 22 个自制药品种经过福建省药品监督管理局审批，被审定进入福建省泉州市医保用药目录，奠定了中医骨伤用药的专科化、系列化、特色化，使正骨骨伤用药得以继承和发扬光大。

二、推拿科晋级为国家级重点中医专科

医院推拿科创立于 1998 年，是我院第一个国家“十二五”重点中医专科、福建省“创双高”重点中医专科，在国内有较高学术影响力。

推拿是治疗颈肩腰腿痛效果好而且副作用较少的治疗方法之一，为广大患者所接受。正骨推拿的特色是把南少林“医武结合”文化理念融入其中，自成一套诊疗体系，对腰椎间盘突出症、颈椎病等脊柱急慢性病有显著疗效。经过多年打造，推拿科开创了非手术治疗颈肩腰腿痛的新篇章，现已成为泉州市规模最大、拥有床位数最多、医疗环境优异、治疗效果显著的特色科室。

三、建立福建省第一个“椎间盘病健康促进中心”

2003年，陈长贤率先在福建省建立第一个椎间盘病健康促进中心，集椎间盘病保守疗法、微创疗法和外科疗法等三大理论体系及独特的流程管理，建立了一套完整的“椎间盘病健康促进中心”管理理论。它的优势简单来说是诊断方法先进化、治疗方法个性及简单化、选择方法多样化、专科护理人性化。

中心为每位患者提供超前的“现代循证医学”理念，选择合理的个性化诊疗方案，采取中西医结合治疗手段，整合医院、社区、家庭护理咨询等环节，提供优质诊疗服务，成为椎间盘患者终结治疗所在地，最大化地实施个性化“人文关怀”，赢得患者赞许。

四、现代化管理出效益、铸品牌

长久以来，泉州市正骨医院一直致力探索“向管理要效益”之路，这让医院发展与现代科学管理相结合，紧扣时代进步的脉搏，紧跟社会发展的步伐，提升医院核心竞争力，特别是科学管理方面，走在市卫生系统同行的前列，具有典型示范作用。为了探寻最优的科学管理方法，2002年，医院在全市率先把ISO 9000质量管理标准体系运用于医疗服务行业，对医院进行战略管理、项目管理和时间管理。

千秋基业，人才为先。医院重视培养年轻医师队伍，不论资排辈，突出“能者上”的人才培养理念，提倡“有能力就有机会”，让想干、能干的人发挥出更大生产力和创造力。

在岗位管理方面，医院实行岗位竞聘管理制度，营造公平、公开的竞聘环境，从中层干部到普通职工定期竞聘，中层干部推行任职述职考核制度，职工与科室双向选择，促进院内人力资源合理流动。20多年来，医院实现了职工个人成长与医院发展的双赢局面。

同时，医院还不断完善薪酬体系，同岗同工同酬；健全和规范绩效管理，突显责任、质量与安全；打造系列培训体系，干部职工分类分层进行培训；创新内部人才待遇政策、科研级别奖励制度、科技成果奖励制度等多项相关制度，逐步建立健全以岗位管理为核心的现代人力资源管理制度。

高质量的人才队伍，才能为医院可持续发展和高质量发展带来强大的内生原动力。医院坚持实行“人才兴院”战略，以打造地方特色中医骨伤专科标杆为目标，培养高素质中医药人才队伍；建立泉州正骨流派工作室，以流派代表性传承人为主体组成导师组，通过临床跟师带教、流派典籍研读、临证思辨探讨、流派文化学习等方式，提升流派传人学术传承能力。

医院还通过专项公开招聘医疗卫生高级职称专技人员，出台相关政策吸引高层次、高级职称专技人才，鼓励院内优秀人才立足岗位工作，积极提升个人学历，多措并举下，医院现有900人中，中高级资格专技人员达412人，硕博士研究生达154人。

医院用制度来管理人，目的是要使程序规范化、操作标准化、服务规范化，让员工遵照法律、按照制度、依照标准来做事，只有做好了这三条，医院员工的整体素质才能得到快速提高，医院的发展道路才能走得更远。医院管理者深切地感受到科学管理对医院长远发展的重要性，使正骨医院发展少走了很多弯路。

五、正骨医院现代信息化建设经验向全国推广

在泉州人的心目中，一说到泉州市正骨医院，立即就想到"医武结合"的南少林文化，很难将这所传统的中医医院与现代信息化管理联系起来。但是本院经过十多年的探索，创造了新的传奇。医院自主开发的信息化管理软件系统目前在福建省内外已推广至数十家医院使用。2011年10月，这套软件通过了国家中医药管理局的专家论证，之后开始了向全国中医院推广使用的蓬勃发展之路。

21世纪前，泉州市正骨医院信息化管理几乎是一片空白。经过近20年的努力，目前已基本实现了全面集成数字化，解决了医院信息孤岛问题，临床业务和管理工作流程覆盖全院各个环节，几乎实现全院信息化应用。2013年，医院顺利荣升为"国家三级甲等中医骨伤专科医院"，信息化建设与管理助推医院发展。

近年来，正骨医院更是在信息化建设管理上不断开拓求索，自行研发信息软件系统有228套，涵盖HIS、LIS、EMR、互联网+医疗、大数据医疗等方面，受到了国家中医药管理局、福建省卫生健康委领导的高度评价，目前省内外有28家医院使用本院的信息管理系统。已获得计算机信息著作权132项，实用新型专利2项。

医院信息化管理不仅是医院现代化管理模式的重要标志，也是管理工作的一面旗帜。到正骨医院就诊的广大患者，都会感到信息化管理带来的益处，充分感受到服务流程更便捷、更高效、更科学。

六、科教研助力医院快速发展

新一代泉州正骨传承人在传承南少林正骨手法的基础上，善于结合应用现代化科学手段，研究中西医结合骨科微创技术，形成了一支独具中西医结合微创技术特色的治疗团队。医院创办了中国中西医结合学会骨科微创专业委员会及福建省中西医结合学会骨科微创专业委员会，并成为驻会单位，是中西医结合领域第一个骨科微创专业委员会。医院联合国内外科教研机构合作编纂权威学术书籍，开展院际间学术交流，具有较高的学术影响力。

医院主编专著10余部，其中，由人民卫生出版社出版的《骨伤科微创技术案例评析》《骨伤科专病护理路径》及《中西医结合微创骨科学》成为行业权威著作；由中国中医药出版社出版的《微创骨科学》全国中医药行业高等教育创新教材等，也标志着泉州正骨学术水平已经走在了全国中医骨伤界的前沿。

医院科教管理力求提升临床教学质量、临床师资队伍建设等综合实力，与全国各地骨伤科兄弟医院及知名专家建立良好的合作关系。医院于2003年成为福建中医药大学教学医院，2005年成为江西中医药大学教学医院，2012年成为福建中医药大学非直属附属医院，同时还是泉州华侨大学、甘肃中医药大学、成都体育学院、泉州医学高等专科学校、福建省职业技术教育学院等单位的教学医院。

泉州正骨人不仅拼搏在临床第一线为患者解除病痛，还不忘从临床中总结经验，勇于探索，发明创新，多项技术研究获国家、省、市级课题立项160余项，获各级科技进步奖等奖励20余项，获得国家发明专利及新型发明专利110项。医院组织各级力量，积极申报各级非物质文化遗产项目，其中，泉州正骨疗法（廖氏）、泉州正骨疗法（庄氏）、泉州正骨疗法（张氏）、泉州正骨疗法（苏氏）、罗汉拳、地术拳法、泉州市正骨医院吊膏、正骨活络油等8个项目已被列入非物质文化遗产保护名录。

七、优质服务造福广大百姓

近年来，医院事业迅速发展，造福广大老百姓，许多患者受益匪浅，良好口碑不断相传，也打造了泉州正骨品牌。

60多年来，医院与患者风雨同舟，一路走来，留下了许多承载着责任与温情的感人故事。其中最让广大医护人员欣慰的是患者的满意，以及一面面致谢锦旗和牌匾，这背后记录了一个个家庭重新找回幸福生活的欢乐。

“医术高超，治病救人”牌匾背后是“四凤”送匾谢恩情的温情故事：新泉州人黄某河10多年收养了4名被遗弃女婴，黄某因劳累致双侧股骨头坏死，巨额的手术费用给家庭带来很大的困难。就在这一家人一筹莫展时，医院伸出援手，免费帮其治疗，直到其康复出院。

“悬壶济世心，妙手回春艺。往来奔波苦，治病救人功。”菲律宾华慧源禅寺给医院送来牌匾与感谢信以表谢意。曾经，菲律宾的郭女士不慎摔倒致手腕骨折，慕名来院进行正骨治疗后获愈。

“现在把我送到六楼，如果出院后我能够从六楼走下去，我会感激不尽。”这是关先生来到医院就诊时说的第一句话。经医生检查，他的股四头肌萎缩4cm，给其生活带来严重不便，确诊为膝半月板破裂，在医院得到精心治疗，住院期间与医护人员结下了深厚的情谊，出现“医生想让患者尽快出院，但患者不舍离开医院”的感人一幕……

这一个个感人的故事在泉州市正骨医院不断发生，这是政府长期关心支持的结果，也是泉州正骨人对社会的一种回报。

八、高质量发展初见成效

2015年以来，医院先后4次获得福建省三级以上医院住院患者满意度问卷调查第一名，在市民中赢得了广泛赞誉。2020年，被确定为福建省级“文明单位”；同时被授予“全国群众满意医疗机构”“中医药文化传播示范单位”“中医药信息化建设示范单位”“全国中医药系统创优争先活动先进集体”和省级“院务公开示范单位”等荣誉称号，智慧医疗荣获“2020 年度泉州十佳智慧化民生项目”。医院入选国家工信部全国首批医疗器械唯一标识（UDI）实施示范单位；被确定为泉州市医疗保障和医疗救助协会会员单位。成为全国及福建省中医药文化宣传教育基地、福建省道路交通事故伤员救治定点医院、福建省中医药数据中心及福建省中医医院信息系统推广实施单位、福建省中医医院信息系统支持中心、泉州市医疗保障管理局信息中心、泉州市骨伤科医学诊疗中心、泉州市运动防护中心等挂靠单位。

近年来，中共中央、国务院出台《关于促进中医药传承创新发展的意见》，福建省、泉州市围绕中医药传承创新发展与建设制定一系列支持政策，大力倡导发展泉州中医药事业。随着泉州百姓对中医医疗就诊需求的提高，正骨医院医疗规模、医疗场地及病床量供不应求，已不能完全满足群众的就医需求。泉州市委市政府全方位推动公立医院高质量发展，医院在泉州市卫生健康委等主管部门正确领导及支持下，始终牢记坚持习近平新时代中国特色社会主义思想，全面贯彻党的二十大精神，立足公立医院高质量发展新机遇，持续优化医院管理、提升服务品质。

医院积极推进“一院三区，一区一特色”建设。

刺桐院区，占地面积 12 亩，建筑面积约 30000m^2，病床 512 张，主要针对急慢病、治未病、老年骨伤病等提供中医药诊治服务，为骨伤病患者健康保驾护航。

中山路老院区，以门诊工作为主，位于泉州历史文化名街中山路上，是医院接触群众最早、范围最广的地方，为了更好地宣传正骨文化及满足群众就医需求，已开拓为中医药文化宣传教育基地，建设了具有闽南建筑风格的“国医堂”，设置了道地药材展区、自制药展区及正骨特色中医适宜技术诊疗区等，继续为老城区百姓筋骨健康护航。同时建设了“正骨文化馆”，以“医武结合”“秘技良药”“守正创新”为三大主题，重现“老正骨”的昔日面貌，今已成为泉州中山路上一张医学与文旅相结合的特色名片。

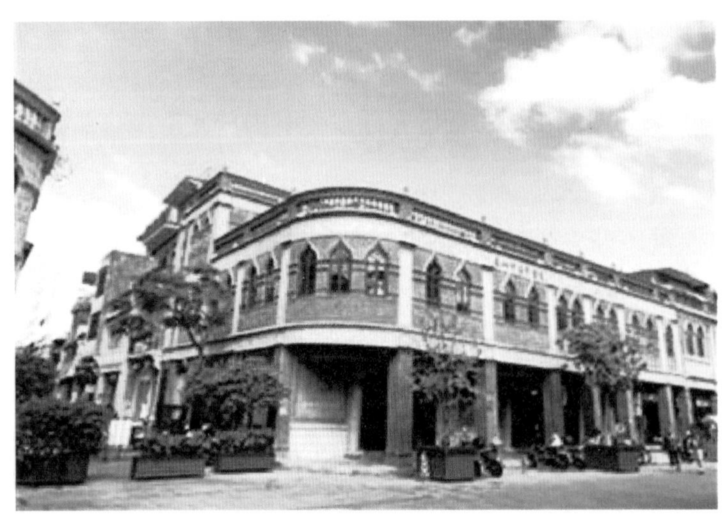

图1-3-1　泉州市正骨医院中山路国医堂

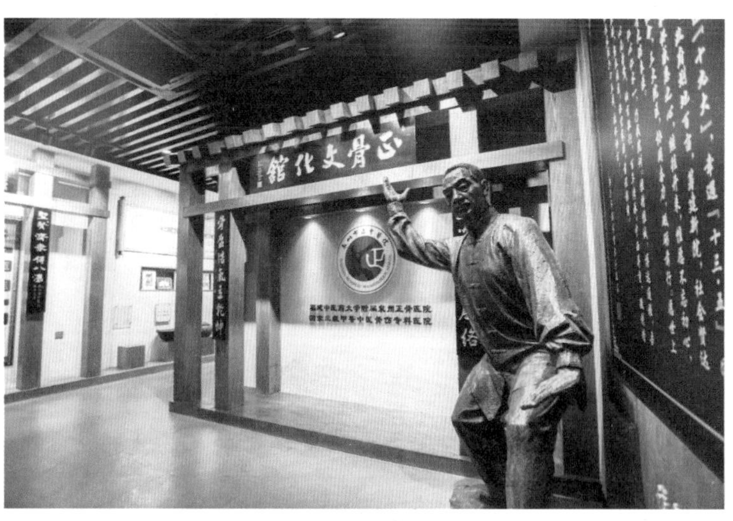

图1-3-2 泉州市正骨医院中山路正骨文化展馆

北峰新院区，位于泉州普贤路与东西大道之间，总占地面积约 100 亩，建筑面积约 14.5 万平方米，新增病床 1000 张，共有门诊医技楼、病房楼、科研教学楼、学术交流中心及高压氧仓等附属用房，现已建成。新院区的建设将推动医院突破原有规模及地理空间等“瓶颈”，通过闽南特色和伤科文化的建筑设计、布局与草药种植、多功能文化展厅建设等，助力医院建设中医药文化宣传基地。新院区除了针对骨创伤、康复患者等提供现代化中西医结合诊疗服务外，还推动 42 家中医骨伤专科联盟单位建设，鼓励正骨技术下沉基层服务。通过这些举措进一步展示医院的发展历程、“医武结合”的南少林正骨文化、各级非物质文化遗产及泉州正骨流派传承工作等情况，传承、传播南少林正骨骨伤历史及文化。

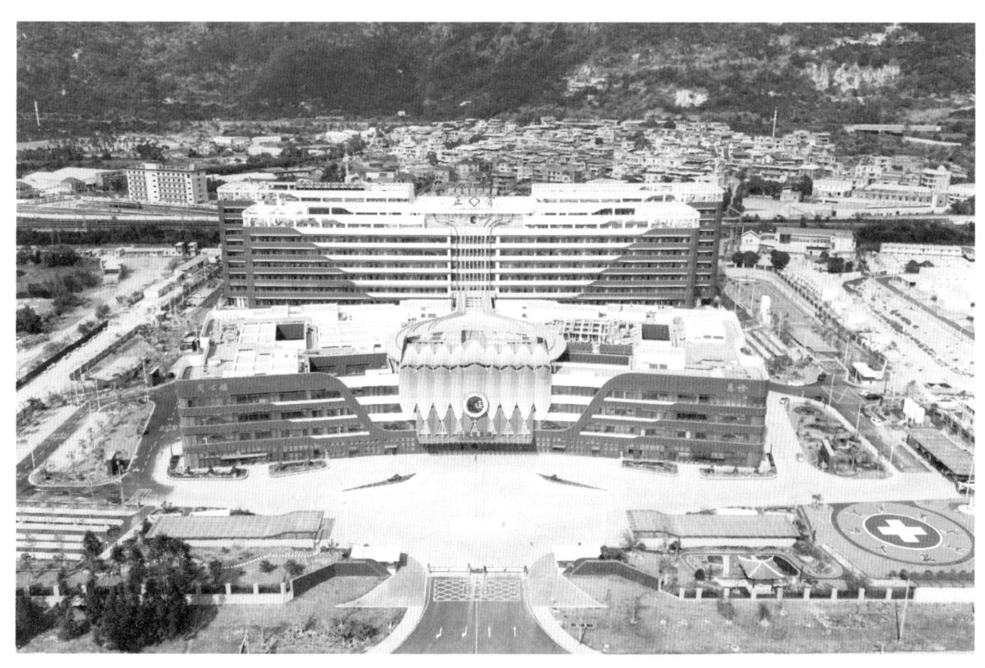

图1-3-3 泉州市正骨医院北峰新院区正面

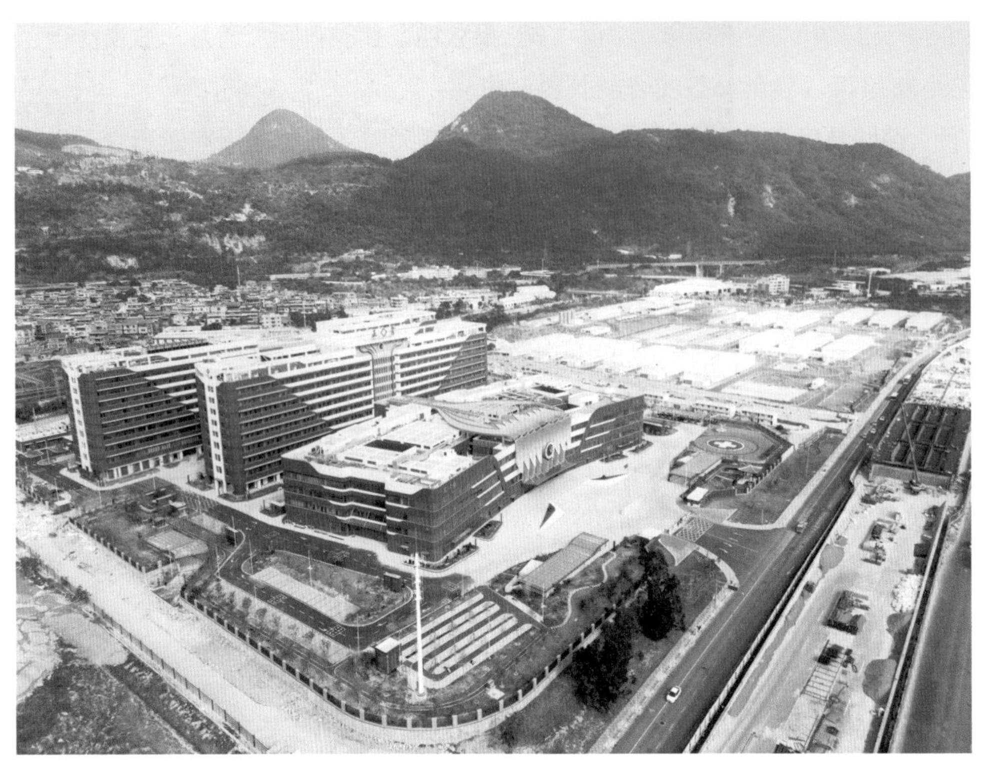

图1-3-4　泉州市正骨医院北峰新院区侧面

这些是正骨医院近年来荣誉的一部分。作为泉州一方土地的健康护航使者，在各级政府大力支持和社会各界的关爱下，正骨医院的同志们发扬爱岗敬业、无私奉献与顽强拼搏的“正骨精神”，克服困难、精益求精，切实为大泉州乃至周边地区的居民提供优质的特色医疗服务，在深化改革的浪潮中为“健康中国”战略的全面实施贡献着自己的一份力量。

第二章　泉州正骨流派

第一节　形成与传承

一、泉州正骨流派历史沿革

泉州正骨流派系福建省首批中医学术流派，是南少林医武结合文化的结晶，经过几代正骨人的传承与发展而成。2018 年，以第三代传承人陈长贤作为泉州正骨流派传承工作室项目负责人，申请并获批为福建省首批中医学术流派传承项目，其技术内涵主要是医武结合。在临床过程中，医武相互渗透，从而形成泉州正骨流派的特色。其表现形式为武术招式融于手法外形上，武术的内劲体现在手法发力技巧上，武术的整体思维体现在手法辨证施治上。泉州正骨先辈们口口相传的“要想正骨手法做得好，先得武术功夫练得好”，在某种程度上说明了正骨先辈对于武术练功的重视。

为什么说“要想正骨手法做得好，先得武术功夫练得好”呢？古代骨伤科传承有功法、劲法、心法、手法和临床等五法，但是因为很多医生不懂武术，造成功法和劲法传承缺失，从而导致传统“五法”仅剩“三法”。而泉州正骨手法其技术内涵是医武结合，能完整地传承“五法”，因此在临床治疗中凸显了其独特的疗效。

武者懂医者甚多，武者必懂功法、劲法。据文献记载，《黄帝内经》是中国现存最早、影响最大的一部医学典籍。《黄帝内经》的成编，标志着中医理论体系的形成，为中医学的发展奠定了坚实的基础，在中国医学史上占有重要的地位，被后世尊为“医家之宗”。虽其成书年代有争议，但相传黄帝、炎帝皆是练武之人，且“炎帝”神农尝百草，用草药治病。战国时期，扁鹊和华佗也是练武之人，尤其华佗创造的“五禽戏”是很多武术流派的基本功。众所周知，练武的人受伤的概率很高，但凡想成为武术高手，就必须在受伤后先治伤再继续锻炼才有机会提高，故很多习武者都会主动去学习医理及医疗技术。

中国历史上第一部伤科专著系唐代蔺道人编撰的《仙授理伤续断秘方》，该专著提出了复位、固定、功能锻炼与药物治疗的伤科治疗四大原则，至今仍为中医骨伤科医生广泛应用。清代吴谦等编著的《医宗金鉴・正骨心法要旨》第一次提出了正骨八法，即摸、接、端、提、推、拿、按、摩八法。新中国成立后，中医骨伤界元老方先之、尚天裕、孟和等将中国传统医学和西方医学精华融合为一体，提出了正骨十法，即手模心会、拔伸牵引、旋转捏合、屈伸收展、成角折顶、提按端挤、夹挤分骨、摇摆触碰、对扣捏合、按摩推拿，进一步规范了骨折整复的操作细则。

泉州正骨流派的正骨手法除了突显医武结合特色外，其结合中医药内服、外用来治疗骨折亦早已闻名于闽南地区，是久负盛名的泉州中医药文化遗产，历经几代人的传承、交流和发展，在长期的临床实践中积累和总结了大量经验，至今已形成了一套完整的泉州正骨流派理论体系。

泉州正骨流派在骨折正骨方面初步总结出两个突出手法、三个要诀、五个基础步骤。

两个突出手法，即“折顶与按压”。

三个要诀，即“巧、快、果”。

五个基础步骤，即“摸、牵、挤、旋、拿”。

随着传承和创新，泉州正骨流派还逐渐形成了独具特色的骨折正骨十法，即“循经摸骨、推挤解锁、拔伸摇晃、索径还巢、旋转回绕、对冲展收、夹挤提按、抱扣屈伸、牵抖反折、推端扣压”。泉州正骨流派正骨十法同样也是在学习与实践《黄帝内经》《仙授理伤续断秘方》《医宗金鉴》等中医伤科理论基础上，与南少林武术功法及理论有机融合，将正骨技术融入南少林技击功法，并通过历代正骨传承人的不断挖掘、继承研究、系统整理及理论创新，形成了具有闽南特色的医武结合泉州正骨疗法理论与体系。

泉州正骨流派是南少林武术文化与中医骨伤相互融合的结晶。相传早在初唐，少林智空和尚来泉州镇国东禅寺传授少林武术，与泉州地方武术融合发展，形成南少林武术。以武明医、医武互通，武术与中医同根同源，相互渗透。尤其是武术与骨伤的治疗、康复、保健关系十分密切，共生共存。泉州正骨先辈们大部分都是习武者，武术派系亦以南少林武术为主流，在泉州浓厚的武术文化氛围及独特的地方人文环境中慢慢形成了泉州正骨医疗的雏形，也建立了南少林医武结合正骨流派的基础。他们所习的泉州南少林武术不仅重视武术的技击价值，注重刚柔相济，强调意、气、力浑然一体，而且十分注重意、气、力运行中与时辰和脏腑间的生理关系及相互作用关系，因此慢慢形成了南少林医武结合理念的本源。

1955 年始，泉州正骨先辈陈学良、廖尚武、张铁龙、庄子深等结合泉州南少林风俗，秉承医武结合之思想，集各路武术精髓，融合骨伤科知识，组建了泉州市中医正骨外科联合诊所（泉州市中医第五联合诊所），从此以后，医武结合，移轮接骨，开创了一条“泉州正骨”医武结合的行医之路，在民间产生了较大的影响，创造了良好的社会效益，奠定了泉州正骨流派雏形。在此后的发展历程中，医院将各家手法精髓广泛应用于骨伤医疗临床，并形成大量书籍流传于世。在实践中验证理论，又在实践中提升理论，形成了一套独具泉州正骨流派特色的疗法理论与学术体系。其骨折整骨手法、推伤手法，再辅以中药调理、自制中成药内服外用，疗效显著。可以说南少林孕育着泉州正骨，泉州正骨也包含着南少林医武结合文化理念。

泉州正骨流派非常重视传承，强化师承制度。1980 年，福建省卫生厅针对当时中医骨伤科人才后继乏人的情况，委托泉州市卫生局在医院开办“骨伤科学徒班”。该学徒班乃是由泉州市卫生局审批的师承班，这些学徒们大部分都属于泉州正骨流派第三代传人。为了保证学徒班的教学质量和中医骨伤科人才培养，福建省卫生厅拨出专款，由正骨医院时任副院长王家庆、中医骨伤科主任廖德成与现国家级名老中医张永树主任一起，负责在泉州市域卫生系统选拔、审核学徒班老师与学生的资格。

学徒班办班三年，采用理论学习和临床相结合，半工半读。学徒班学生上午跟师临床实践，下午进行中医药理论听课。廖德成为学徒班的班主任，负责制订骨伤科理论学习和临床轮转学习计划；庄子深担任学徒班临床带徒总指导老师和武术教练。当时的带徒老师还有苏用虎、庄昔荣、张金才、吴常驾、林清源、黄承懋等。学徒学员有苏源冰、吴成专、钟黎娟、廖聪明、黄龙、林琦、王夏莺、苏维鼎、陈清利、潘阳明等 15 人。

1983 年，骨伤科学徒班学员毕业，大都逐渐成为泉州市正骨医院的医疗骨干。1998 年，泉州市正骨医院刺桐院区搬迁启用，苏源冰成为医院骨伤科主任、学科带头人；钟黎娟为医院小儿骨科主任、学科带头人；吴成专为医院创伤科主任、学科带头人；林琦成为医院中山路市区骨伤科门诊部主任；王夏莺、黄龙、苏维鼎为正骨医院软伤科技术骨干。

泉州正骨流派通过家传面授制度、院内交叉拜师制度、学徒班制度等，为医院培养了一批批名医与高徒。如，第一代传承人廖尚武、庄子深、张铁龙等均为武林高手，其中庄子深为原泉州市武术协会副会长，泉州武术研究社首任社长。第二代传承人廖德成、庄昔荣、朱良枝、张金才等的武术在民间亦影响深远，其中廖德成是鲤城区武术协会副监事长。第三代传承人中，刘联群为中国中西医结合学会第三届骨科微创专业委员会主任委员；林玉芬为国家老中医药专家传承工作室指导老师；苏源冰、钟黎娟、吴成专、陈长贤均为福建省基层老中医药专家师承带徒指导老师；陈长贤、徐福东均为福建中医药大学中西医结合、中医骨伤科硕士研究生导师。第四代传承人吴昭克、李炳钻、李铭雄、翁文水等为福建中医药大学、江西中医药大学中医骨伤科硕士研究生导师。第五代传承人郑晓蓉、郭颖彬、吴铅谈、游玉权等为江西中医药大学中医骨伤科硕士研究生导师。

泉州正骨流派经过五代传承人的不懈努力，尤其是第三代、第四代传承人充分利用现代医学手段，将泉州整骨手法广泛应用于微创骨科临床实践中，包括现代手术当中，使治疗各种骨伤疾患更加快捷。另外，通过院校、院际之间的科、教、研一体化学习交流平台，扩大了在国内外同行中的影响力。

医院一直以来秉承“医武结合”“走中西医结合骨科微创之路”的指导思想，把辨证施治的中医理念贯穿于微创骨科新技术的应用过程中，使传统的正骨流派理念与现代技术合理地结合起来。实践证明，医院这些技术发展，既传承了祖国传统医学中医骨伤文化，又创新开拓了传统医学的发展魅力，也加快了中医医院的发展步伐。

泉州正骨流派传承人继承和发扬习武的优良传统，全院员工积极倡导武术强身健体、增强技艺的作用，在全院掀起了“学武练武风”，医院各科室每周进行南少林功法练习及武术健身操等强身健体训练，在临床中将功法训练与临床实践相结合，形成泉州正骨流派特色手法，具有理筋整脊、通经活络的功效，受到广大患者的热爱。

泉州正骨流派治疗慢性筋骨病的防治原则是内外兼治、调和气血。

在筋骨病的治疗中，泉州正骨人除注重患者机体内外环境平衡学说、部位与时辰子午流注关系的治疗学学说，以及南少林伤科三十六歌诀所阐述的技术方法等外，还特别重视筋骨并重、动静平衡，即“调和”气血及“调衡”机体。一代代正骨人将医武结合思想广泛应用于临床，效果显著。

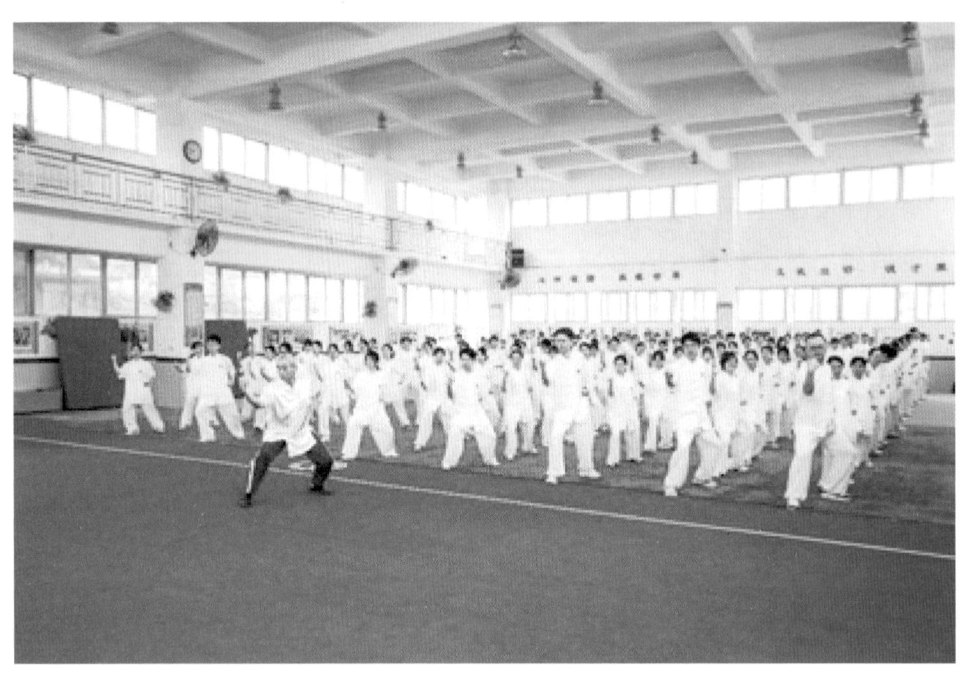

图2-1-1　每年新入职员工参加练武

建院 69 年来，泉州正骨流派移轮接骨，推拿疗伤，自制丹膏丸剂，惠及闽南乃至东南亚，现已成为“一带一路”沿线国家历久弥新的文化品牌，也是弘扬祖国中医药文化瑰宝并使之走向世界的见证。

二、泉州正骨流派核心理论体系与技术

泉州正骨手法历经沧桑，经过几代传承人的不懈努力，在历史发展的长河中逐渐形成了其系统的技术特点及理论体系。

（一）泉州正骨流派核心理论体系特点

1. 医武结合，融会贯通　医武结合是泉州正骨流派的核心理论。泉州正骨手法建立在中国传统医学天人合一、阴阳五行、脏腑经络等学说基础上，融合了南少武术与中医正骨的主要原理与技法，相互渗透，相辅为用，发展成具备系统学术理论与技术规范的独具特色的泉州正骨流派。医者除了根据患者病症特点予以辨证使用手法外，还教会患者进行气功、站桩等武术功法锻炼，内外兼治，医患配合，使医术与武术在患者的身上更好地融合，以取得最佳疗效。医者临证过程中常以各派武术尤其是南少林流派的武术机理为基础，融合各种拳术之精华，在手法实施过程中，以柔济刚，内外兼修，结合骨伤病的病理特点与移位情况，利用武

术劲与气的内在联系，以内劲带动外力，机触于外，巧生于内，以力带力，从而在最短的时间内让骨伤、筋伤病患在不觉间取得骨折复位、筋骨入槽之效果，以达到“医武结合”的完美境界。

2. 承袭并纳，凸显特色 泉州正骨手法同样也具备中医传统正骨八法中“手摸心会，拔伸牵引，旋转屈伸，提按端挤，摇摆触碰，推拿按摩，夹挤分骨，折顶回旋”等技巧，但在具体应用中，因为南少林技击功力的融入，使得泉州正骨技术形成了独特的医武结合特色。

泉州正骨流派在早期总结了手法中“两个突出手法，三个要诀，五个基础步骤”的基础上，经过传承和创新，在第三代、第四代传承人等的引领下，通过系统研究与整理，逐渐形成了独具特色的泉州正骨流派骨折正骨十法，即“循经摸骨、推挤解锁、拔伸摇晃、索径还巢、旋转回绕、对冲展收、夹挤提按、抱扣屈伸、牵抖反折，推端扣压”。广泛应用于临床，取得了良好的效果。

泉州正骨先辈们还善于将武术的招式与医术结合应用，用武术的外形结合南少林内劲的使用，遵循泉州正骨十法基本操作原则，灵活应用于各种骨伤疾病的整复及治疗，使医武结合的特色更加浓厚。这些带有浓厚武术色彩的手法常常收获奇效，颇受百姓欢迎。

近年来，泉州正骨流派新生代亦重视与全国各大骨伤和武术流派进行技术交流，结合南少林武术功法，自创属于新一代的医武正骨手法，如陈长贤、翁文水等结合武术、运动解剖学与生物力学、运动医学理论，整理出一套独具特色的“泉州正骨推手手法”治疗颈肩腰腿痛疾病。李炳钻用“冲击手法”治疗儿童孟氏骨折；郑晓蓉用“拔伸推捋法”治疗桡骨远端粉碎性骨折、“外展上举法”治疗肩关节脱位、“翻扣摇摆法”治疗儿童特殊型盖氏骨折等，这些手法常辅以中药调理、自制中成药内服外用，疗效显著。

3. 外用内服，标本兼治 泉州正骨流派通过长期临床积累，研制了一些独具疗效的自制药。医院创始人廖尚武、张铁龙、庄子深等及历代正骨中医专家“博极医源、精勤不倦”，继承不泥古、创新不离宗，研发了一个个独具特色的医院协定方与自制药，这些药物外用、内服兼备，辨证施治，解决了广大患者的痛苦。

创始人廖尚武在重新建院之初将家中膏药处方无偿捐献给医院，留下了“一鼎膏药建医院”的佳话。医院制剂药方由正骨前辈廖尚武、张铁龙、庄子深、苏用虎等及苏源冰、钟黎娟、吴成专、林玉芬、陈长贤等几代正骨传承人献方并研制，历经60余年临床使用，疗效可靠，获得群众良好的赞誉及口碑，成为“泉州正骨自制药”的特色医疗品牌。新一代正骨人严守方义，谨遵古训，结合现代制药精髓，不断延续完善医院中药制剂的使命。目前医院已有22种自制药获得福建省食品药品监督管理局审批，纳入福建省医保基本用药目录。其中，12种自制药获得福建省食品药品监督管理局及福建省卫生健康委员会审批，同意在泉州市域二级以上医疗机构推广应用。

4. 中西结合，创新技术 泉州正骨手法重视医武结合、人与自然和谐、人文关怀，在中西医结合骨科微创理念的指导下，以第四代传承人李铭雄为代表的一批传承人将现代医学微创技术合理嫁接于骨折整复等传统骨伤技术，在骨折手法整复的基础上选择性地施行经皮外固定支架固定、撬拨穿针等骨科微创技术，并进行了大量的创新，提出了经皮器械复位理论，按器具和作用共分为经皮器械牵引复位法、经皮器械钳夹法，经皮器械分骨法、经皮器械撬拨法、经皮器械钳夹端法、经皮器械推顶法六大方法；同时，研发了一套经皮复位工具并申请专利，广泛应用于骨创伤临床，形成了国内较具规模的中医特色骨科微创技术团队，造福一方百姓。这些技术创新让病患经过诊治后体会到"简、便、验、伤口小或无瘢痕"的益处，体现了中西医结合骨科微创技术的学术思想潮流。

（二）泉州正骨流派核心技术体系

泉州正骨流派主要技术内涵有两个核心、三个特点、四个特征，阐述如下。

1."两个核心"，强调正骨过程中功法与劲法的使用　一是在学习武术技击的基础上，将南少林武术的功法应用到整骨与推伤技术中来。南少林拳讲究"听劲"，所谓"听劲"是指通过身体的触觉判断对方力量的大小，力的方向，着力的部位。泉州正骨人把"听劲"应用到整骨手法中来，主要表现为"手摸心会"，通过触摸力的传导，判断骨折状态、复位情况，及时实施相应的整复方法，同时还通过触摸力的传导，把医者仁慈的心态传递给患者，以轻巧的触摸和分散患者的意识等方法使整复达到最佳的效果。

南少林武术还注重气血运行与穴位的关系。南少林技击中有点击有效穴位的方法，谓之"指气"。泉州正骨人把"指气"应用到推拿按摩中来，在推拿疗伤时，通过"指气"的传导，直触所按之穴，谓之"骨伤点穴"，使点穴达到疏经、理气活血、强化经络正气的作用。泉州正骨手法强调医者必须将南少林功法练习作为掌握整骨手法的必修课。

二是应用深厚的功力使娴熟的正骨手法得心应手，流畅自然，游刃有余。强调练劲，通过练劲既可以使医者具有健康的体魄，又可以培养医者顽强的意志和坚韧不拔的精神，这些对于提高正骨技法，如指力、触觉、敏捷、灵巧等，以及综合文化素养、医德修养的养成，都具有极其重要的意义。泉州正骨先辈们许多人从不间断练功，以不同的形式进行自身耐力、掌指力等相关功力的练习。如常以食指、拇指、中指点击沙包，或双手三指点地，俯卧练指力，借以增强点穴疗伤的功效，保证手法整复一举成功，减少患者的痛苦。

2."三个特点"，强调整骨等手法要诀及手法的常规步骤　泉州正骨流派手法结合中药内服外用治疗骨折早已闻名闽南地区及东南亚。历经几代人的传承发扬，已形成了一套完整的泉州正骨流派理论体系，具有三个特点，即"两个突出手法，三个要诀，五个基础步骤"，详述如下。

一是用于整骨的两个突出手法，即折顶法和按压法，这两个手法能有效地使明显短缩或重叠移位的骨折，包括移位的陈旧性骨折，得到有效复位。其讲究的是快速、准确，需要在伤者还未感受到疼痛的瞬间予以复位。二是在整骨手法应用中要掌握三个要诀，即巧、快、果，这需要医者清楚地了解伤者所患疾病的病机病理及局部解剖，同时应用南少林武术的功法与劲法，通过手法实施前的严密设计，做好手法的步骤规划，使用最小的力量，在最短的时间内，达到最好的效果。三是使用手法有五个常规步骤，即摸、牵、挤、旋、拿，即通过医者敏感的触觉及娴熟的局部解剖印象，采用“摸法”了解局部病理改变，对局部的伤情有清晰的判断，包括骨折的移位方向或者脊柱关节病变的具体情况，然后通过“牵法”放松病变周围肌肉，改变局部内环境，为后来的“挤、旋、拿”等具体复位手法做准备，针对性解决相应的病理改变，从而达到治病的目的。

3.“四个特征”，强调泉州正骨整复特色技术的传承与发扬

（1）摸触技术，心领意会：摸触技术是骨伤前辈们在没有现代化医疗设备条件如影像学检查的情况下，又需要判断是否存在骨折、骨折的移位方向，以及关节错位、脊柱关节紊乱等具体情况，需要了解上述准确情况，以便于进行施治的特定条件下形成的。而泉州正骨手法在医者具备南少林武术功底的情况下，强化训练该项技术，与现代影像学检查结果互相验证，往往能在施治前对局部病变有清晰的印象，这是施治前制订手法方案的基础。该技术是泉州正骨手法的基本功，必须通过医者长期训练及临床实践才能修成，具有准确、便捷、实效的特点。

（2）医武结合，交叉拜师：在正骨手法中融入南少林功法，应用南少林技击技艺和功法，掌握用力技巧，施行治疗手法，是自成一体的泉州正骨手法技术的核心。泉州正骨手法，既留有传统中医“师带徒”的特征，又承袭了南少林武术各流派的特征；除对外收学徒外，各位正骨先辈还通过各自后代互相交叉拜师学艺带教，团结协作，很好地将各自的医术及武术融合，并让后辈掌握更多先辈的技术，融会贯通后协同发展了泉州正骨手法技艺。泉州正骨人通过几十年不断医学临床实践，验证了这种传承方式的效果显著，同时也可以让医武结合的特色更浓。现在正骨新生代医学专家仍沿袭正骨先辈的培养风格，一代代正骨人在历史长河中养成了善于及时总结提升理论的习惯，这些都成为泉州正骨医院的宝贵财富。

（3）内外兼治，辨证施治：泉州正骨疗法还注重掌握身体内外环境平衡学说、脏腑学说、部位与时辰子午流注关系，临证时讲究把握时辰规律，讲究中医辨证，通过自制中成药令伤者内服配合外用，因人因症因病施治。同时也讲究根据患者具体情况指导练功，比较常用的有导引、站桩，这既是武术的基本功，也是正骨技术的基本功。医者需要训练，伤者也要根据不同情况进行训练。

（4）医技协作，分工明确：泉州正骨手法讲究整体综合治疗，如主导骨折整复治疗的全过程要求由骨伤科医师总负责；而对骨折的手法整复、固定，包括调整固定及换药，皆由整复科医师承担，这使骨伤科医师与整复科医师在骨折整复治疗过程中相互合作，分工配合，完成对每一个患者的个性化治疗，奠定了泉州正骨整复特色技术传承与发扬的基础环境。

三、泉州正骨流派诊疗范围

（一）骨折类

在对四肢骨折的治疗中，泉州正骨流派常以南少林技击术融入整骨技法中，在骨折复位后配合夹板外固定或微创经皮穿针（或外固定支架）固定治疗。

1. 锁骨骨折　以泉州正骨流派十法为基础，必要时配合经皮钳夹端提器械复位法，准确应用解剖与生物力学的相关知识进行整复，整复后采用经皮克氏针内固定，达到良好复位及有效固定的目的。

2. 上肢骨折　以泉州正骨十法进行整复，配合夹板外固定。如“挤压法”治疗前臂和上臂骨折、“拔伸推捋法”治疗桡骨远端粉碎性骨折、“翻扣摇摆法”治疗儿童特殊型盖氏骨折、“牵引折顶法”治疗桡骨远端骨折等。对于一些不稳定性骨折，在施行手法整复后，常常配合经皮闭合穿针或外支架固定技术以达到良好的固定效果。如儿童肱骨髁上骨折，考虑儿童特殊解剖特点及该伤病日后容易出现肘内翻的特点，治疗中先以泉州正骨十法进行整复，继而采用闭合穿针及石膏托外固定。

3. 下肢骨折　对于肌肉不丰厚部位的骨折，采用泉州正骨十法进行整复。如踝关节骨折、胫腓骨骨折、足部骨折、跟骨骨折等，在整复中融合南少林武术功法，结合骨折部位特点，应用解剖与生物力学知识，设定整复路线及方案，对骨折患者进行整复。整复后根据骨折端稳定程度采用石膏或夹板外固定，必要时采用经皮穿针或外支架固定。

（二）脱位类

泉州正骨手法在整复中常常将南少林武术招式与泉州正骨整复十法相结合，通过武术招式中所运用的劲与气，结合整复十法整复骨折的机制，使得脱位伤病得到良好复位。如采用“霸王开弓法”治疗肩关节脱位、采用“拔伸牵拉法”治疗肘关节后脱位、采用“千斤拔锭法”及“渔人撒网法”治疗髋关节前、后脱位等，这些手法常常能在患者不经意的瞬间解决伤病。

（三）筋伤类

筋伤病的治疗是泉州正骨流派一大特色，其防治原则包括内外兼治、调和气血，其中主要体现“调”，包括“调和”气血及“调衡”机体。调和，为调和气血、益气化瘀，体现在骨伤科辨证施药；同时亦有调和补益肝肾、舒筋活络之意，体现在慢性筋骨病的辨证施药。调衡，有主动调衡与被动调衡。主动调衡，有南少林正骨武术养生体操等。被动调衡，有推伤、推拿等手法，以行气活血止痛，使筋入槽、骨归位，注重筋骨并重、动静平衡。泉州正骨治疗筋伤病同样注重机体内外环境平衡学说、部位与时辰子午流注关系的治疗学学说，常采用南少林伤科三十六歌诀所阐述的技术方法等。如采用“八卦五行定位法”治疗各种筋伤；采用运动解剖学与生物力学的“南少林正骨推手法”治疗颈椎病、胸腰椎小关节紊乱症等；采用“颈椎拔伸法”“短杠杆微调法”治疗颈椎病；采用“改良斜扳法”“三维整脊法”治疗腰椎间盘突出症；采用“松筋解络法”治疗小儿髋关节错缝；采用“白鹤点头法”“内力推伤松解法”治疗冻结肩等。

（四）软伤类

泉州正骨流派在治疗软伤类疾病时，常根据软组织损伤部位特点，结合时辰，根据病伤时间，利用武术内劲及病位特点而辨证施治，从而达到解除病位瘀停之疾的功效。如采用“八卦五行定位法”治疗各种筋伤软伤；采用“伤科八卦论治法”治疗胸腹部挫伤；采用“顺肋骨顺穴位推伤法”治疗软伤挫伤；采用“罗汉推背法”“白鹤吻嘴法”等治疗各种新旧软伤（图 2-1-2 至图 2-1-5），极具特色，疗效显著。

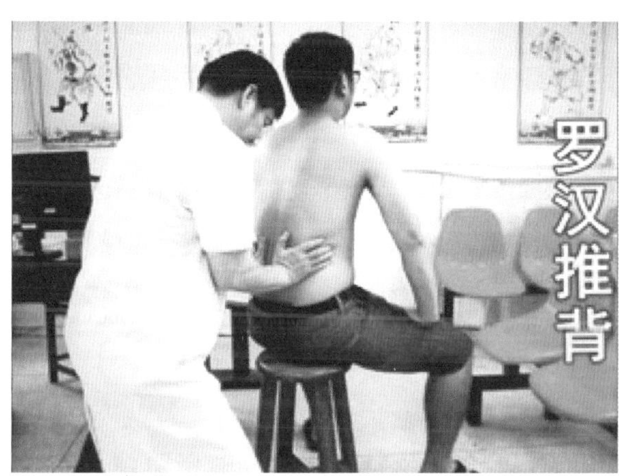

图2-1-2 罗汉推背

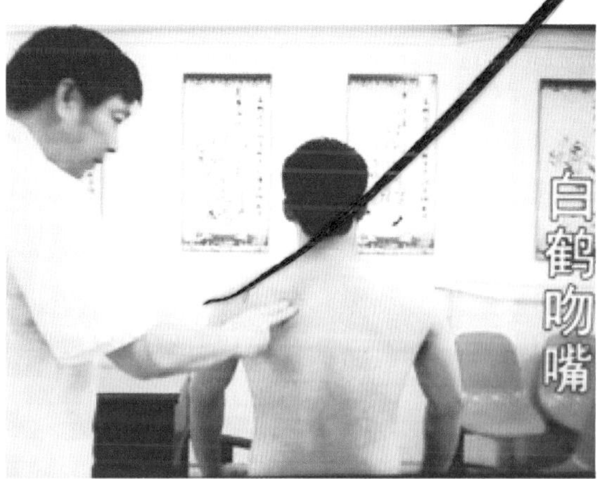

图2-1-3 白鹤吻嘴

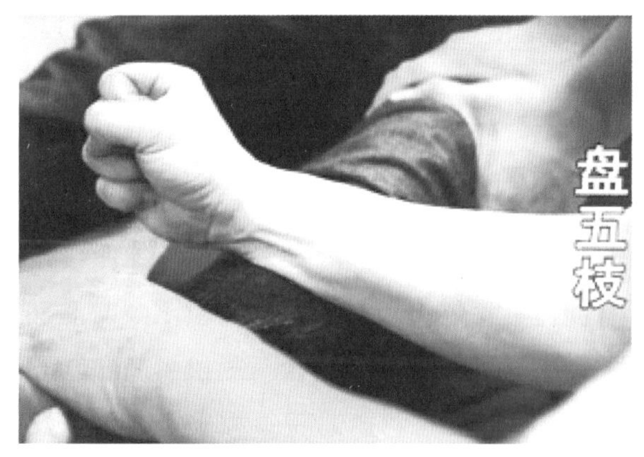

图2-1-4 盘五枝

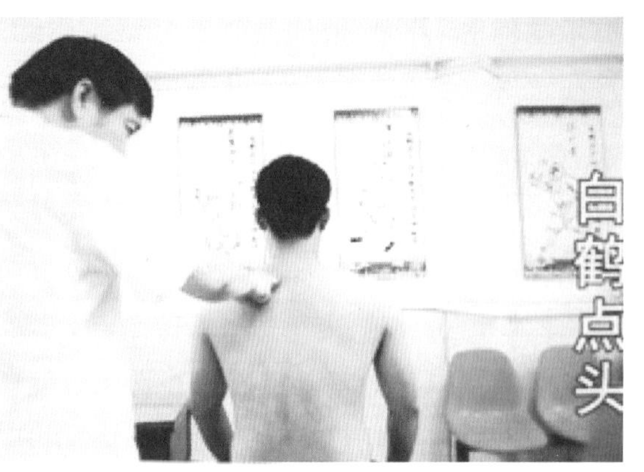

图2-1-5 白鹤点头

四、泉州正骨流派传承文脉谱系

泉州正骨流派传承至今已历经五代，现将部分代表性传承人及传承脉络谱系介绍如下。

（一）代表性传承人

1. 陈学良（1917—1982），又名陈添贵，男，汉族，泉州鲤城人，泉州正骨流派第一代传承人，医院创始人之一。1955 年 2 月至 1960 年任泉州市中医第五联合诊所、泉州市中医正骨外科联合诊所、泉州市区人民公社正骨医院（泉州市正骨医院前身）负责人。1951 年，取得由福建省人民政府卫生厅颁发的中医师资格证。20 世纪五六十年代多次参加过省、地、市南拳武术比武获得好名次，多次被评为市卫生先进工作者和积极分子。

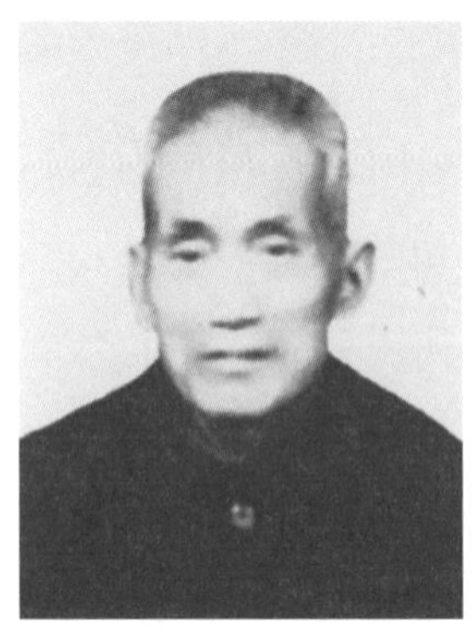
图2-1-6　陈学良先生

1953 年 12 月，陈学良先生在泉州鲤城桥尾开设个体中医诊所，诊治范围为正骨科、风伤科疾病。1954 年 3 月 14 日，与廖尚武、张铁龙、连清江等联合向泉州市人民政府卫生科申请成立泉州市中医第五联合诊所，负责人为陈学良，地址是泉州市中山中路 333 号，开设正骨科、风伤科、外科。1955 年 2 月 14 日，由泉州市人民政府批准成立泉州市中医正骨外科联合诊所，机构负责人为陈学良。1958 年，在原地址成立泉州市区人民公社正骨医院，1959 年 7 月更名为泉州市正骨医院。

陈学良先生自幼学武，在晋江潘湖、陈埭浮桥黄岭一带武术界很有名气。在业务上精益求精，擅长骨折整复手法、移轮接骨等，自制中药验方对风伤跌打损伤有一定疗效，如珠贝散、金刚散、风伤吊膏、春龟散等应用于临床，受到广大患者好评。

1961 年，被政府分配到开元保建院，直至退休。

2. 廖尚武（1918—1972），男，汉族，泉州罗溪人，中共党员。泉州正骨流派第一代传承人，医院重要创始人之一。1962 年重建泉州市正骨医院，担任泉州市正骨医院院长兼书记，对早期正骨医院建设与发展做出重大贡献。1959 年被评为省卫生系统先进工作者。廖尚武先生酷爱武术，在家乡罗溪及泉州一带武术界声名远扬。他平易近人，刻苦钻研，医术精湛，悬壶济世。他出生于一个贫苦家庭，9 岁时就背井离乡跟着父亲到厦门谋生，那时候靠其父亲拉人力车、做苦力还有母亲当杂工的微小收入为生活糊口。11 岁时他父亲因过劳生病，无法医治而亡，生活所逼，他就出去做糕粿油条小贩，与母亲相依为命。12 岁时由亲友介绍在厦门某诊所当学徒工采草药。18 岁起，跟着师傅行走江湖，打拳卖膏药；21 岁时返回家乡罗溪及泉州一带，边务农边行医，卖苦力度生活。37 岁时，也就是 1955 年，廖尚武同志积极响应政府号召，贯彻党的方针政策，与医院老一辈医武结合专家陈学良、张铁龙、连清江等创建了泉州市中医第五联合诊所，也就是泉州市中医正骨外科联合诊所。廖尚武同志的政治思想觉悟高，1962 年加入中国共产党，入党后他保持着艰苦朴素、谦虚谨慎的作风，认真学习医武结合相关理论与技术，善于总结经验，留下许多宝贵的经验医书。受诊患者无数，无不称赞他的好医德。

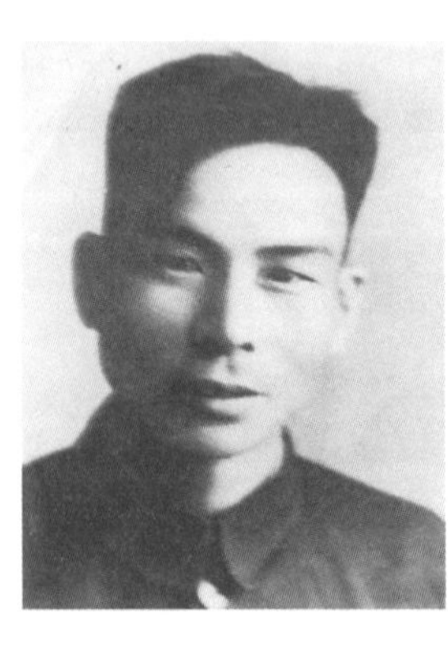
图2-1-7　廖尚武先生

廖德成，廖尚武长子，中国共产党党员，泉州正骨流派第二代传承人。副主任中医师。

1984 年任泉州市正骨医院副院长。曾兼任中国人才学会骨伤分会常务理事、中国运动医学委员会委员、福建省中医药学会理事、福建省中医药学会骨伤科专业委员会委员、泉州市中医药学会理事、泉州市中医药学会骨伤科分会副主任委员、泉州武术协会副理事长、洛江区俞大猷国术馆顾问等社会职务。多次被评为泉州市、福建省先进工作者。

廖德成 1963 年 3 月入职正骨医院。1969 年 6 月到德化县巡回医疗；1970 年至 1972 年 11 月在永安发电站支援三线建设，任卫生所所长；1977 年任医院医务组组长；1980 年任中医骨伤学徒班班主任；1984 年起任泉州市正骨医院副院长期间，对医院发展与改制做出很大的贡献。1991 年任门诊部主任；2001 年任整复科主任；2006 年退休。

廖聪龙，廖尚武的小儿子，泉州市正骨医院软伤科学科带头人。他艰苦朴素、谦虚好学，认真整理泉州正骨流派及廖氏正骨疗法，尤其是参与了中山路院区泉州正骨文化馆建设。

3. 张铁龙（1902—1979），男，汉族，泉州河市人。泉州正骨流派第一代传承人，医院重要创始人之一。1951 年 7 月，取得了福建省人民政府卫生厅颁发的中医师证。1957 年参加福建省武术比赛并获二等奖。1959 年当选泉州市政协委员。1962 年 10 月担任泉州市正骨医院副院长。

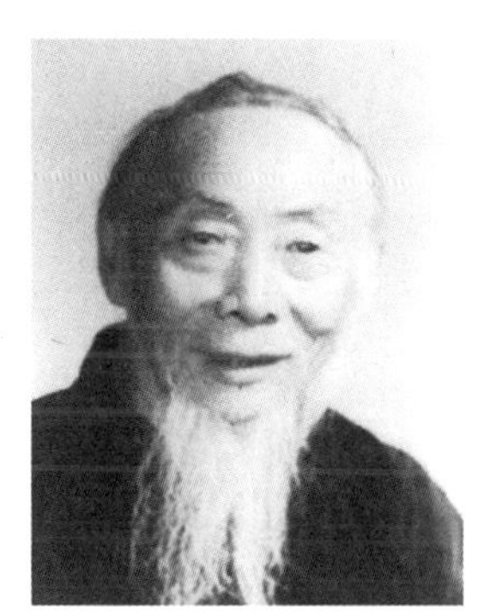
图2-1-8　张铁龙先生

他出生于泉州市河市镇白洋饮坑村一个农民家庭。13 岁时以挑路担、卖糕粿度日。15 岁时跟师傅到处打拳卖膏药。21 岁在西街西门跟随民国时期名医刘鹏山学习少林太祖拳及正骨风伤治疗。随后自己行走江湖，颠沛流离。1936 年，34 岁时在泉州中医公会行医；1941 年，39 岁时在泉州西街开元寺大门西侧自行开设“铁龙堂”中医诊所，兼游走江湖，行医卖药，足迹遍及省内外各地。1955 年，与陈学良、廖尚武、连清江等人创办泉州市中医正骨外科联合诊所。1958 年到泉州江南公社保健院工作。1959 年调任泉州市人民医院骨伤科中医师。1962 年 10 月参与重建泉州市正骨医院，担任副院长。1959 年至“文革”前，多次被评为先进工作者和积极分子。

4. 庄子深（1911—1996），男，汉族，泉州普明人。泉州正骨流派第一代传承人，医院重要创始人之一。1979 年 12 月任泉州市正骨医院副院长。曾任福建省武术协会理事、泉州市武术协会副会长、泉州武术研究社首任社长、泉州剑影武术馆创馆馆长。庄子深先生精学南北武艺，汇通中西医武，名扬泉州及东南亚。他自幼酷爱武术，跟随父亲庄九弓学习南少林五节花拳，后拜少林罗汉门一代宗师侯君焕门下研习罗汉拳。之后又从师福州郑憶山专习少林地术拳法与白鹤拳，遍访全国医武名师 12 位，如山东曹毓卿、河北柴剑痴、湖南蔡金镖等，精学汇通，卓然独成一格。20 世纪 30 年代，开办少林国术社，在民间广泛传授武艺；60 年代，受邀担任泉州市武术研究社首届社长；80 年代，创立了泉州剑影武术馆（90 年代，更名为泉州剑影武术学校）。12 岁时开始学习中医伤科及膏药制作技术，23 岁时开设了骨伤诊所，28 岁时在泉州西街开设普安堂药堂。1958 年，加盟泉州市中医正骨外科联合诊所。1962 年，偕

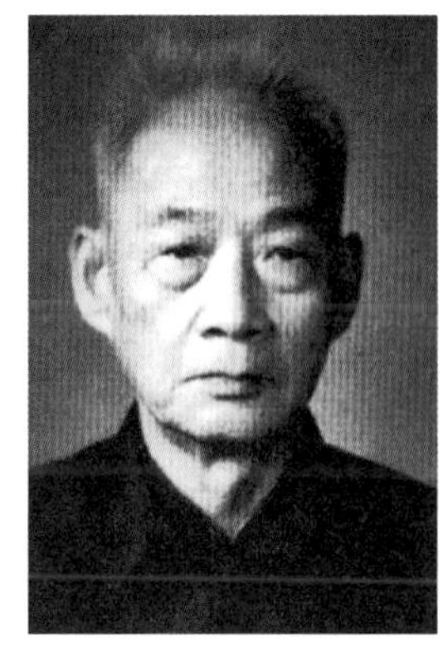
图2-1-9　庄子深先生

同廖尚武、张铁龙、连清江等医武双修名家重新组建泉州市正骨医院。庄子深先生精勤求学，励志求知，善于整理归纳，汇成大量独具南少林医武结合特色的书籍，如《达摩棍》《少林花拳》《少林地术拳法》《罗汉拳》《疯魔杖》等专著，其中南少林罗汉拳、南少林地术拳已入选福建省级非物质文化遗产传承项目，为后世留下了珍贵的医武结合文化遗产。

庄昔荣（1942—1999），又名庄锡荣，庄子深长子，泉州正骨流派第二代传承人。中医骨伤科副主任医师。1986 年任骨伤科主任，1990 年任医政科科长。庄昔荣自幼习武。1959 年初中毕业后曾到泉州钢铁厂工作，1960 年转入福建省冶金厅钢铁试验厂工作，1961 年转调到连城新亭伐木厂工作，1962 年返回泉州随父学医，开设诊所。1963 年 3 月入职医院。庄昔荣善于学习国内外骨科的先进技术并应用于临床实践中，尤其在儿童肱骨外髁翻转骨折的整复、关节陈旧性脱位的整复、骨折脱臼手法整复等方面有独特之处，在穴位损伤、气血两伤、宿伤等疾患的内外治用药方面颇有建树。

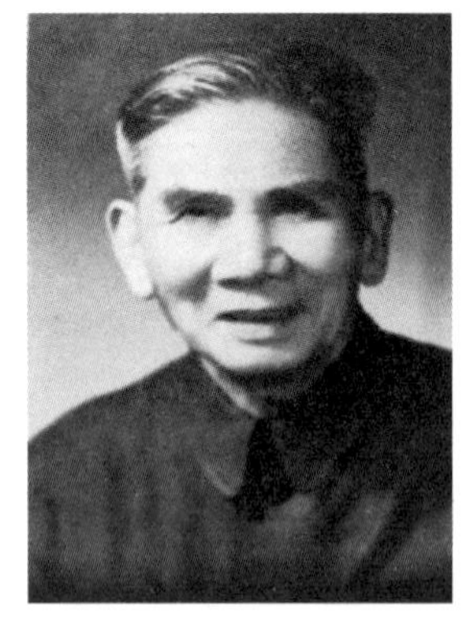

图2-1-10　苏用虎先生

5. 苏用虎（1906—1999），男，汉族，泉州南安人。泉州正骨流派第一代传承人，1962 年泉州市正骨医院骨伤科室主任。苏用虎先生骨伤医术精湛，其传承来自其祖父苏必琴及其父亲苏于有。他出生于南安市康美镇梅魁村祖传骨伤世家，其父亲苏于有跟其祖父苏必琴学习骨伤医术并习武。苏用虎和哥哥苏用珠从小跟从父亲苏于有学习正骨风伤传统医术。1922 年，苏用虎同哥哥苏用珠前往印尼苏门答腊日里、马来西亚槟榔屿、新加坡等地从事中医骨伤工作 20 余年，在与海外骨科医师接触交流的过程中，积极传播其中医祖传接骨医术，同时也虚心学习海外同行接骨手法与经验，并予以融会贯通。1943 年苏用虎回国后，在泉州市中山路家里开设“祖传风伤移轮接骨”私人诊所，专治中医风伤跌打损伤疾病。1956 年加入泉州市中医正骨外科联合诊所（泉州市中医第五联合诊所），担任骨伤科负责人。

苏源冰，苏用虎之子，泉州正骨流派第三代传承人。中医骨伤科副主任医师。曾任中医骨伤科主任。福建省基层老中医药专家师带徒工作指导老师。苏源冰从事中医骨伤科工作 40 多年，从小随父学习传统中医骨伤，勤学钻研，善于总结临床经验，整理、创新发展苏氏正骨疗法。他擅长中医骨伤四肢骨折、脱位的手法复位、固定技术，辨证治疗各种骨伤科疾病。

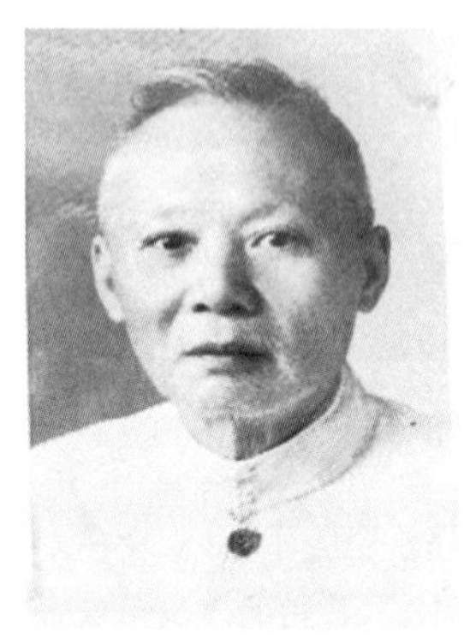

图2-1-11　苏天赐先生

6. 苏天赐（1882—1968），男，汉族，出生于泉州惠安，祖籍厦门同安。泉州正骨流派第一代传承人。北宋宰相、天文学家、医药学家苏颂后裔。曾任泉州市政协委员。

苏天赐早年在泉州惠世医院颜大辟院长创立的医师班学医，跟师英籍医生白路纯（Lewis-Paton，曾任惠世医院第二任院长）学习。他聪慧好学，熟练掌握了西医药诊疗技术，出师后在泉州周边乡村行医，服务民众，后在市区中山中路承天巷口开设纯仁药房行医，是清末泉州城内最早开业的西医个体医生之一。他从医数十载，救死扶伤，治病救人，不仅精通西医治疗，而且感悟中医药的博大精深，潜心研究中医中药，中西医贯通，自己研创治疗小儿热症、惊风、麻疹、疳积、胃肠消化不良等病症的成方、药散、偏方等，有效治愈了部分西医棘手的病例，深得民众的称赞。

他乐善好施，热心参与各种慈善活动，其医德医风深得泉州城内及邻县民众、地方乡贤及官绅的尊重和赞誉。清末，经常与社会名流及医务界会员讨论，为泉州发展共商大计。1926年，和叶启元等人前往厦门鼓浪屿共同创办同仁医院。1931—1934年间任厦门鼓浪屿工部局华人委员，就任卫生股负责人。抗战时期他返回到泉州，重操医业。1949年泉州解放，新中国成立后，因其在泉州的良好医誉和社会声望，当时泉州市政府邀请其为新中国、新泉州的建设做贡献。他积极响应政府的号召，组建泉州市第一医疗联合诊所，公开自己多年潜心研究的中医药方，惠及广大民众。1958年，泉州市卫生局委派他到泉州市正骨医院工作，行医兼负责医院行政管理，80多岁高龄仍然在正骨医院坐诊，服务患者。

7. 连清江（1918—？），又名许嘉献，男，汉族，泉州鲤城人，农工民主党党员。泉州正骨流派第一代传承人。骨伤科老中医。原泉州武术协会委员。

连清江先生16岁随其父许英山学习中医骨伤，兼习练武术。27岁后到省内各地行医；解放后，自行开设个体骨伤诊所。1954年3月，参加泉州市中医进修班；1955年，参与组建泉州市中医第五联合诊所；1961年，奉调到泉州市江南卫生院；1962年参与重新组建泉州市正骨医院，返院工作直至退休。

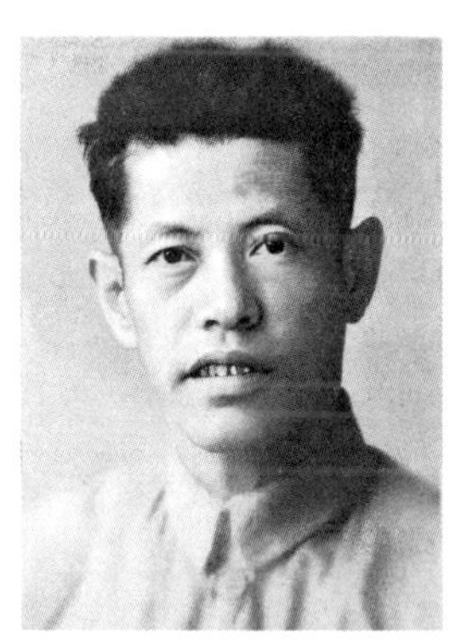

图2-1-12 连清江先生

8. 刘联群，男，汉族，江苏阜宁人。泉州正骨流派第三代传承人。北京大学公共卫生学院与澳大利亚拉筹伯大学公共卫生学院卫生事业管理硕士研究生学历。江西中医药大学中医骨伤科硕士研究生导师、教授。福建省骨伤科研究所研究员。1997年1月至2006年4月任泉州市正骨医院院长。现为泉州市正骨医院荣誉院长。兼任中国中西医结合学会骨科微创专业委员会第一、二届副主任委员，第三届主任委员、第四届名誉主任委员；福建省中西医结合学会骨科微创专业委员会创会主任委员；福建省中西医结合学会常务理事；福建省医院管理协会理事等。

刘联群喜爱武术，从事外科、骨科中西医结合治疗脊柱脊髓损伤、胸腰椎骨折、脊柱骨质疏松症、颈椎病、腰椎病、脊柱肿瘤等疾病的临床及研究工作，擅长以椎间孔镜技术治疗颈肩腰腿痛，取得了良好的效果。主编《骨伤科微创技术案例评析》《骨伤科专病护理路径》。

9. 林玉芬，女，汉族，泉州南安人，泉州正骨流派第三代传承人。主任医师，教授。曾任泉州市正骨医院副院长、医疗总监、康复科主任。全国第一批基层名老中医药专家传承工作室指导老师，福建省第四批老中医药专家学术经验继承工作指导老师。兼任福建省中医药学会理事、福建省康复医学会第三届中西医结合分会常务委员、泉州市中医药学会常务理事、泉州市丰泽区中医药学会理事长等。

林玉芬从事中医临床工作40余年，临床带教30余年，近20年主要从事骨与关节疾病的临床工作和研究，特别是骨质疏松症的诊断和中西医治疗，以及偏瘫、脑瘫、截瘫、骨关节损伤后功能障碍的康复治疗。其研制的“首乌益肾骨康丸、知柏益肾骨康丸、二仙益肾骨康丸”

由福建省药监局批准为院内制剂，临床疗效良好。

10. 钟黎娟，女，汉族，泉州人，泉州正骨流派第三代传承人。中医骨伤科副主任医师，曾任小儿骨科学科带头人。福建省基层老中医药专家师带徒工作指导老师。

钟黎娟从事中医骨伤科工作 40 多年，擅长小儿四肢骨折脱位的手法复位和经皮穿针固定，骨关节病、发育性骨关节病的治疗；善于总结临床经验，整理、创新发展正骨老前辈的手法，对骨伤科疾病辨证用药有独到见解。先后发表核心期刊论文 10 余篇。

11. 吴成专，男，汉族，泉州人，中共党员。泉州正骨流派第三代传承人。中医骨伤科副主任医师，曾任创伤骨科学科带头人。福建省基层老中医药专家师带徒工作指导老师。

吴成专从事中西医结合治疗骨伤科疾病临床工作 40 余年，擅长四肢复杂骨折、脱位的手法复位和各种外固定治疗，尤其是辨证论治骨伤科常见病、多发病等积累了丰富经验，取得显著的疗效。

12. 徐福东，男，汉族，泉州德化人，中国共产党党员。福建中医学院（现福建中医药大学）学士学位，四川大学公共卫生学院与澳大利亚拉筹伯大学公共卫生学院卫生事业管理硕士，主任医师。2007 年 2 月至 2017 年 9 月任泉州市正骨医院院长。兼任福建中医药大学中西医结合、中医骨伤科硕士研究生导师，福建省中医药学会骨伤分会副会长、福建省中西医结合学会骨伤分会常务理事、福建省医院管理协会理事、泉州市中医药学会执行会长。

徐福东从事关节疾病中西医诊疗十几年，擅长股骨颈骨折、股骨头无菌性坏死、髋膝疾病等的中西医治疗，熟练掌握关节镜技术、髋膝人工关节置换及关节内外骨折的手术治疗。多次受邀在国内外关节疾病学术会议进行演讲交流。担任《骨伤科微创技术案例评析》《骨伤科专病护理路径》等的副主编。

13. 郭伟煌，男，汉族，泉州鲤城人，泉州正骨流派第三代传承人。曾任创伤骨科学科带头人。现任中山路门诊部主任。

郭伟煌拜师于庄子深长子庄昔荣，认真钻研庄氏正骨疗法。他从事中西医结合骨科临床工作 30 余年，对四肢骨折脱位、软组织损伤治疗积累了丰富的临床经验，尤其对于骨折移位、关节脱位的手法整复技术及骨不连治疗有独特效果。

14. 吴昭克，男，汉族，泉州南安人，泉州正骨流派第四代传承人。现任泉州市正骨医院副院长，运动医学科、关节骨病科学科带头人。兼任中华中医药学会运动医学分会常务委员、中国中西医结合学会骨科微创专业委员会委员、中国医师协会运动医学分会委员，泉州市中医药学会运动医学分会主任委员。

吴昭克擅长各种急慢性运动损伤及膝、髋等关节疾患的诊断和治疗，特别擅长关节镜微创手术。

15. 李炳钻，男，汉族，泉州安溪人，泉州正骨流派第四代传承人。主任医师、副教授。现任泉州市正骨医院副院长、福建省临床重点专科小儿骨创伤与矫形骨科学科带头人。泉州市高层次人才、泉州市五四青年、泉州市政协第十三届委员会委员等。兼任中华医学会小儿骨科学组委员、国际矫形和创伤外科学会（SICOT）中国部副主任委员、中国中西医结合学会骨伤科专业委员会小儿骨科专家委员会副主任委员、中国医师协会骨科分会小儿骨科专业委员会委员、福建省中西医结合学会骨科微创专业委员会秘书长、泉州市青年医师协会会长等。

李炳钻率先在福建省组建小儿骨科，专门从事小儿创伤骨科与骨关节损伤疾病的临床与科研工作。擅长小儿骨折脱位、先后天骨关节畸形、骨病等疑难疾病的中西医诊治。

16. 李铭雄，男，汉族，泉州惠安人。泉州正骨流派第四代传承人。副教授，硕士研究生学历。江西中医药大学中医骨伤科硕士研究生导师，福建省骨伤科研究所研究员。兼任中国中西医结合学会骨科微创专业委员会第四届常务委员、秘书长，骨创伤与孟氏疗法学组副主任委员；中国中西医结合学会骨伤科专业委员会第九届常务委员，中华中医药学会外治分会常务委员，中国医师协会肢体延长与重建工作组委员，福建中医药学会理事，福建省中西医结合学会骨科微创分会常务委员等。

李铭雄擅长扁平足、高弓足、足踇外翻及足踝退行性关节的手术及系统保守治疗。擅长严重关节内骨折的手术治疗，对于新鲜或陈旧性胫骨平台骨折、Pilon骨折、复杂性踝关节骨折等疑难疾病的手术治疗有丰富的经验，对足踝医学疾病的研究有独到见解。他勤奋学习孟氏疗法，率先在省内大量开展中西医结合骨折微创疗法，第一次提出介于传统手法复位及切开复位之间的“经皮器械复位法”，并研发一套经皮骨折复位专利器械，为关节内及近关节骨折的手法整复、外固定微创手术等治疗奠定了充分的复位基础。

17. 吴萍，女，汉族，福州福清人，泉州正骨流派第四代传承人。中医骨伤科副主任医师、国家人力资源管理师、一级劳动关系协调员、医院管理研究员。现任泉州市正骨医院副院长、院党总支委员。泉州市高层次人才，泉州市第十一次、第十三次党代会代表。

吴萍在医疗方面主要从事四肢常见创伤骨折、脱位的中西医诊疗。在医院管理上，主要负责医院建立健全人力资源管理体系，着重完善岗位聘任管理、绩效管理、培训管理等工作。

18. 翁文水，男，汉族，泉州安溪人。泉州正骨流派第四代传承人。主任中医师，推拿系统一级医疗学科带头人。兼任中华中医药学会推拿分会委员、中华中医药学会针刀分会委员、中国中西医结合学会疼痛分会委员、福建省中医药学会推拿康复分会副主任委员、福建省中医药学会针刀分会常务委员等。

翁文水长期从事颈肩腰腿痛疾病的中西医诊疗工作，擅长整脊推拿及针刀疗法，对于治疗腰椎间盘突出症、颈椎病、颈椎间盘突出症、腰椎滑脱症、颈性眩晕、强直性脊柱炎、肩周炎等疾病积累了丰富的临床经验。

19. 郑晓蓉，女，汉族，泉州永春人。泉州正骨流派第五代传承人。中医骨伤科主任医师，泉州市正骨医院正骨科学科带头人，江西中医药大学中医骨伤研究生导师。兼任中华中医药学会外治分会常务委员、福建省中医药学会中医骨伤分会委员、福建省中西医结合学会活血化瘀分会委员、中国中医药研究促进会骨质疏松分会理事、中国中医药研究促进会外治分会委员、泉州市中西医结合学会常务委员、泉州市中医药学会传承分会委员等。

郑晓蓉专门从事中医骨伤正骨工作20余年，擅长骨折、脱位的手法整复及各种外固定，结合南少林武术自创了各类轻巧灵验的特色正骨手法及临床复合外固定方法，具有丰富的临床工作经验。参与整理泉州正骨流派整骨手法理论体系。

20. 林思雄，男，汉族，泉州丰泽人。泉州正骨流派第五代传承人。现任泉州市正骨医院医务科副主任、康复医学科一级学科带头人。兼任中国中西医结合学会疼痛学分会青年委员、中华中医药学会针刀医学分会青年委员、中华中医药学会骨伤康养协会委员、海峡南少林手法医学协会副秘书长、福建中西医结合学会疼痛分会委员等。

林思雄从事颈肩腰腿痛疾病的中西医结合诊疗工作，擅长泉州正骨整脊手法和微针疗法，对腰椎间盘突出症、颈椎病、颈性眩晕、颈源性偏头痛等诊疗有独特见解。

21. 庄至坤，男，汉族，泉州丰泽人。泉州正骨流派第五代传承人。医学博士，副主任医师。现任泉州市正骨医院关节科医疗学科带头人；兼任福建中医药大学中西医结合硕士研究生导师、中国康复医学会修复重建外科分会骨坏死学组副组长、中国微循环学会骨微循环专业委员会常委、中国中西医结合学会骨伤科分会保膝专家委员会常委、中国医师协会骨科医师分会骨坏死学组委员、福建中西医结合学会骨关节保护与矫形分会常委，福建省医师协会骨科医师分会保膝保髋学组委员等。近5年来作为第一作者发表SCI论文5篇，中文核心期刊论文5篇。

庄至坤长期从事骨关节疾病的基础与临床工作，擅长中西医结合治疗股骨头坏死、骨关节炎等，在关节置换与关节翻修、保髋保膝方面具有丰富的临床经验。

（二）历代传承文脉谱系表

代系	泉州正骨流派传承人名单
第一代传承人	陈学良、廖尚武、张铁龙、连清江、庄子深、苏用虎、苏天赐等
第二代传承人	朱良枝、张金才、王宝治、庄昔荣、廖德成、刘文忠、苏源波、李可亲、徐信用、黄承懋、林清源、吴常驾等
第三代传承人	苏源冰、林琦、钟黎娟、吴成专、徐文山、王夏莺、苏维鼎、黄龙、陈友明、廖聪明、王夏莺、陈清利，雷寿金，郭伟煌、张志民、廖聪龙、陈友明、庄诗祥、黄超雄、刘联群、林玉芬、陈长贤、徐福东等
第四代传承人	吴昭克、赖展龙、周泉腾、翁文水、李炳钻、李铭雄、庄智勇、王汉龙、陈夏平、吴萍、张国磐等
第五代传承人	郑晓蓉、郭颖彬、王振盛、王建嗣、吴铅谈、吴天然、陈王、吴志强、王海磊、郑国良、刘志强、苏世靖、林思雄、苏良喜、柯晓斌、朱勇、谢庆华、庄至坤等

第二节　理论基础

一、医武结合

泉州正骨流派的核心学术理论是医武结合。传统意义上的“医武结合、医武同源”意指中华武术与中医学皆起源于传统的中华文化，有着共同的哲学基础。医武同根同理，如阴阳五行、道法自然等皆为中华武术与中医学的立身之本。长期的互相渗透，形成了医武不分家之说，并因地域的不同，形成了各具特色的学术流派。

“拳起于易，理成于医”，它高度概括了武术与医学之间的关系。在闽南地域上，南少林武术是主要的武术派系，因为武师长期靠武术卖艺谋生，跌打损伤乃是常事，故每个习武者多少都会懂得一些医学技术及理论。而泉州正骨医院正是由武术出身的正骨先辈在特定的历史条件下组建而成，他们都是精通正骨技术的医家，这也就是医武结合成为泉州正骨流派核心学术思想的主要原因。因为在闽南地域，泉州正骨手法与南少林武术处在相同的历史背景下，有着相同的哲学基础，互相影响、互相发展。南少林武术各传承拳种功法都蕴含有较高的医学价值，而泉州正骨流派的发展亦蕴含着南少林武术的武理。

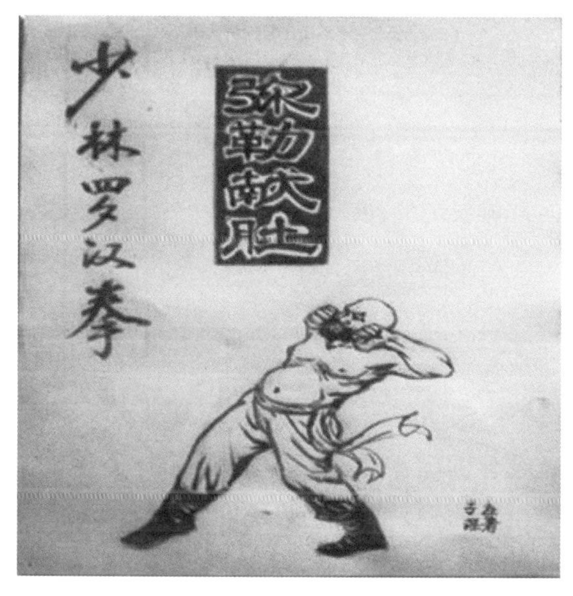

图2-2-1 庄子深先生少林五节罗汉拳谱

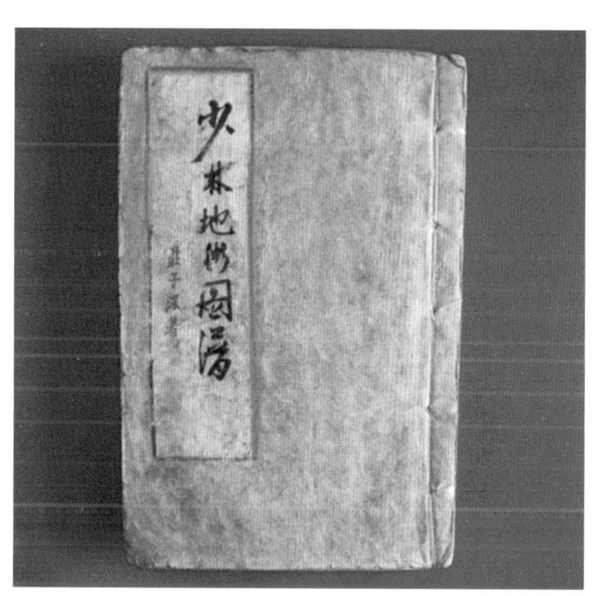

图2-2-2 庄子深先生少林地术图谱

南少林武术各类拳种功法都十分强调“天人合一”的思想，很多内劲功法的训练都要求清晨时在山林古刹之中练功，吸收大自然的清新空气和地气；要求“冬练三九，夏练三伏”，即在艰难的季节中，依照时间运转规律来坚持练功，要练就真功夫，要求运用中医的“五运六气”“子午流注”等理论原理，练习呼吸运转和武术套路中的身体方位。这些要求实际上就是把时辰变化和人体本身变化结合起来。

“形神一体”是身体健康的标志。中医学认为，“形”是人体的物质基础，“神”是人体的灵魂，是人的内在意志活动。中医认为“形神相关”思想直接影响着武术的发展。如南少林武术技击的意义就在于用“神”来指导肉体之“形”进行格斗。同样地，泉州正骨手法亦强调以神驭劲施行手法，以达到在病患不觉间解除病痛。南少林武术外功强调练习“形”，其理同于泉州正骨手法之形，而南少林武术内功强调练习“神”，其理同于施行手法时的以神驭劲，可使手法事半功倍。南少林武术套路要求“手眼身法步”，“精气神”的统一等，这就是完整的泉州正骨手法的体现。这种形神相关的理论不仅提高了南少林武术的技击能力，而且还构成了南少林武术与骨伤科学相结合的泉州正骨手法之美。

精、气、神是人体的“三宝”，其与人体生命息息相关，也是人与自然界达到高度统一和谐的存在方式。张景岳《类经》指出：“精能生气，气能生神，营卫一身，莫大于此。”因此，精、气、神是先天具有的，与生俱来，保持先天状态，达到人与自然界的高度统一和谐，南少林武术理论将传统医学这种精、气、神学说运用到自己体系之中。“精气神乃无形之物也，筋骨肉乃有形之身也。”“练有形者为无形之佐，培无形者为有形之辅。”所以，南少林武术通过对筋骨肉等“有形之身”的锻炼来达到培精、调气、正神的“内外兼修”，这是南少林武术各拳种功法都要遵循的要旨。而泉州正骨流派的理论核心亦紧紧抓住了这三个环节，调意识以养神；以意领气，调呼吸以练气，以气行推动血运，周流全身，气到劲到，使采用的手法奏效于瞬息之间；以气导形，引导病患通过形体、筋骨关节的运动，动静结合，使病患周身经脉畅通，营养整个机体。

总起来讲，泉州正骨流派学说是以阴阳、脏腑、气血、经络等理论为基础，以养精、炼气、调神为泉州正骨手法的基本要点，以手法外形为具体表现形式。

二、阴阳五行

阴阳五行学说，是中国自古发展而来的一种哲学思想，亦是泉州正骨流派所遵循的学术理论思想之一。传统中医强调“万物皆以负阴抱阳而生”，其阴阳论思想认为，人是一个“对立统一”体，人体的生命活动都是根据阴阳两级的相互变化而运行的，所以南少林武术要训练控制身体的阴阳平衡，方能收到强身健体的效果。直接受此“阴阳辨证”思想的影响，武术的攻防、进退、刚柔、动静、虚实、开合、前后等都是根据“阴阳”这一原理而来，并由此设计技击的方法。泉州正骨流派中的骨伤内治，临证中亦将阴阳五行学说做为很重要的学术理论指导思想。

早在商周时期就已出现阴阳的概念，当时盛行卜卦，而《周易》八卦是以乾坤二卦为基础，乾为天，坤为地，实际上代表了阴阳的概念。《周易·系辞下》中说：“子曰：乾坤其易之门邪。乾，阳物也，坤，阴物也。阴阳合德而刚柔有体。”《周易·系辞上》又说：“一阴一阳之谓道。”所谓阴阳，是人们把复杂的万事万物概括为相互对立而又统一的阴阳两个方面，是一种朴素的辨证法。《内经》吸取了《周易》有关阴阳理论的精华，并把这种阴阳辨证哲学思想应用于指导医学实践，成为中医学的基础理论。

《素问·阴阳应象大论》说：“阴阳者，天地之道也，万物之纲纪，变化之父母，生杀之本始，神明之府也，治病必求于本。”《素问·阴阳离合论》还说：“阴阳者数之可十，推之可百；数之可千，推之可万；万之大，不可胜数，然其要一也。”这些论述都概括了阴阳之间的关系，并把阴阳的对立统一看成宇宙间万物产生和发展变化的普遍规律。同样，人的生理和病理变化也不例外，都有阴阳之分。比如，人体背为阳，腹为阴；体表属阳，内脏属阴。同是内脏，又有阴阳之别，如六腑属阳、五脏属阴。《素问·生气通天论》说：“阴平阳秘，精神乃治；阴阳离决，精气乃绝。”又如《素问·阴阳应象大论》所说：“阴胜则阳病，阳胜则阴病。阳胜则热，阴胜则寒。”这些论述都说明人体在正常情况下，阴阳两个方面是相对平衡的，身体处于正常状态，一旦阴阳失去平衡，人体就会生病。因此，泉州正骨流派与传统中医学一样强调治病就是调节阴阳，使人体恢复到“阴平阳秘”的健康状态。

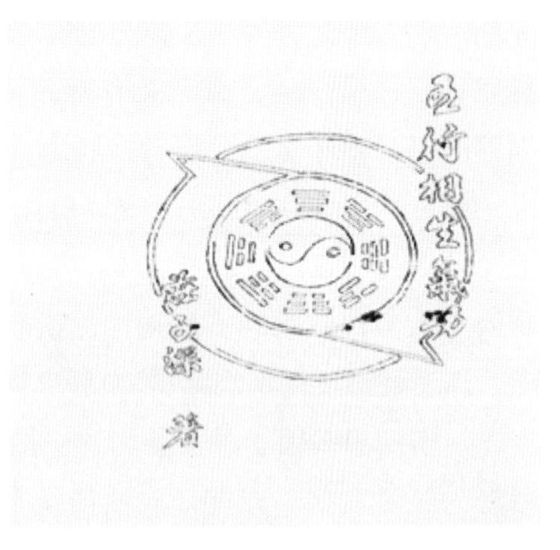
图2-2-3　庄子深阴阳五行相生气功理论

五行的概念，始于《尚书·洪范》。该书在谈到洪范九畴时说：“五行一曰水，二曰火，三曰木，四曰金，五曰土。水曰润下，火曰炎上，木曰曲直，金曰从革（变），土爰稼穑。润下作咸，炎上作苦，曲直作酸，从革作辛，稼穑作甘。”可见，五行就是五种基本物质，客观世界也是由这五种基本物质组成，并各有其属性和功能，是客观存在的。

阴阳和五行，开始并无联系。战国后期，邹衍首先将阴阳和五行学说相结合。《史记·孟子荀卿列传》中记载：“邹衍乃深观阴阳消息……称引天地剖判以来，五德转移。”其中既谈阴阳，又谈五德，而五德就是指五行。《周易》纳入了先秦时期阴阳五行学说的精髓，并被《内经》系统地引入了医学领域，成为中医学分析人的生理和病理并进行辨证论治的理论基础。五行学说所以引入医学，不仅在于这五种物质本身，主要还在于它们的不同属性和相生相克的关系。古人认为，客观世界由水火木金土五种基本物质构成，并且水能使草木生长，叫做水生木；木能燃烧，故曰木生火；草木燃烧的灰烬可以化为泥土，因而称火生土；土中埋藏金石及各种矿物质，故曰土生金；金属又可以熔化为液体，故曰金生水。这种相互依存的关系，叫做相生。但又认为，水能灭火，称为水克火；火能熔化金属，故曰火克金；金石可制成刀斧砍伐木，叫做金克木；树木长入泥土吸取营养物质，或用木犁翻地，所以叫木克土；土又可以筑堤堵水，故曰土克水。这种相互制约的关系叫做相克。

世间各种事物，包括四季气候变化、人的生理和病理乃至精神情志状态，都可以拿五行相配。以四季而论，为了和五行相配，便从夏季分出一个长夏，于是春为木、夏为火、长夏为土、秋为金、冬为水。以五脏相配，则肝属木、心属火、脾属土、肺属金、肾属水。以五志相配，则木主怒、火主喜、土主思、金主悲、水主恐。以五味相配，则木味酸、火味苦、土味甘、金味辛、水味咸。如此类推，还有很多。根据五行相生相克的关系，《内经》认为人的脏腑器官也是相互依存和相互制约的。如《素问·六微旨大论》所说“相火之下，水气承之；水位之下，土气承之；土位之下，风气承之；风位之下，金气承之；金位之下，火气承之；君火之下，阴精承之”，都说明人体各脏腑之间的功能要维持平衡；既不能不及，也不能太过。“亢则害，承乃制”“害则败死，生化大病”等论述也是讲的五行生克理论，为了防止某一脏器功能太过，就得有所“承”，也就是要有所制约，否则便会生病。

同样，泉州正骨流派遵循阴阳五行学说原理，认为人体脏腑各器官并非彼此孤立，而是彼此相依，互有联系。

人体受伤之初，本无偏阴偏阳之别，受伤之后气滞血瘀或气散血失，影响气血在经脉中正常循行，才导致人体阴阳失调。泉州正骨流派在临证中根据人体阴阳五行出现的异常现象，辨证施治。人体受伤后，大多会出现肿胀和疼痛，随着病情发展，可出现口渴、发热、出汗等全身症状。《疡医大全》论患处作痛："若出血过多而痛者，血虚过盛也，宜甘寒以降虚火，甘温以养脾气；若汗出多而痛者，肝木火盛也，宜辛凉以清肝火，甘寒以生肝血。"血虚火盛即阴虚火盛；肝木火盛即肝阴不足，肝阳有余。《正体类要》论胁肋作痛："若大便通和，喘咳吐痰者，肝火侮肺也。""盖肝属木，生火侮土，肝火既炽，肝血必伤，脾气必虚，宜先清肝养血，则瘀不致凝滞，肌肉不致遍溃；次壮脾健胃，则瘀肉易溃，新肉易生；若行克伐，则虚者益虚，滞者益滞，祸不旋踵矣。"肝火侮肺属反侮，指木火刑金。

损伤疾患多因于外来暴力，一般分为开放性损伤和闭合性损伤两大类。前者为气散血失，后者为气滞血瘀，亦有开放性损伤于血止之后而内有瘀结的。古人有治伤专从血论之说，但"血流据气，气动依血，气血相依而行"，可见伤气必影响血，伤血必影响气。

泉州正骨流派在临证中针对受伤的轻重和部位的不同而辨证论治，如属非主要部位的局部轻伤，虽有结瘀或出血，一般不至于影响经络脏腑，则可采取局部外治；而较重的或主要部位的损伤，势必因气滞血瘀或气散血失，影响经络脏腑，导致人体阴阳失调或五行制化规律失常，则必须内外兼治。现结合骨折、脱臼、伤筋等伤科常见疾病的诊治过程，来阐明泉州正骨流派如何应用阴阳五行学说理论指导伤科临证。

1. 骨折 对于外伤性骨折，一般采用三期分治，旨在促进断离之骨及早生长接续，加快功能恢复。

（1）初期：一般出现局部疼痛，发热口渴，溺黄，舌黄腻，脉实大。因骨折后经脉同时受伤，气血凝结，而为肿痛，血瘀化热，故每见午后发热，热盛伤津，口渴引饮，小便黄赤，属实热阳亢之证，但本证系血瘀而生热，与内科疾患的实热阳亢有别，治疗以活血化瘀为主，稍佐清热。一俟瘀化气行，气血调和，则阳亢解而热自退。

（2）中期：肿势消退，瘀血消散，阳亢已解，此时骨折断端正在生长，气为阳，补气可以养筋；血为阴，补血可以养骨。本应益气养血，壮阳育阴，唯恐余瘀未尽，骤进滋补，或将滞涩。如继以攻瘀，又恐伤正，故宜调和营卫，续骨舒筋。

（3）后期：从骨折愈合到功能恢复，耗时较长，因筋骨需依靠气血和肝肾精气的充养，故筋骨的修复势必消耗气血和肝肾精气，久而导致气血和肝肾亏损。在骨折后期，往往会出现患肢功能恢复迟缓，或断端延迟连接，局部肿胀或肌肉萎缩，皮肤清冷，舌淡白，脉虚无力，尤以严重骨折和老年骨折为明显。这种情况主要是由于气血两伤，肾阳不足，肝血亏损，筋骨失于营养，治宜益气养血、温补肝肾而壮筋骨。

2. 脱臼和伤筋 脱臼，在伤科范围内分外伤性脱臼和习惯性脱臼两种。外伤性脱臼多合并筋伤、筋裂，甚至筋断。习惯性脱臼多由外伤性脱臼后未经合理调治，以致筋膜松弛，不能约束关节，脱臼经手法整复后，治疗重点即为筋的修复。所以，对外伤性脱臼和伤筋的治疗，除手法整复外，基本相同，故合述如下。

（1）初期：筋膜损裂，经脉受伤，气血离经，瘀结不散，始而肿胀疼痛，继则发热口渴，与骨折的见症相似。由于血瘀生热，导致实热阳亢，治宜活血化瘀，通络止痛，使瘀化肿退，气血流通，阴阳调和，损伤的筋膜得以生长接续。

（2）中期：肿退痛减，瘀血已化，损裂之筋膜正在生长接续，其病机、治则与骨折基本相同，减去接骨药。

（3）后期：脱臼合并筋膜断裂者，亦可出现患肢功能恢复迟缓、肌肉萎缩、皮肤清冷等征象。此因肝血不足，筋无所养，治宜壮水涵木，补母养子。一般用温补肝肾，益气养血，使肝血充盈，筋力刚劲，防止出现习惯性脱臼。

泉州正骨流派除了在骨伤内治中采用阴阳五行理论外，还针对不同的病证用阴阳五行理论指导手法的虚、实、动、静。

三、动静结合

动静结合，是泉州正骨流派的重要学术理论思想，其关键是对于固定、练功对立统一的辨证关系的认识。

中华文化认为，“流水不腐，户枢不蠹，动也。形不动则精不流，精不流则气郁”，这种运动观是形成“动静结合”理念的思想基础。泉州正骨流派在临床中遵循的动静结合治疗理念，其中“动”是指伤肢的功能锻炼，“静”是指伤肢的固定，动静结合即指正确处理好二者之间的关系，即功能锻炼不影响固定，固定不妨碍功能锻炼。

早在唐代，《仙授理伤续断秘方》中就强调固定后要“时时转动”，“或屈或伸，时时为之方可”。至清代，《伤科汇纂》指出：“诸骨各有本向，或纵入如钉，或斜迆如锯，或合笱如匮，或环抝如攒，种种不一，总期体之固、动之顺而已。”《救伤秘旨》亦指出：“骨折，极难调理，夹后不可时常兜挂于项下，要时常屈伸。”

动静结合，不单是中医治疗骨折的重要指导原则，在现代医学的骨折治疗中同样有着重要的临床价值。动静结合的指导原则对缩短骨折疗程、减少并发症、促进受损组织修复有协同作用。动与静是对立统一，在骨折治疗过程中，要做到“动中有静，静中有动，动静结合”，才能同步实现软组织的修复与肢体功能的恢复。动则生阳，静则生阴，动与静是对立统一的。

《老老恒言》中指出：“心不可无所用，非必如槁木、如死灰方为养生之道，静时固戒动，动而不妄动，亦静也。”静中有动，动中有静，动静结合中，“动”是绝对的，活动能流通气血，濡养关节，避免关节粘连，有利于关节功能康复；“静”是相对的，有利于骨折在静止状态下得到恢复。动与静的对立统一在医学领域表现为没有相对的静止，组织就无法修复；没有恰当的功能锻炼，骨骼就无法恢复原有的活动功能。《遵生八笺·延年却病笺》载：“运体以却病，体活则病衰。”然而形体运动不宜太过，形体运动太过，体力疲劳，超出人体正常的生理限度，可导致精气神过度消耗，不利于患者康复。中医学认为“动”属阳，“静”属阴，只有动静之间达到动态平衡，即阴平阳秘，才能达到“其病乃治”的目的。泉州正骨流派在临证中十分重视动静结合的理论指导思想，在损伤早期引导患者以静为主，在卧床休息的同时教会患者呼吸养气，使正气内纳；而中后期则嘱患者以动为主，在采用泉州正骨手法治疗的同时引导患者进行南少林医武结合特色的“健骨操”训练，鼓励患者针对性地进行关节功能锻炼及适当的下床活动。泉州正骨流派要求“动与静”，对于不同性质的骨折和不同阶段的骨折治疗，应达到动态平衡，静中有动，动中有静。

四、内外兼治

内外兼治，也是泉州正骨流派的重要学术理论思想，其主要体现在骨伤临证过程中，针对不同病证辨证用药。正如南少林武术所倡导的“外练筋骨肉，内练精气神”。内外兼治不仅重视外伤肢体，同时还注重内伤气血的辨证统一关系。《普济方·折伤门》记载：“凡筋骨伤疼痛，人之一身，血营气卫，循环无穷，或筋肉骨节误致伤折，则血气瘀滞疼痛。仓卒之间，失于条理，所伤不得完，所折不得续。”即是从系统器官水平上认识损伤局部与整体的关系。皮肉筋结的局部病变必然影响全身，两者有因果关系，并且相互影响。处理局部病变损伤时，泉州正骨流派强调对全身气血阴阳的调整，并辨证地处理好主次，有所侧重，全面兼顾。

泉州正骨流派在临证中治疗骨伤疾病时，既重视外部的药物应用及物理治疗手段，如针灸、推伤推拿、拔罐等等，也重视中药辨证内服论治，以求达到综合治疗的目的。理论基础主要源于传统中医理论体系中的“经络”和“气血”的观念。其核心观念是“内外结合、整体治疗”，通过内外兼顾，促进伤口愈合，缓解疼痛，恢复功能。

人体的经络是经脉与络脉相互连通的系统，经络中的气血是维持人体正常生理功能的重要物质基础。泉州正骨流派通过长期的临床实践总结认为，通过调节伤者的经络气血流通，可以大大促进骨伤的康复。泉州正骨流派认为，内外兼治是骨伤辨证用药的重要体现，其含义有二：一是骨伤病为外伤所致的局部病损，或有脏腑功能失司、气血阴阳失调为致病基础，或导致脏腑功能异常，局部外伤与自身整体互为因果，相互影响，不可分割；二是骨折的治疗，往往是围绕骨折的发生、发展及转归，根据骨折发生的时间、部位、性质及轻重，还要结合患者的年龄、性别等，遵循整体观念和辨证论治原则，灵活运用内治法和外治法，不可偏颇。同时，在内外兼治理论指导下，还要注重“五脏”和“六淫”观念，五脏是人体各个脏器的总称，与外界环境因素、疾病发生发展密切相关；六淫则指外界的邪气，如风、寒、湿、热、暑、燥，它们可引起人体的气血失调从而导致骨伤病的发生。因此，在临证中通过调理五脏及清除六淫常可改善人体内环境，促进骨伤的康复。

五、整体论治

泉州正骨流派在骨科临证中应用中医整体治疗理念，在中医骨伤科诊疗方面，中药饮片和自制药方面，正骨手法小夹板固定和功能锻炼方面及中医护理等方面有许多独特的方法和优势，形成了泉州正骨疗法的整体论治学说，在临证中取得很好的临床效果。

（一）整体治疗

整体治疗是中医学体系的核心理念，在临证中将人体看作一个整体，强调人体的整体性和个体差异，通过调整人体内部的阴阳平衡、气血流通、脏腑功能等方法，从而达到治疗疾病的目的。

2400 多年前，《黄帝内经》对中医的整体治疗已有论述。《素问·四气调神大论》中提到的“治未病”，即指在疾病未发生之前，通过调整人体内部的阴阳平衡、促进气血流通等来预防疾病的发生。“治未病”是中医整体治疗，保持人体健康的理念。

在《素问·阴阳应象大论》中亦提到“治病必求其本”，即治疗疾病必须找到疾病的根本原因。“治病求本”亦是中医独特的整体理论观念。

而《素问·六节藏象论》中提到治疗必须“因时制宜”，即治疗疾病必须结合自然界的时节变化，根据疾病的发展阶段和人体的生理状况整体进行调理，主要强调个体与外部环境相互制约、互为影响。

泉州正骨疗法的整体治疗核心理念是“以人为本”，即将人体看作一个整体，既是独立的，又与外部环境息息相关、互相制约，在临证中不仅仅要治疗表象所显示的疾病病证，更要关注个体的内部运行状态和阴阳平衡，关注个体与外部环境的相互联系，通过辨证施治，从而全方位提高临床疗效。

（二）正骨中药在整体治疗中的应用优势

正骨中药应用是泉州正骨疗法整体治疗中的重要组成部分，利用中药的药性、功效，调整人体的阴阳平衡、脏腑功能，促进气血流通，达到调整人体的“证”和治疗骨伤疾病的目的。

1. 经文中应用中药调剂整体治疗的论述 《素问·刺要论》的“肉伤则内动脾”“筋伤则内动肝”“骨伤则内动肾”等说明骨折筋伤可内动脏腑，从而指出损伤和脏器的关系，在应用中药时要考虑整体，辨证应用。《正体类要》说：“肢体损于外则气血伤于内，营卫有所不贯，脏腑由之不和。”说明虽为筋骨损伤，亦能由外入里，即所谓“外伤筋骨，内动脏腑”。骨伤辨证时要有整体观，局部伤病是与整体相关的，不能疏忽和偏颇，应用中药活血行气时应内外结合。《医宗金鉴·正骨心法要旨》说：“知其体相，识其部位，一旦临证，机触于外，巧生于内，手随心转，法从手出，或拽之离而复合，或推之就而复位。”“伤有轻重，而手法各有所宜……盖一身之骨体，既非一致，而十二经筋之罗列序属又各不同，故必素知其体相，识其部位。”这些对于骨体和十二经筋的描述，都强调骨伤科中药整体治疗的筋骨并重和内外结合。

2. 泉州正骨流派整体治疗中“中药内外结合应用”的优势 中药内外结合整体治疗，可以综合考虑疾病的内在和外在因素，从而达到更好的治疗效果。如对于骨折患者，泉州正骨疗法通过内服中药调整人体的阴阳平衡，行气化瘀的同时应用中药外敷活血消肿，从而达到更好的治疗效果。如内服自制药芎甘散、正骨丸、化瘀丸等的同时，外敷骨散、三黄散、伤科圣水等，两相结合，从而取得更好的临床效果。

3. 泉州正骨流派整体治疗中“体质辨证施治”的优势 泉州正骨流派中药内外结合的整体治疗，需根据患者的“证”和“体质”状况进行个性化调治，如对于实热型骨伤患者，可应用清热解毒中药结合活血化瘀外用药物治疗；而实寒证患者可应用补阳温热中药结合活血化瘀外用药物治之，从而达到内外兼治的效果。

4. 应用中药能减少西药副作用 中药内外结合的整体治疗，可以减少应用西药的副作用，泉州正骨流派应用的中药方剂大多数是祖传和家传的传统中药和自制药，许多药方是在临床经验积累基础上得来的，并经长期实践证实是安全有效的。如有些骨伤科患者长期应用激素治疗易出现颜面水肿、全身虚弱等“虚寒证”表现，这时候应用中药补阳和补气方法提高人体“正气”，可以改善或减少应用激素的毒副作用。

（三）泉州正骨技法整体治疗的优势

泉州正骨技法主要指整骨手法复位、固定和功能锻炼一体化体系，通过手法复位、小夹板固定和功能锻炼一体化治疗，是一种传统的对于骨伤患者的整体治疗方法，具有安全、有效、无创、少痛的特点，对骨折、脱臼等骨伤患者的治疗疗效显著。其优势如下。

1. 综合治疗，促进康复 通过复位和固定功能锻炼的整体治疗，医者能够针对不同的骨伤病情进行个性化治疗。如老年人桡骨远端骨折，骨折端重叠错位严重的，一般需要手术治疗，泉州正骨疗法采用医武结合整骨手法进行手法复位、小夹板固定后，每次复诊换药时都会在保护骨折端稳定的前提下，小幅度活动腕关节及指掌关节，既能维持复位状况，又能在静中求动。早期进行一定范围的关节功能训练，并积极与患者进行沟通，达到手法和心理同时治疗，取得医患良好的配合互动，这样的整体治疗理念及方法，使得一般骨伤患者都能在骨折临床愈合的同时得到关节功能的快速恢复，与现在提倡的骨科 ERAS 快速康复理念一致。少量功能障碍者，后期通过功能锻炼也能达到治疗目的。

2. 无创治疗，杜绝医源性损伤，预防复发

（1）正骨手法复位和固定功能锻炼的整体治疗是一种接近无创治疗的方法，基本上无须麻醉，可以避免麻醉对身体的影响和风险。而且在整骨的同时采用一些减少疼痛的方法，如穴位点按、骨折周围轻手法按摩、闲聊转移注意力等，能大幅度减少整骨时的疼痛，利于患者放松。因为无须进行手术切开复位，也能避免手术对身体造成的创伤，减少恢复期的风险。

（2）应用医武结合手法具有快速准确等优点，如用双鹰牵折手法治疗桡骨远端骨折，用扣压端提手法治疗肘关节后脱位，用单人双手托起复位手法治疗肩关节脱位等，因复位快速，对软组织没有进一步的损伤破坏，且脱位复位后对位相对稳定，有防止复发的作用，整复后配合中医“扶正”治疗，能提高身体的抗病能力。

（3）整体治疗操作简单，疗效显著，不需要复杂的设备，只要医生熟练掌握手法技术即可，能够使骨折、脱臼等骨伤患者快速恢复到正常状态，减少疼痛和不适感，不会使身体产生不良反应。手法固定和功能锻炼在骨伤临床具有广泛的适用性，一般骨折脱位大部分经过简单的手法复位、小夹板固定就能达到有效的治疗。特别在当下骨折切开复位内固定为主流治疗方式的大环境下，更具有实际临床意义，能弘扬中医传统手法的优势，减少患者的痛苦和经济负担。

（四）泉州正骨整体护理在整体治疗中的优势

整体护理，在泉州正骨整体治疗中是一种综合性的调理方式，不同于现代护理模式，它包括中医药治疗、针灸、推拿、气功、饮食调理及心理疏导等护理手段，通过调节人体内部的阴阳平衡，促进身体健康恢复，有以下几点特色。

1. 个性化心理疏导　整体护理注重患者个体心理差异，针对不同病情和体质，采用个性化心理治疗。与其他服务相比，医疗护理服务更需要个性化的服务。泉州正骨流派整体护理要求对每位患者采用不同的护理和心理疏导。在为患者进行护理治疗时，不仅要考虑到患者的病情，还要考虑患者的年龄、精神状况、性格、喜好、教育背景、家庭情况及经济承受能力。对于病情严重的患者，通过与患者交流，帮助患者排除负面情绪，缓解心理压力，达到治疗目的。

2. 饮食调理，综合治疗　整体护理是针对患者身体内部原因，从根本上解决问题，疗效持久，应用时尽量采用天然中草药和物理治疗手段，基本无副作用，特别重视饮食治疗。饮食和心理有着密切关系，结合传统医药和饮食文化中的“药食同源”机制，护理人员为患者提供颇具特色的药膳，通过药膳调理饮食结构和饮食的性味以改善阴阳平衡，达到治疗目的。如对原发性骨质疏松症进行辨证施膳，若证属阴虚火旺，伴有心烦口渴、午后潮热、舌红、脉细数等，治宜滋阴降火清热，药膳常用枸杞乌鸡汤；若证属阳虚肾亏，伴有怕冷畏寒、四肢不温、舌淡苔薄、脉沉，治宜壮阳补肾为主，药膳常用砂仁羊肉汤等。

总之，泉州正骨流派的整体治疗能充分调动人体的自愈能力，强调用整体观对待疾病：既是治人的病，更重视来治病的人。这样才能取得更好的临证效果，更好地发挥泉州正骨流派整体疗法的优势。

第三节　基本功锻炼

凡医武结合者，必须注重练功，基本功训练为医武结合泉州正骨流派医者之根本，其功法可分为内功与外功。所谓内功，以练精、气、神为主，功成后身体自然壮。所谓外功，多指锻炼身体某一肢体或部位的猛力。医武结合者，练功时讲究劲道，讲究气、势、力三者合一。“精、气、神三者全，则力生，行气贯劲，将气与力合在一起，配合势，气沉丹田，以气推力劲，使功力达手，此为上乘医者。”

一、五祖拳四平马步

四平马步的训练，医者施行手法时达到“腰马合一”，即腰部发力和马步、手法统一协调平稳的实施有很大的帮助（图 2-3-1）。

训练方法：双足平行分开，双膝半弯曲略下蹲，双膝与双足尖平齐，收腹正身提肛。双手

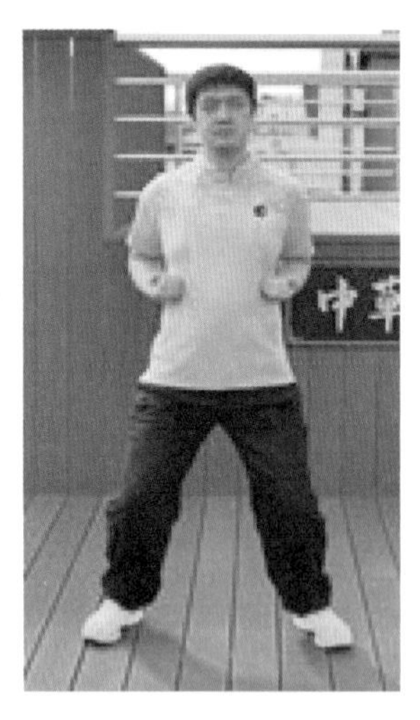

图2-3-1　五祖拳四平马步

握拳归于腰齐，两眼向前平直视，挺直身躯姿势。

训练时注意要点如下。

1. 要注意四平。所谓四平，即“头要平，身要正，腰要直，马要平”。

2. 双足不可太开或太窄，膝盖外侧对脚掌外侧，呈上下一线，脚趾朝前成一线，脚掌不可外开也不可内扣。

3. 开步时可以稍大，之后向下慢慢坐，头若有物顶着，下坐到马平时，胯股部好像坐着一匹马，不要太大力坐实，要全身放松。

4. 挺直身躯贴墙壁，矫正姿势，坐马不能太高或太低，太低没有功力，太高不像蹲马步。

二、练石锁

石锁是我国一种传统的健身器材，练习石锁不但可以增强力量，还能协调手、眼、身、步，达到养生、强技等强身健体的效果，对施行各种手法有很大的作用（图 2-3-2）。

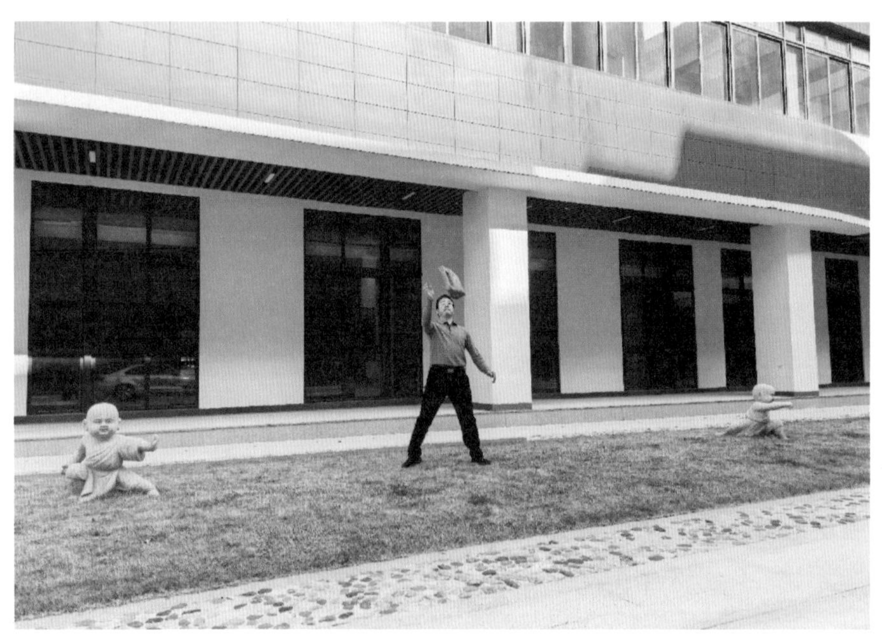

图2-3-2　练石锁

训练方法：石锁训练有提石锁、足挑手接、悬提、拿抓、旋摆、插掌、侧展、翻滚撂、平滚、直抛、拳顶、托接、缠头穿腿、裹脑盘腰、抡云、斜甩、斜披、独立侧举等方法。

以提石锁为例：随石锁自然坠落，两腿屈膝成马步。石锁下落有很大力度，要抓紧簧把，使石锁落于裆部前下方。稍停，手心向下握抓石锁簧把，右臂用力将石锁提至肩平。

训练时注意以下要点。

1. 石锁练力量是初级阶段，还可以结合练内功、技巧、健身、养生等。

2. 石锁的训练项目以掷、接、扔、抓为主，锻炼时须聚精会神，眼睛要随着石锁的方向而移动，随着练习时间的变化，整体的力量也会变得更强，身体的控制力也会更好。

3. 选择石锁的重量根据个人能力而定，注意安全。

三、练五肢

练五肢，即铁臂功，为硬功外壮，属阳刚之劲，专练臂部之功。此功法的训练旨在增强双前臂力量。在临证中，对于四肢陈旧性骨折畸形愈合进行折骨整复有很好的帮助（图 2-3-3）。

训练方法：立木柱一枝，训练者先用练功药酒擦双前臂，平马弓步站立于木柱侧边，运劲于前臂，用前臂桡侧轻击木柱，再用尺侧轻击木柱，双侧交替轮击，双手交替练习，击时吸气，击完呼气。

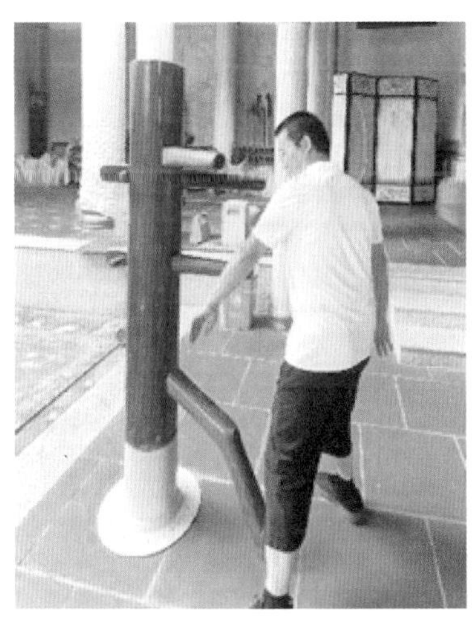

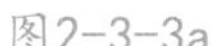

图2-3-3a

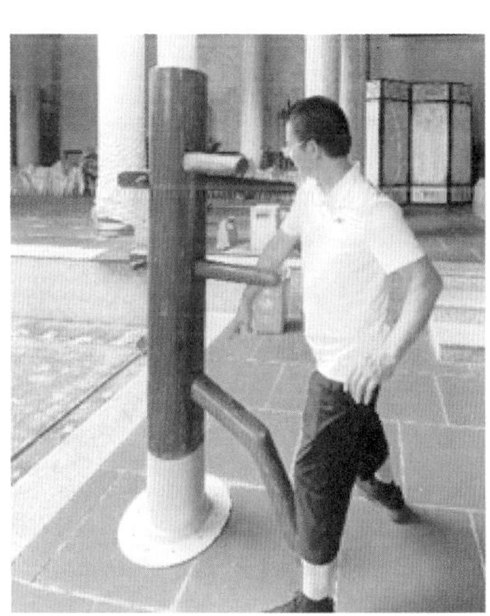

图2-3-3b

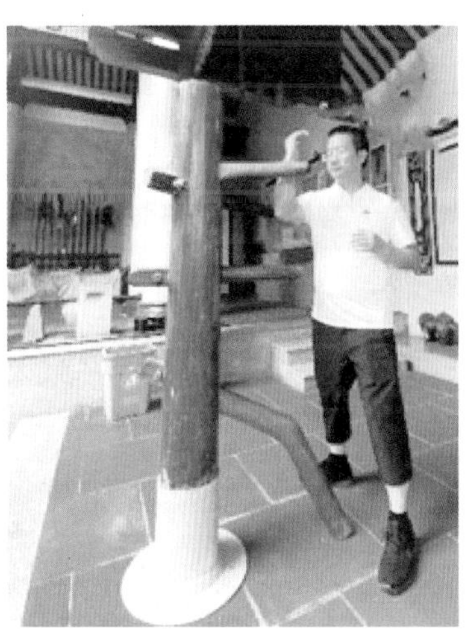

图2-3-3c

图2-3-3　练五肢

训练时注意以下要点。

1. 首先要做好准备工作，思想集中，先轻后重，先缓后快，循序渐进。

2. 呼吸要以“蓄吸发呼”为原则，千万不要憋气。

3. 在挥臂击木柱的瞬间，小臂肌肉要绷紧，注意身体协调、自然、顺达。

4. 初学者可用帆布做一对短袖，或在木桩上绑扎棉纱、软布等，以对皮肤起保护作用。

5. 每天练习的次数可根据自己的情况决定，切忌硬拼、硬打，以免受伤。

6. 每次练功后，要充分放松或进行自我按摩。

四、少林金刚指法

少林金刚指法，有金刚指揉法、推法、点按法、俯卧法（图 2-3-4 至图 2-3-7）等，此功法的训练意在增强指力，使得医者在临证过程中，点按穴位时能力达要处，从而起到良好的治疗效果。下面介绍俯卧法。

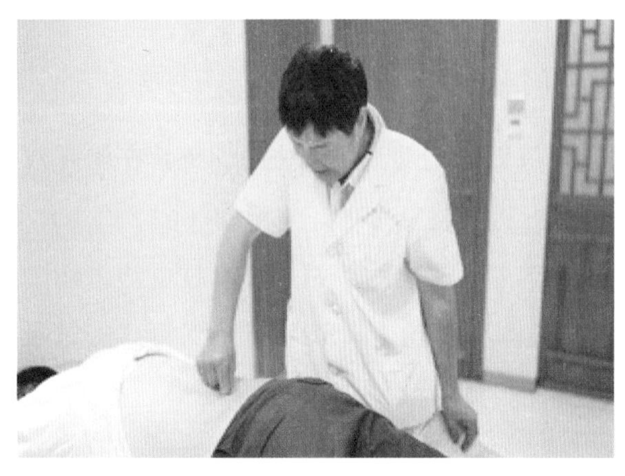

图2-3-4　揉法

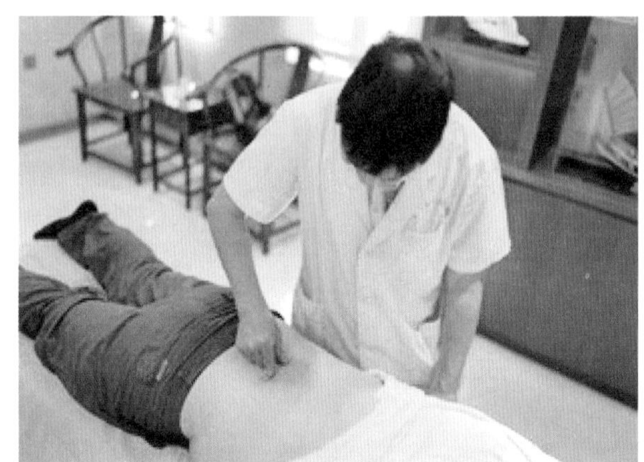

图2-3-5　推法

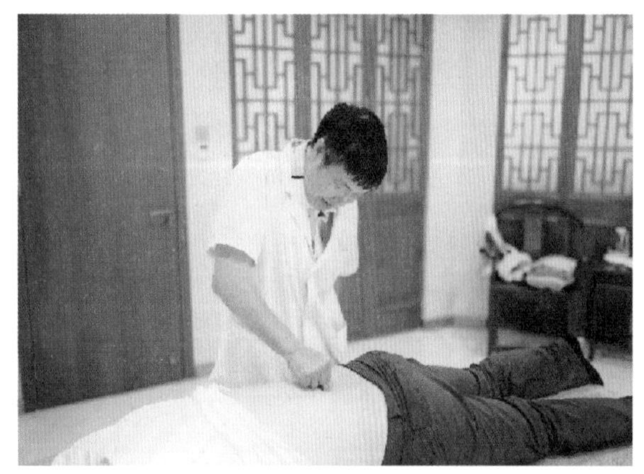

图2-3-6　点按法

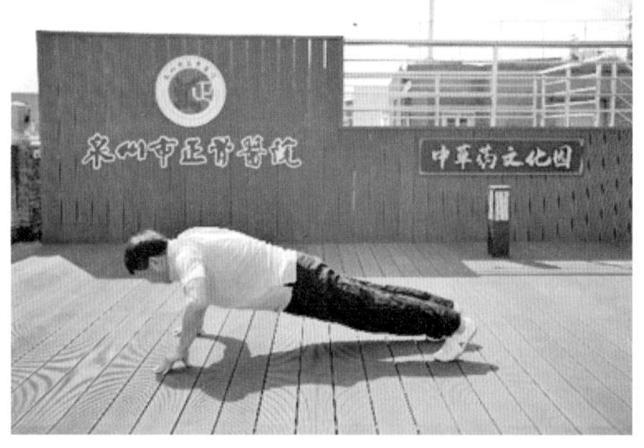

图2-3-7　双手指尖及双脚指尖法

训练方法：全身俯卧，用双手指尖及双脚指尖支撑身躯，身躯及双脚伸直，不可凸腰，头应与躯体呈一线，不可耷拉下去，双目轻闭，舌尖轻抵上腭，排除一切杂念，用鼻长匀细地吸气，吸气的同时用意念将气引到丹田，随即用口将气猛呼出，呼气的同时，想象双手十指稍微用力抓一下。本式练十天后，可尝试将减去一个支撑指，最后达到仅用双手食中两指能支撑身体练功。

训练时注意以下要点。

1. 本式采用腹式呼吸，呼气应发声，但也不必太大声。

2. 注意，不要使支撑指的指点移动。

3. 起初，双手十指稍微用力，逐渐增加中指指力。

五、南少林白鹤爪功

白鹤爪功，此功法的训练旨在增强医者的指力，对于整复一些小关节脱位或紊乱有着极其重要的作用（图 2-3-8）。

训练方法：首先，站半马步，用五指扣在一准备好的小口陶瓷缸上，用五指撮之并向上提起。提起时吸气，放下时呼气。练到可随意提起陶瓷缸，然后每十日于缸中加清水一碗，逐渐增加陶瓷缸的重量。

训练时注意以下要点。

1. 站半马步，五指扣小口陶瓷缸上，陶瓷缸的重量由少逐步增加，避免摔破或坠落伤及身体。

2. 训练时，注意调节呼吸。

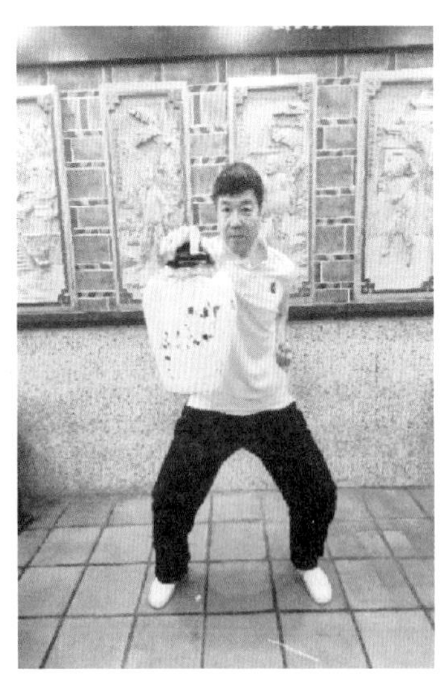

图2-3-8　南少林白鹤爪功

六、南少林扭筷功

扭筷功，此功法的训练旨在增强医者前臂及腕部的力量，对于施行手法有很大的帮助（图 2-3-9）。

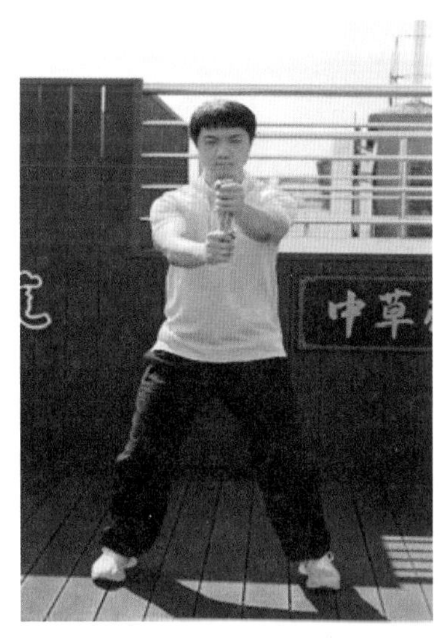

图2-3-9a

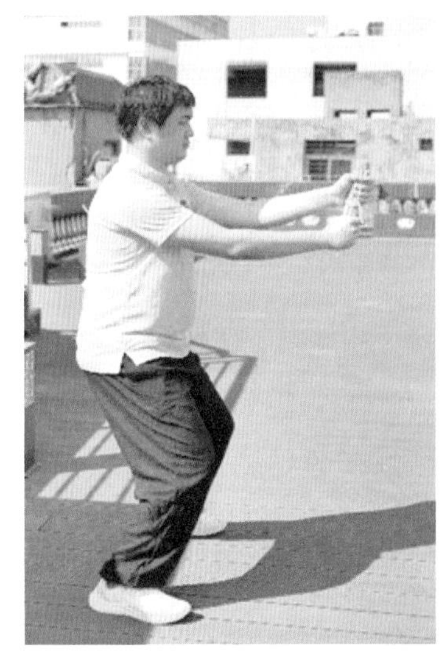

图2-3-9b

图2-3-9　南少林扭筷功

训练方法：首先，准备 20 双筷子扎紧。站半马步，双臂伸直，双拳上下握着筷子逐渐用力扭动。扭紧时吸气，放松时呼气。

训练时注意以下要点。

1. 站半马步，双臂及肘关节均应伸直。

2. 双拳用力扭动时，注意呼吸调节。

七、凤眼指法

凤眼指法，又称丹凤指揉法，此功法的训练旨在增强医者指力，施行手法时，对疏通陈旧性软组织损伤处的经络及瘀堵有很大的作用（图 2-3-10）。

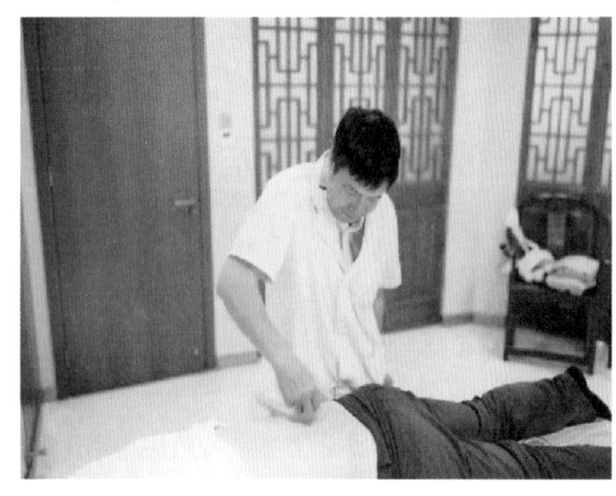

图2-3-10a

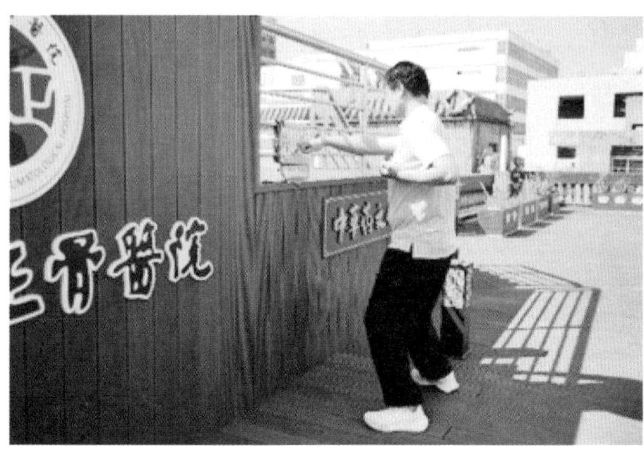

图2-3-10b

图2-3-10　凤眼指法

训练方法：中指、无名指和小指握紧，食指弯曲，第二指关节呈尖锤状，向前突出，拇指指尖紧扣食指第一关节敲击挂历，循环重复训练。

训练时注意以下要点。

1. 起初轻轻点之，然后逐日增力。

2. 敲击挂历时指力直达要处。

八、拈花指法

拈花指法，此功法的训练旨在增强医者指力，施行手法时，对脱位整复、小关节错缝及经络疏导有很大的作用（图 2-3-11）。

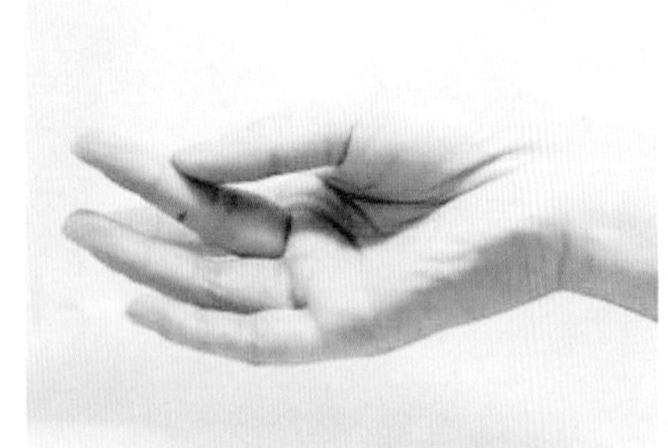

图2-3-11a

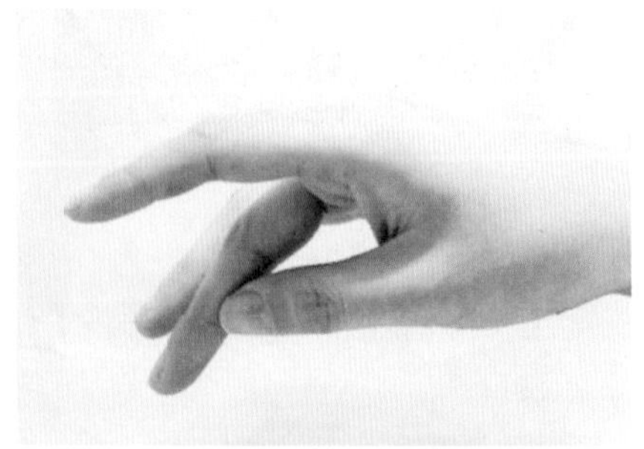

图2-3-11b

图2-3-11　拈花指法

训练方法：以意将全身劲力集中于手之拇、食、中三指的第一节上，拇中食指并紧，使拇食中三指第一节指面贴实，用拇指在食、中两指的第一节用力缓慢地旋转成圆形，若干次后，再由外向内拈去若干次，循环重复训练。

训练时注意以下要点：锻炼时须集中精神，意念专一，如感觉所练指关节酸疲，可略休息。

第四节 伤科治法

一、外治法

（一）骨折正骨手法

正骨手法是泉州正骨流派最有特色的疗法之一，属于正骨三宝“整复、推伤、自制药”之一。泉州正骨手法结合中药内服、外用治疗骨折早已闻名闽南地区，是久负盛名的闽南骨伤文化遗产，历经几代人的传承、交流和发展，在长期的临床实践中积累和总结经验，形成了一套完整的泉州正骨流派理论及技术体系。泉州正骨流派在手法技术层面初期总结了“两个突出手法，三个要诀，五个基础步骤”。两个突出手法即“折顶与按压”，三个要诀即“巧、快、果”，五个基础步骤即“摸、牵、挤、旋、拿”，随着传承和创新，最后逐渐形成了独具特色的泉州正骨流派之正骨十法，即循经摸骨、推挤解锁、拔伸摇晃、索径还巢、旋转回绕、对冲展收、夹挤提按、抱扣屈伸、牵抖反折、推端扣压。

1. 循经摸骨　该手法主要用于骨折复位前了解骨折端移位情况，骨折复位后了解骨折端对位情况。骨折复位前，医者要用手触摸骨折部位，应选择从肌间隙或骨骼相对表浅的部位进行触摸，从远到近，先轻后重，由浅入深，分别触摸骨折的两个断端，确定骨折端在肢体内移位的具体方位，复位后再顺着骨骼长轴的方向触摸骨折端的对位情况，触摸要轻柔，避免造成骨折端再移位，必要时可触摸健侧进行对比，以了解骨折端对位是否理想（图 2-4-1 至图 2-4-2）。

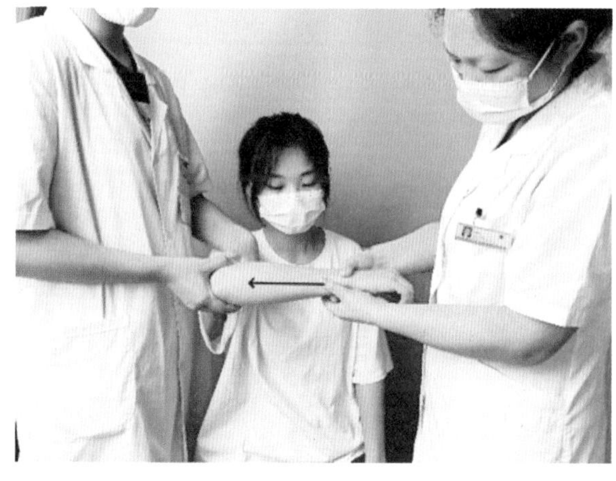

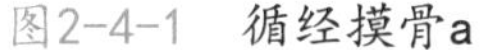

图2-4-1　循经摸骨a

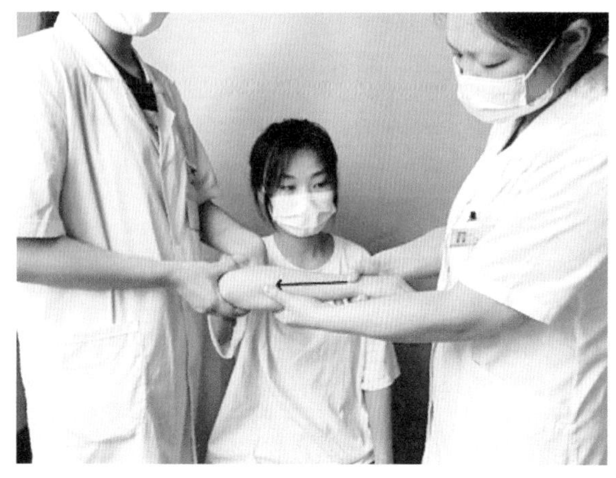

图2-4-2　循经摸骨b

2. 推挤解锁　本手法适用于骨折移位后，骨折一端刺入软组织中，并穿破深筋膜，导致骨折端被软组织绞锁，呈现相对固定的现象，而肢体外观上可见皮肤有点状凹陷，甚至呈现橘皮样变。复位前必须先运用推挤解锁手法将被软组织绞锁的骨折端解锁后，才可以有效进行骨折端的复位。

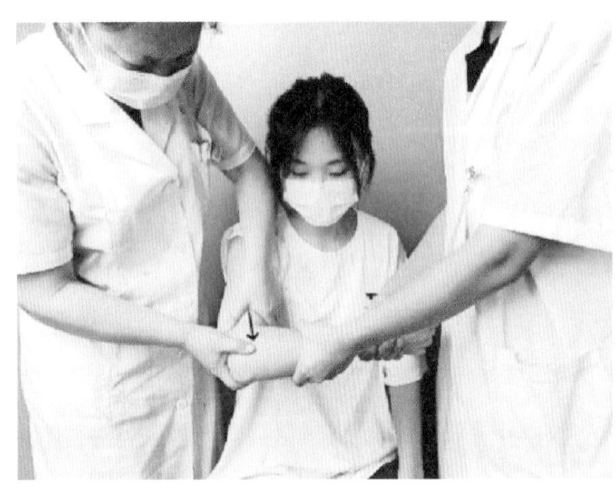

图2-4-3　推挤解锁

首先在确定绞锁的骨折端后，非牵引下从该端的远骨折一端向骨折端推挤软组织，使软组织堆向绞锁处，同时徐徐牵拉，将堆积的软组织向骨折的另一端拉平，就可成功解锁；若嵌插较深，通过此法仍无法解锁时，可以在牵引下将骨折另一端向凹陷的方向牵拉，同时将绞锁的骨折端向对侧推挤，亦可成功解锁。操作时手法要轻柔（图 2-4-3）。

3. 拔伸摇晃　拔伸的目的主要是对抗肌肉张力，矫正患肢的短缩移位，恢复肢体的长度。牵引时分别握持骨折远近端的肢体，先是顺势牵引，根据复位需要调整体位，持续牵引。所施牵引力量的大小须根据患者肌肉的强度而定，要轻重适宜，持续稳妥。一般而言，对于肌肉发达者，拔伸力量应较大；相反，对于肌肉瘦弱者，所需牵引力不宜太大（图 2-4-4）。

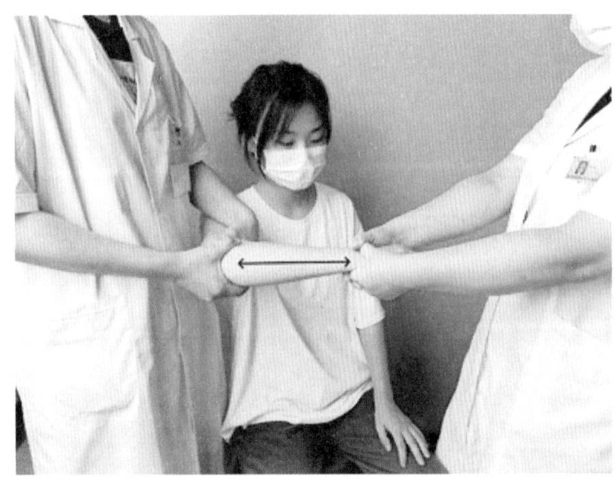

图2-4-4　拔伸

在复位时，摇晃主要有两个目的：一方面是复位前在牵引下进行摇晃，松解骨折端的嵌插，利用骨折周围软组织，对粉碎的骨块进行聚拢，可以前后左右及轴向摇晃。另一方面是复位后，在非牵引下进行摇晃，以加强骨折断端接触的紧密性，纠正残移的移位。

术者可用双手固定骨折部，由助手在稳定的维持牵引下左右或前后方向轻轻摇摆骨折远段，直到骨折断端间的骨擦音逐渐变小或消失（图 2-4-5 至图 2-4-6）。

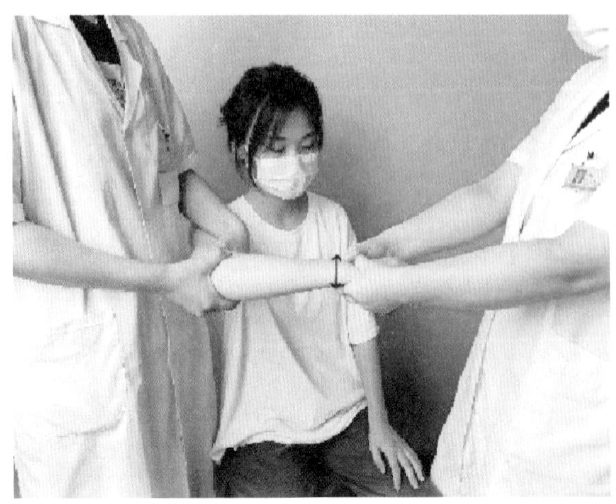

图2-4-5　上下摇晃

4. 索径还巢　此手法适用于骨膜较厚的儿童长管状骨骨折。骨折后因骨膜呈现纵向的劈裂，一侧骨折端自剥离的骨膜内移位，形成了一个类似于“剥蕉样”的改变，复位时必须准确地找到自骨膜内剥出的骨折端，才能将骨折端从纵行的骨膜裂隙重新塞回原来的位置，从而将骨折端复位。骨折复位的常规方法是以远端就近端，但若是发现远端就近端在复位时始终无法达到预期目的时，便应该考虑存在“剥蕉样”变的可能，自骨膜裂隙中脱出的骨端有可能不是远端而是近端，可以选择以近端就远端进行复位，复位时常呈现类似于脱位的“入臼感”（图 2-4-7）。

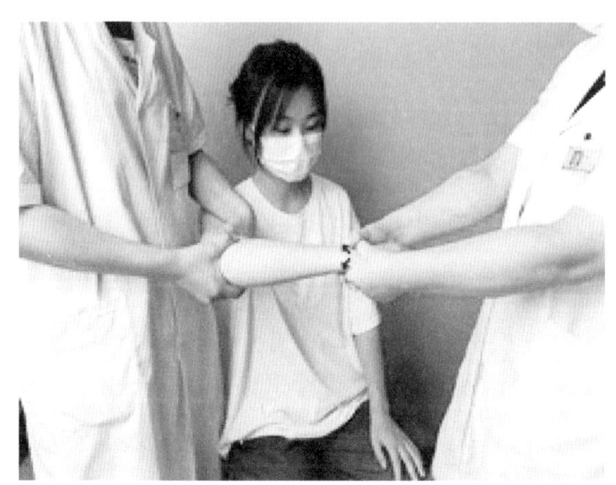

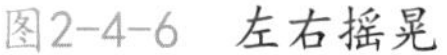

图2-4-6 左右摇晃

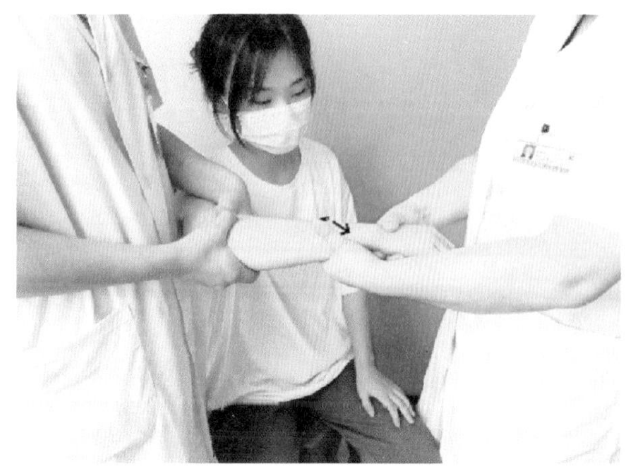

图2-4-7 索径还巢

5. 旋转回绕 旋转主要用于矫正骨折断端的轴向旋转畸形，此手法弥补了单纯拔伸牵引的不足。肢体有旋转畸形时，可由术者手握其远端，在拔伸下围绕肢体纵轴向内或向外旋转，以恢复肢体的正常生理轴线（图 2-4-8）。

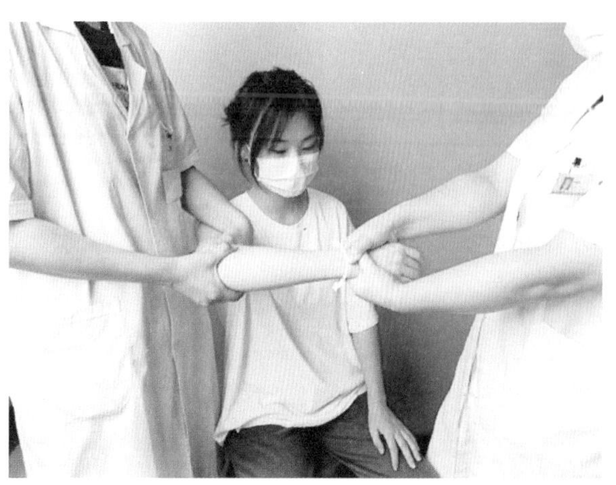

图2-4-8 旋转

回绕手法多用于矫正背向移位的斜型、螺旋型骨折，或有软组织嵌入的骨折。使用回绕手法，关键在于必须根据受伤的力学原理，判断背向移位的途径，从骨折移位的相反方向施术。有软组织嵌入的横断骨折，须加重牵引，由原来骨折移位方向逆向回转，使断端相对，根据断端的骨擦音来判断嵌入的软组织是否完全解脱。操作时医生一定要十分谨慎，先轻推骨折远端，若骨折远端相对固定，则可试着推骨折近端，判定骨折端的移位途径，再固定相对固定的一端，使两折段的骨皮质互相紧贴，另一端绕着固定端进行回绕，以免增加软组织的损伤。若是背靠背的骨折进行回绕，则无须牵引；若是横断骨折软组织嵌顿，则需要在牵引下进行松解（图 2-4-9）。

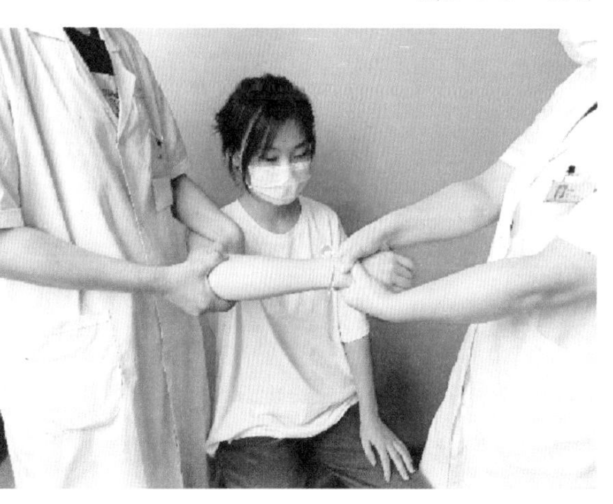

图2-4-9 回绕

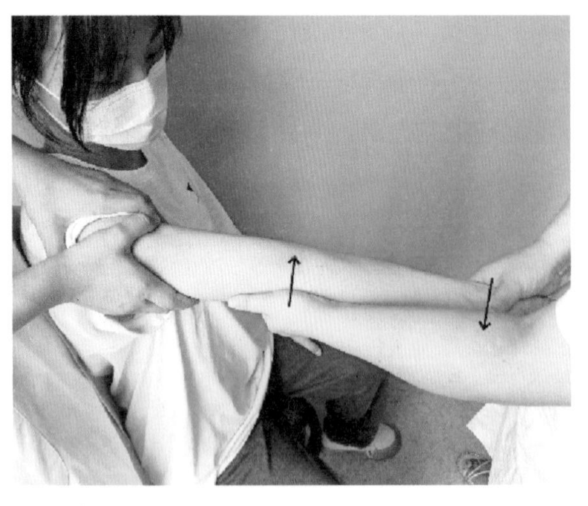

图2-4-10 对冲展收

6. 对冲展收 本手法适用于内外方向的弓形性变骨折。弓形性变骨折常因受伤瞬间所受暴力超过骨的弹性模量，导致骨骼变形，暴力消失后虽然变形的骨骼部分回弹，但无法还原到原来的形态，所以复位时为了能够纠正弓形性变，复位的力必须与所受暴力呈反方向作用，且瞬间超过骨的弹性模量，所以需采用对冲方法，同时握住肢体的远端进行相对应的展收，才能有效纠正弓形性变（图 2-4-10）。

7. 夹挤提按 主要用于纠正两骨并列部位骨折之侧方移位。侧方移位可分为前后侧（即上下侧或掌背侧）移位和内外侧（左右侧）移位。在胫腓骨、尺桡骨、掌骨干或跖骨干之间有骨间膜或骨间肌附着，发生骨折后，骨折段因受骨间膜或骨间肌的牵拉而相互靠拢，形成内外侧方移位。整复骨折时，医者以双手拇指及食、中、无名三指分别由骨折部的掌背侧或前后侧对向夹挤两骨间隙，使骨间膜紧张、靠拢的骨折端分开，远近骨折端相对稳定，使并列双骨折就像“单”骨骨折，再运用提按手法纠正前后侧方向移位，医者以双手拇指按于突起的骨折一端向下，其余手指提下陷的骨折另一端向上，使骨折两端对合。实施手法时要求用力要适当，方向要正确，医者手指与患者皮肤紧密接触，避免在皮肤上来回摩擦而引起损伤（图 2-4-11、图 2-4-12）。

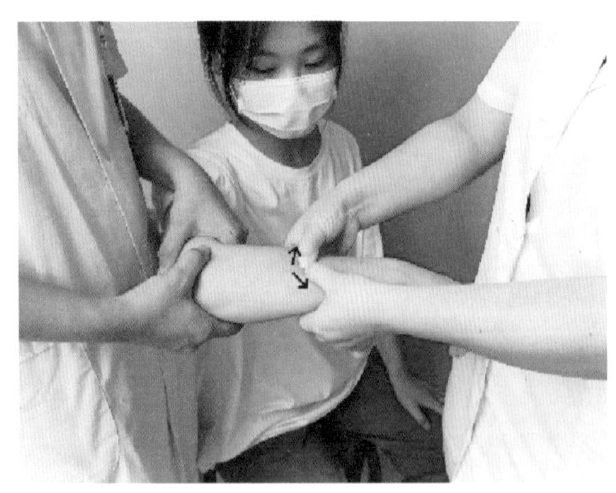

图2-4-11 夹挤

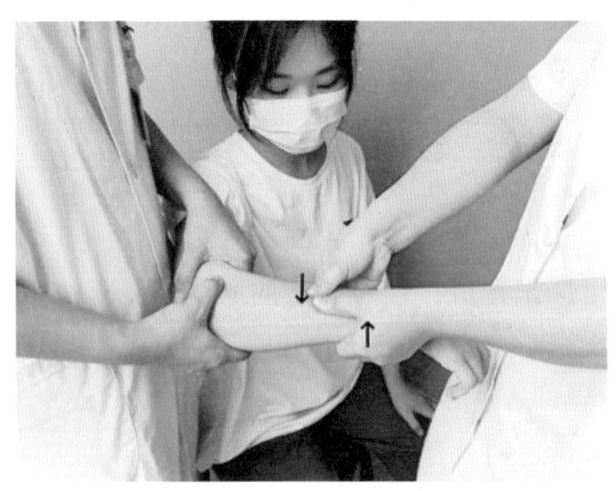

图2-4-12 提按

8. 抱扣屈伸 主要适用于关节周围骨折、肘关节后脱位、髁上伸直型骨折。关节周围骨折首先要采用抱扣手法将粉碎的骨折块聚拢，再通过屈伸磨造，使关节面尽可能平整，从而达到复位的目的，如跟骨骨折、髁间骨折等；而肘关节后脱位或髁上伸直型骨折则是以两手拇指扣压在尺骨鹰嘴或骨折远端，其他四指重叠抱扣住前臂上段或肘部，牵引下两拇指扣压向前的同时将肘关节屈曲，即能达到复位的目的（图2-4-13）。

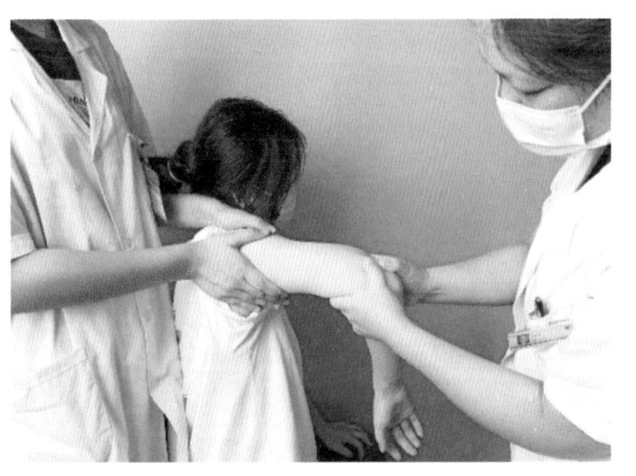

图2-4-13 抱扣屈伸

9. 牵抖反折 肌肉发达的患者发生横断或锯齿型骨折后，单靠牵引力量常不能完全矫正其重叠移位，可实施牵抖反折法。操作时，术者立于受伤肢体远端，双手拇指抵于突出的骨折一端的上面，其他四指则重叠环抱突出的骨折一端，在顺肢体轴向牵引下，双手拇指用力向下挤压突出的骨折端，加大骨折成角畸形，依靠拇指的感觉，估计骨折的远近端背侧骨皮质已经相抵时，陡然将骨折端反折，利用骨折远端与近端相抵的皮质，将骨折近端向上带，同时在两断端成角将完全纠正、其他四指可触及下陷的骨折近端时，拇指仍持续维持下压突出的骨折端，而其他四指将下陷的骨折端猛力向上提起，从而纠正重叠移位畸形（图2-4-14、图2-4-15）。

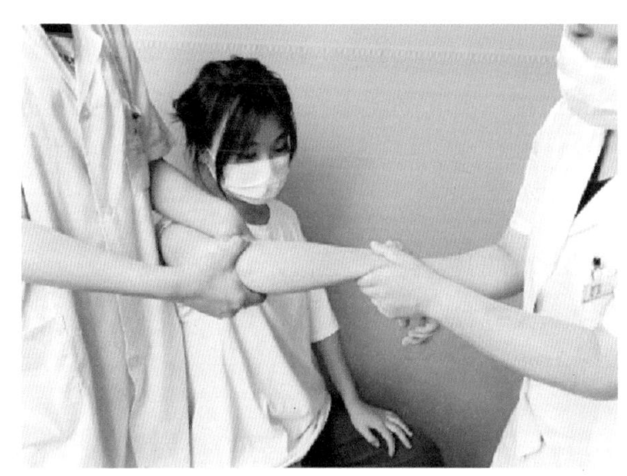

图2-4-14 牵抖

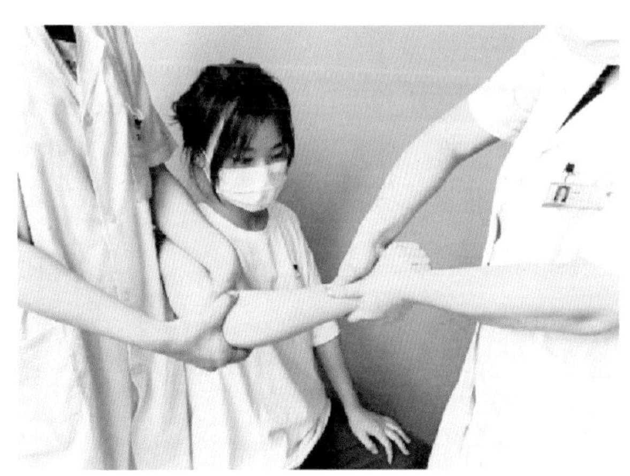

图2-4-15 反折

10. 推端扣压 这种手法主要适用于管状骨横断型及锯齿型骨折。对骨折内外侧移位者用推端手法，医者以一手固定骨折近端，另一手握住骨折远端，用拇指将向外突出的骨折端向内推挤，称之推；同时用四指将骨折远端的远肢体端向手掌方向用力，谓之端。经过推端纠正内外侧向移位后，若仍有前后方向移位，则可结合提按手法将骨折端复位。施行上述手法后，骨折一般即可基本复位。为了检查复位后骨折断端的接触面积是否足够维持复位后的稳定性，医者可在维持复位的状态下，让一助手维持骨折近端的稳定，另一助手轴向推压骨折远端，医者可感觉到对位后的骨折端是否稳定；另一方面，横断、锯齿型骨折，其断端间易遗留间隙，为了使骨折端紧密接触，增加稳定性，在骨折复位及夹板固定患肢后，医者可用一手固定骨折部的夹板，另一手轻轻叩击骨折的远端，使骨折断端紧密嵌插，增加稳定性（图2-4-16、图2-4-17）。

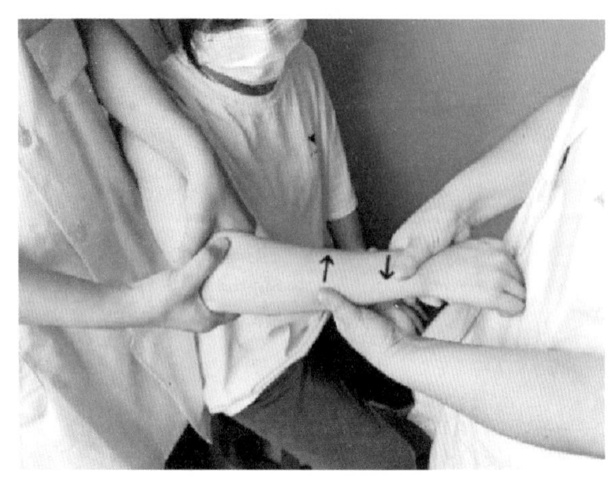
图2-4-16　推端

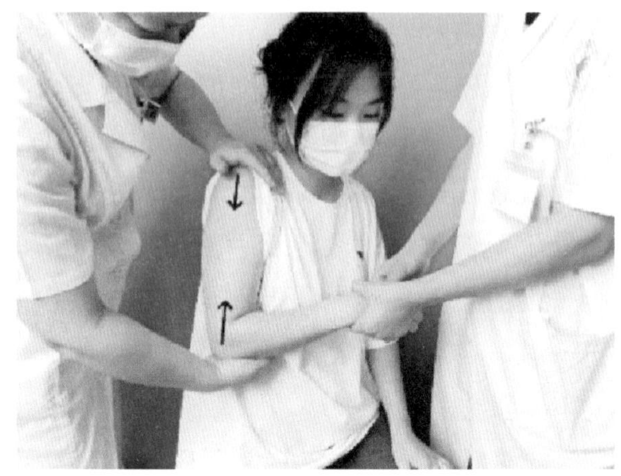
图2-4-17　扣压

（二）推伤手法

推伤手法是泉州正骨流派最有特色的疗法之一，也是正骨三宝“整复、推伤、自制药”之一。推伤手法是历代正骨人传承的积淀，是医武结合的伤科论治方法。在操作上，施法有形，刚柔相济，功法相融，主要用于新鲜及陈旧性软伤的治疗。陈旧性软伤是因外伤所致局部组织气血瘀滞，引起机体整体的气血紊乱，常见的如肋间隙疼痛、胸痛、胁部痛，或腹部疼痛及呼吸困难引发的疼痛等症。在治疗上，以形演法，辨证施治，随位而异，因病制宜。在临证施治中，医者应根据病变的轻重程度、部位、性质、阶段，以及患者的机体状况等，辨证选择应用。

正骨推伤手法有 9 种，分别为点按法、揉法、推法、刮法、拿法、弹捏法、搓法、拍法、合挤法，是一种安全、有效、无创、无副作用的治疗手段。

1. 作用

（1）活血行气，缓解疼痛：推伤手法是传承《医宗金鉴·正骨心法要旨》摸、接、端、提、按、摩、推、拿手法精华的体现，要求手法应具备“一旦临证，机触于外，巧生于内，手随心转，法从手出”的特点，能够刺激肋骨间隙周围组织与穴位，促进气血流通，缓解疼痛。

（2）疏通经络，调节气机：推伤手法能使气机通畅，达到活血通经的作用。中医认为，肋骨间隙是气机通道，气机不畅可导致不适。通过刺激人体经络，可调节人体气血运行，改善阴阳平衡，所以手法治疗强调用力恰当。

（3）改善呼吸，调整身姿：外力损伤软组织和筋脉，导致气滞血瘀，引起疼痛或呼吸困难等，人体姿势处于应激保护状态。推伤手法能够刺激软组织、肌肉和神经，促进呼吸肌的收缩和放松，能通畅气血，使身体姿势舒适。

（4）调节脏腑，调和气血：肋骨间隙与脏腑功能有密切关系，胸胁等处气血损伤可导致全身脏腑的气血失调，导致机体出现一系列症状，临床可见胸胁满闷、疼痛不适、转侧和呼吸不便，肝气郁结、脾胃气滞等，常见的有气伤、血伤、气血损伤、脏腑损伤等。推伤手法则能够调节脏腑的功能，调和气血平衡，促进身体健康。

2. 操作

（1）点按法：以南少林金刚指为主要功法，适用于背腰部及四肢的新旧软伤（图 2-4-18）。

（2）揉法：以南少林金刚指、凤眼指为主要功法，适用于腰背部、四肢及各关节处的新旧软组织损伤（图 2-4-19）。

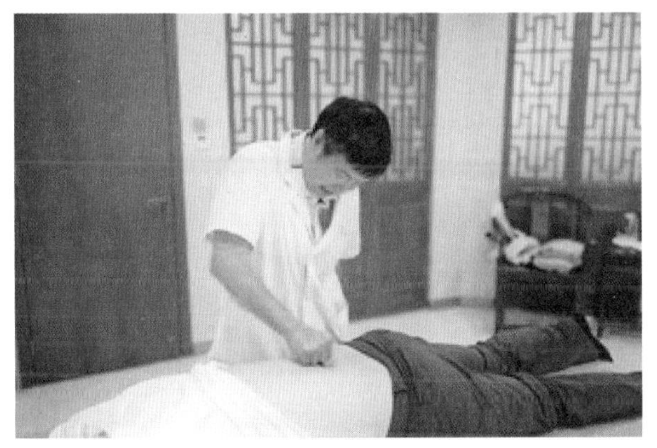

图2-4-18　南少林金刚指点按法

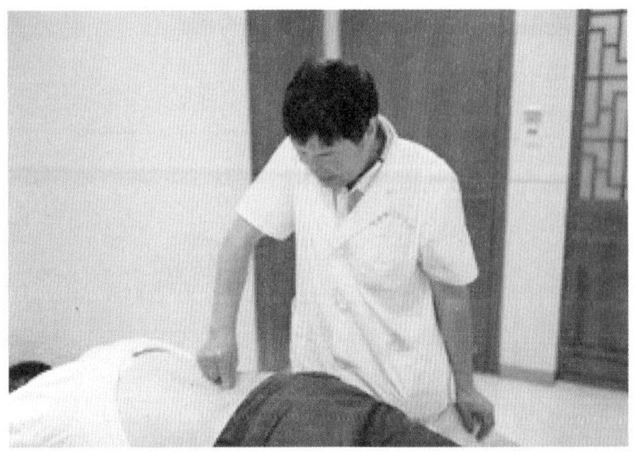

图2-4-19　南少林金刚指揉法

（3）推法：以南少林金刚指、剑指为主要功法，适用于胸腰背部及四肢等处的新旧软组织损伤（图 2-4-20）。

（4）刮法：以南少林凤眼指为主要功法，适用于胸腰背部及肩部等处的新旧软组织损伤（图 2-4-21）。

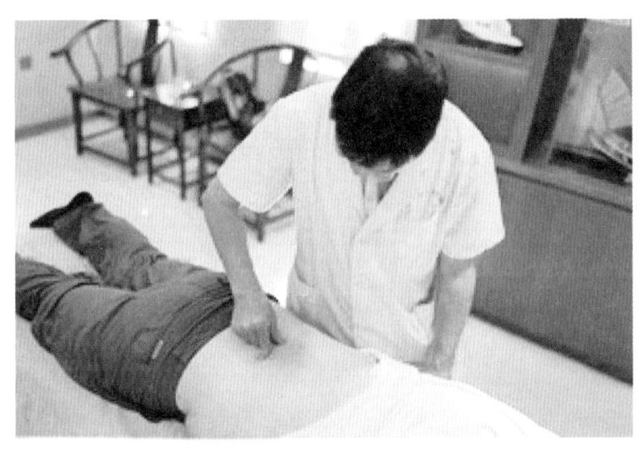

图2-4-20　南少林金刚指推法

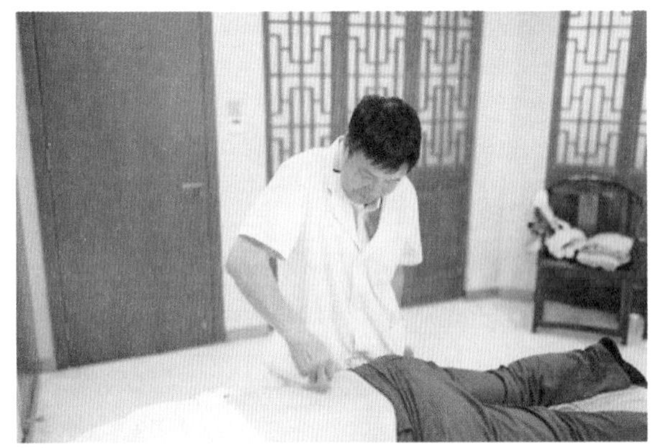

图2-4-21　南少林凤眼指刮法

（5）拿法：以南少林拈花指为主要功法，适用于四肢新旧软组织损伤（图 2-4-22）。

（6）弹捏法：以南少林拈花指为主要功法，适用于四肢及各关节处的新旧软组织损伤（图 2-4-23）。

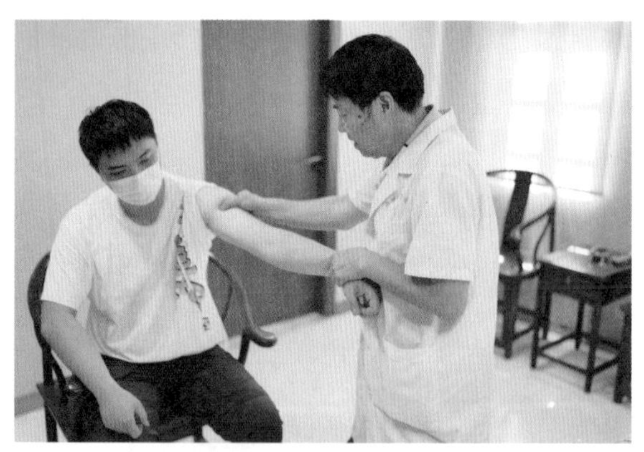

图2-4-22　南少林拈花指拿法

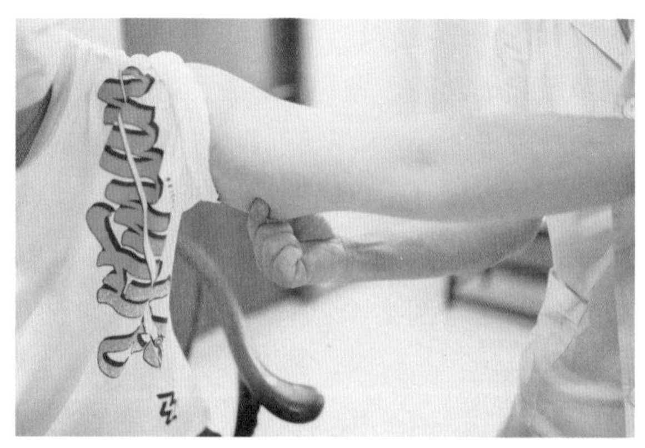

图2-4-23　南少林拈花指弹捏法

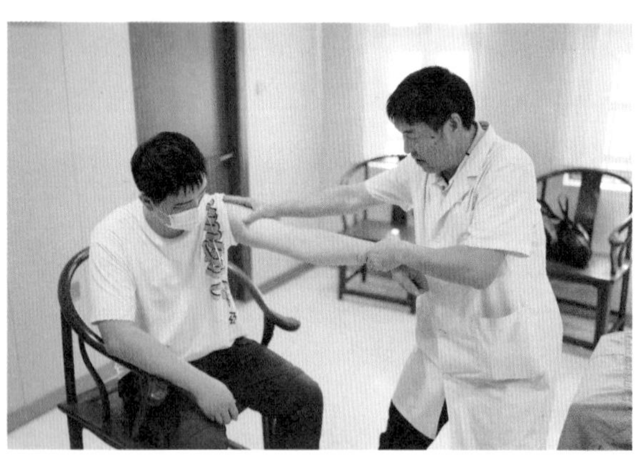

图2-4-24　南少林行者搓桃法

（7）搓法：以南少林行者搓桃为主要功法，适用于四肢新旧软组织损伤（图 2-4-24）。

（8）拍法：以掌指关节以远的手指部分为主要施术部位，对损伤处进行拍打疏通，适用于肩膝关节等处新旧软组织损伤（图 2-4-25）。

（9）合挤法：以南少林罗汉合掌法为主要功法，适用于四肢及各大关节处的新旧软组织损伤（图 2-4-26）。

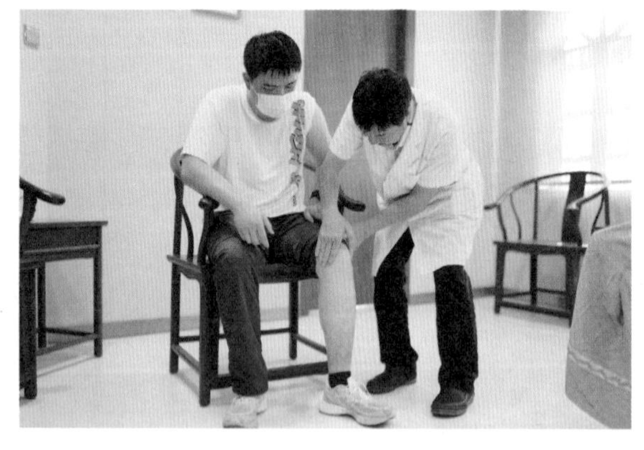

图2-4-25　南少林拍法

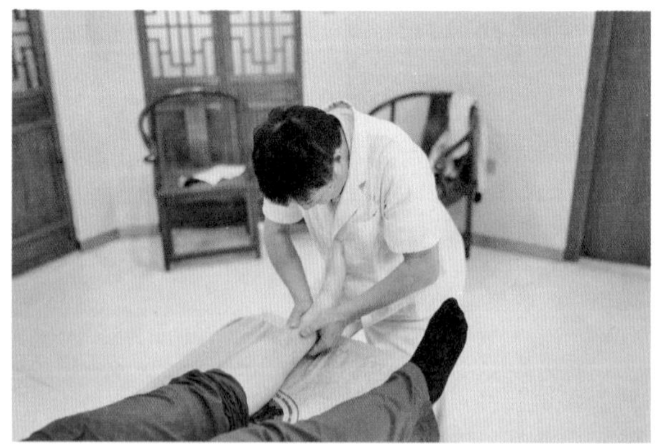

图2-4-26　南少林罗汉合掌法

（三）理筋推拿手法

推拿一直是中医学古老而独具特色的外治法之一，经过历代先贤的继承发扬，逐步得以完善，为脊柱关节病的防治发挥了重大作用。泉州正骨理筋推拿手法系第三代传承人陈长贤秉承“医武结合”核心理论，对南少林武术理论与脊柱疾病特点进行深入研究，以传统整脊手法结合现代临床解剖学、生物力学研究相关知识，在长期的临床实践基础上研发的一套治疗脊柱关节病卓有疗效的医武结合手法。

理筋手法十分注重对于“内劲”的修炼，强调“三调”的重要性，即调身、调息、调心。调身的关键，在于调整姿势，以达形松；调息的关键，在于锻炼呼吸，掌握内气运行，以达气平；调心的关键，在于保持身心的松弛与安静，意念的集中与运用，以达心定。同时强调形、气、神三者相互配合，强调自我，内养为主，才能练精、化气、生神，将“内劲”运用于脊柱关节病的治疗，如太极拳谱所云：蓄劲如开弓，发劲似放箭。

正如《医宗金鉴》所言“一旦临证，机触于外，巧生于内，手随心转，法从手出”，手法一出就要能达到心手相应的境界。泉州正骨理筋推拿手法强调手法操作要稳准、敏捷，用力均匀巧妙，动作协调连贯，认为筋喜柔不喜刚，所以治疗伤筋时应手法柔和，切不可使用暴烈刚强手法。

“理筋推拿手法”操作过程融合武术功法，讲究“意气力”的统一，使意、气、力三者紧密结合，产生很强的“穿透劲”，这同内家拳法发力时心与意合、意与气合、气与力合的原理颇为相似，主张用意念统率身体、用精神指导四肢，松与紧转换动作自如，使医者能够比较自如地控制身体，减少自身的损耗，同时达到保护自身的目的。

理筋推拿手法发力应用螺旋式的发力方式，集合全身分散的力用至一处，源于双脚，发自腰部，体现于双手，既强调巧劲，又强调柔和。螺旋式的发力方式可以将分散于各个部位的力运用到一处，提高用力效率，这样就可以使发出的力量在达到病灶时出现成倍的增幅效应，将这种发力方式运用到推拿手法中，不仅可以实现以较小的发力来增加效果，而且能使用力变得温和。采用内家武功的“发力法”在患者病灶对应的皮肤表面猝然发出螺旋性的“穿透力”，在患者表皮不觉疼痛的情况下可使病灶处受到“内劲”的强烈冲击，起到“攻坚散块，疏通经脉”的作用。

此手法在实施前强调患者自身的放松，医者在体会患者全身肌肉放松的状态下实施手法，可减少手法的阻力，也不会引起反射性的肌肉痉挛，减少手法造成医患双方的损伤。现将理筋推拿手法的几个代表性手法介绍如下。

1. 拈花旋转法

（1）适应证：主要应用于各种颈椎小关节的错位。

（2）操作方法：令患者取坐位，头颈部自然放松，头颈微后仰。以右侧为例，术者双脚足前后分开，平肩站立，略收腹，以五祖拳“三七马步”姿势立于患者身后其棘突后方偏右侧。医生右手拇指置于患者颈后枕骨部左侧，中指末节指腹扣住患者椎旁，左手虚掌托住患者下颌轻扶持，术者左右手同时将患者头部轻提托向上向右侧，在对患者头颈施加纵向拔伸的力量下，拇指、中指对扣并快速右旋转，形似少林拈花功法，引导患者头颈向患侧旋转至生理极限，使颈椎向后伸至生理极限，即做一旋转剪切力，如“寸劲”，复位时，术者右拇指中指可感觉关节振动或可听到颈椎小关节“咔嗒”弹响声。（图 2-4-27）。

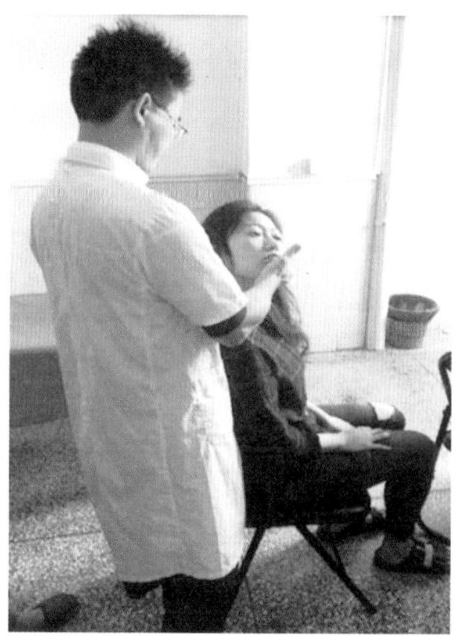

图2-4-27　拈花旋转法

2. 太极推按法

（1）适应证：主要应用于各种类型胸椎小关节错位。

（2）操作方法：患者取俯卧位，头颈部放松，自然垂放于推拿床沿前方，双手自然下垂，置于床的两侧。以棘突右侧压痛为例。术者双脚前后分开，平肩站立，上半身略向前倾，五祖拳“三七马步”姿势，立于患者头侧前方偏右侧；医生左手掌根平行脊柱置于患处关节突关节外上方，右手掌根垂直于脊柱置于患处对侧关节突关节水平面处。配合患者的呼吸，在呼气末，双手掌同时行对应旋转剪切力，形似“太极手旋转”发力，即“寸劲”。

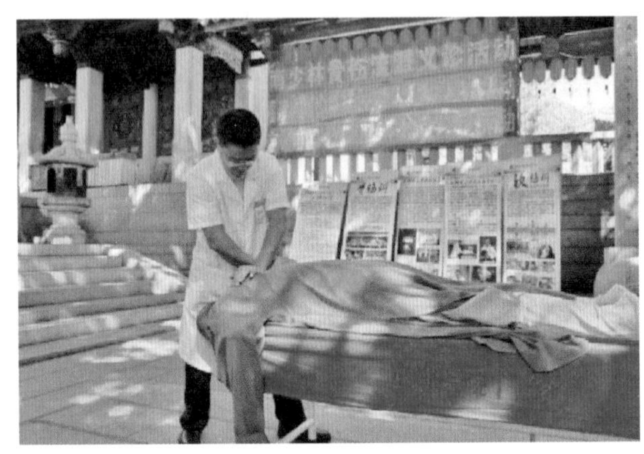

图2-4-28　太极推按法

发力方向，右手掌在患侧向下推按压的同时向脚部方向施推旋之力，左手掌在患侧对侧向下推按压的同时向头部方向施推旋之力。常可听到关节弹响声。从上至下，逐节段整复。

以同样的动作方法，反方向完成另一侧手法。每天 1 次（图 2-4-28）。

3. 侧卧垂腿旋推法

（1）适应证：主要应用于腰椎小关节错位、腰椎失稳症等。

（2）操作方法：侧卧垂腿旋推法。患者侧卧于硬板床，患侧在上，躯干处在中立位，头部放置枕头，腰部放松，操作者立于患者胸腹侧，患者靠近床侧的整个下肢上下腿伸直，在上的下肢上腿约 130° 屈髋位，膝关节伸直，腿自然下垂于床沿下，即通过自身下肢的重力产生向下的牵引力。操作者双脚分开，平肩站立，上半身略向前倾，略收腹，呈五祖拳“四马平步”姿势。操作者右手掌扶于患者肩部，起到固定患者上半身的作用，左手前臂掌侧固定患者臀上部，以自身躯干腰为轴，双手发出分开对推旋转力，形似南少林五祖拳推旋手法。

发力方向，右手发力向背侧、向头上方向推肩部，左手发力向腹侧、向下，同步分推发力，使其传导力以病变节段需要整复处为中心，逐渐向上下传向相邻的节段，呈“马步双推掌”姿势。一般能听到整复小关节“咔嗒”弹响声。

以同样的动作方法，完成另一侧手法（图 2-4-29）。

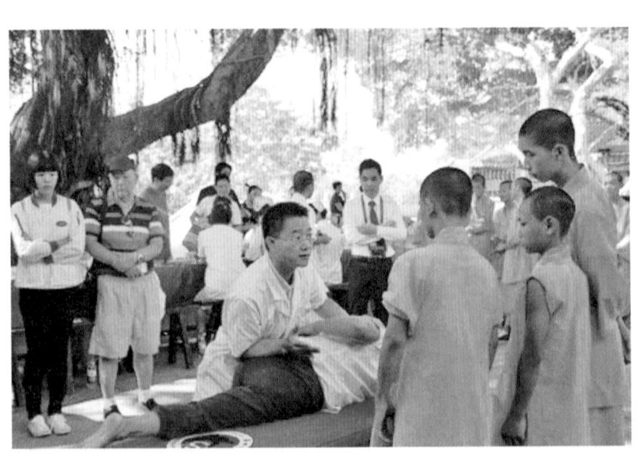

图2-4-29　侧卧垂腿旋推法

以上理筋手法充分体现了医武结合手法操作的“稳”“准”“巧”，手法的施力点与操作方向都基于脊柱及周围软组织的解剖特点、病理改变等特点进行设计，通过南少林武术内劲的带动，轻巧地整复关节错位、松解筋肉挛缩或粘连，从而达到纠正骨骼错缝、疏通经络、流畅气血、调整脏腑功能的目的，最终恢复脊柱关节生物力学上的平衡。

二、内治法

（一）伤科内治理论

中国武术起于易、成于医、伏于兵、扬于艺。儒释道是中华文明的三条主干线，创造了抽象的符号八卦，创立了阴阳与八卦。如《慧命经》所说：伏羲上圣画八卦以示人，使万世之下知有养生之道。太极生两仪，两仪生四象，四象生八卦。

时辰受伤、八卦位受伤、穴位受伤是南少林伤科的重要概念。泉州正骨流派对南少林伤科时辰受伤、八卦位受伤、穴位受伤论治法遵循中国传统子午时辰、八卦位及经络学说理论。经络上的穴是人体生命活动的关键之点，它们如果受点、打、踢、拿等击打，对应穴位的“气血之通路使不能接，壅塞气血之运转使不流通”，便会影响气血和脏腑的功能。临证时，医者往往将其视为普通筋伤而不加以重视，从而导致疾病绵延不愈。

时辰受伤、八卦位受伤、穴位受伤是客观存在的，同时它也是损伤类疾病的一种命名方法和诊断方法，而泉州正骨流派老前辈们，如廖尚武、庄子深等，对时辰受伤、八卦位受伤、穴位受伤的特色治疗颇有独到之处，且有丰富的用药经验。

1. 十二时辰血路论 子时血在胆（23 时—1 时），丑时血在肝（1 时—3 时），寅时血在肺（3 时—5 时），卯时血在大肠（5 时—7 时），辰时血在胃（7 时—9 时），巳时血在脾（9 时—11 时），午时血在心（11 时—13 时），未时血在小肠（13 时—15 时），申时血在膀胱（15 时—17 时），酉时血在肾（17 时—19 时），戌时血在包络（19 时—21 时），亥时血在三焦（21 时—23 时）。

凡人身即小天地，四时八节分配阴阳，布排五气，推时算定人有三魂七魄，十二精神。天开于子，地阔于丑，人生于寅，为之三神。卯午酉为之三魂。辰巳未戌亥申为之七魄。心藏神，肝藏魂，肺藏魄，脾藏意，肾主液。十二时血路定规，子时血路胆至尊，肝胆相连气藏魂，借问身体穴在何，乳下三骨过中门。寅时血路在肺经，左右平直一般行，三支骨节归中过。卯时血路在中央，大肠管局在长强，廿一骨节尖名现，大便脱气亡魂乡。辰时血路在胃经，血在肚脐旁边行，左边畔开四寸处，打伤不治定丧身。巳时在脾经，积食如仓库，问穴在何处，就是居章门。午时在心经，血路居中庭，借问穴何处，便是太阴心。未时小肠经，血路脐下行，若然打伤平地腹，大肠之处草无青。申时在膀胱，阴阳一理同，跌打精水干，佳期永绝空。酉时在肾经，血路脐中行，借问此穴在何处，就是背后行。戌时在心经，包络配命门，男妇为至尊。亥时在三焦，无时腹中超，穴居两腿上，朽木不可雕。

（1）子时血归胆药方：泽泻、五加皮、川黄连、生地黄、相思藤、苏木、藏红花、炙甘草各适量，水二碗，煎八分。

（2）丑时血归肝药方：桃仁、郁金、藏红花、乳香、没药、穿山甲（代）、牡丹皮、威灵仙各适量，水二碗，煎八分。

（3）寅时血归肺药方：人中白、山羊血、羌母汁各适量，蜜泡酒服。

（4）卯时血归大肠药方：川三七、肉桂、九层塔、生大黄、牡丹皮、桔梗、穿山甲（代）、炙甘草各适量，水二碗，煎八分。

（5）辰时血归胃药方：川三七、桃仁、小茴香、砂仁、生大黄、泽泻、穿山甲（代）、牡丹皮、黄栀子、炙甘草各适量，水二碗，煎八分。

（6）巳时血归脾药方：生地黄、熟地黄、赤芍、白术、桂枝、穿山甲（代）、苏木、牡丹皮、枸杞各适量，水二碗，煎八分。

（7）午时血归心药方：泽兰、赤芍、川三七、穿山甲（代）、桂枝、黄栀子、生大黄、炙甘草各适量，水二碗，煎八分。

（8）未时血归小肠药方：当归尾、生地黄、赤芍、黄栀子、车前子、木通、藏红花、泽泻、炙甘草各适量，水二碗，煎八分。

（9）申时血归膀胱药方：黄栀子、延胡索、天花粉、莲藕节、生地黄、桔梗、知母、苏木、炙甘草各适量，水一碗半，煎七分。

（10）酉时血归肾药方：槟榔、延胡索、苏木、藏红花、川杜仲、牛黄、当归尾、炙甘草各适量，水二碗，煎八分。

（11）戌时血归包络药方：黄栀子、苏木、川三七、牛黄、车前子、桂枝、炙甘草各适量，水二碗，煎八分。

（12）亥时血归三焦药方：川三七、穿山甲（代）、牡丹皮、血竭、桂枝、生姜、生大黄、斑蝥、相思藤、炙甘草各适量，水二碗，煎八分。

2. 八卦穴道损伤定位治法

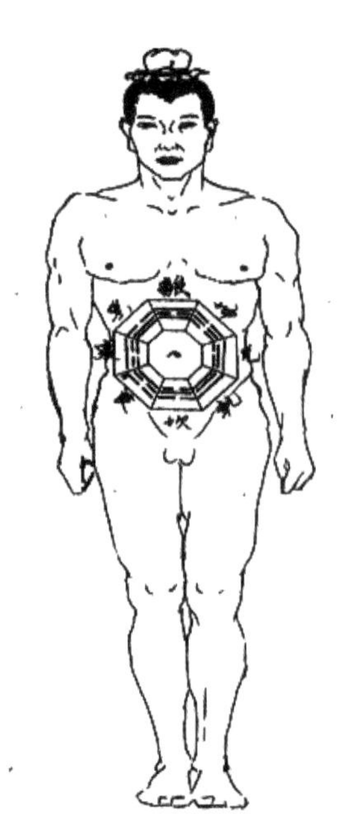

图2-4-30　廖尚武八卦穴道损伤定位

（1）乾卦穴道损伤：乾部位于太阳，左阳气冲入胁下，血入肝经，筋骨难伸。先用苏木捣细，水煎至红色后加入白饭树叶、盐酸藤、韭菜再煎煮，待温推洗，从上而下。

口服药汤：威灵仙、川红花、泽兰、当归、桂枝、茜草根、槟榔、桃仁、陈皮、生甘草各适量，水二碗，煎八分，用川珠散3g送服。

（2）兑卦穴道损伤：兑部位于脐下，伤血冲入五经，气抑郁。先用苏木煎汤，再加入盐酸藤、白饭树叶、韭菜煎煮，待温推洗。

口服汤药：三棱、莪术、泽兰、木通、川红花、桃仁、牛膝、当归尾、陈皮、槟榔、延胡索、生甘草各适量，水一碗半，煎八分，用川珠散3g送服。

（3）离卦穴道损伤，离部位于腹左侧，伤满身痛，血气不散，不能起身。先用生螃蟹合松香、血竭、儿茶、乳香、没药各适量，研为末，外敷患处1小时取下。后用苏木加入白饭树叶、盐酸藤、韭菜煎煮，待温推洗。

口服汤药：天冬、白芷、当归、延胡索、泽兰、桃仁、郁金、五加皮、槟榔、川红花、陈皮、生甘草各适量，水二碗，煎八分，用川珠散 3g 送服。

（4）震卦穴道损伤：震部位于中宫，伤者上下气血不行，疼痛难忍。先用苏木水煎白饭树叶、盐酸藤、韭菜，待温推洗，从上而下。

口服汤药：九层塔、穿山龙、一条根、槟榔、当归尾、川红花、泽兰、茜草、麦冬、陈皮、白芷、生甘草各适量，水二碗，煎七分，用川珠散 3g 送服。

（5）巽卦穴道损伤：巽部位在下宫，伤血入五脏，气冲皮肤，小便不通。先用旱草煎水，待温推洗。

口服药汤：荜茇、红豆蔻、槟榔、郁金、川红花、泽兰、枳壳、陈皮、当归尾、桃仁、生甘草各适量，水二碗，煎七分，用川珠散 3g 送服。

（6）坎卦穴道损伤：坎部位于太阴，右边伤血流入脾经，腹气胀闷，食欲不振。蒲香叶、大艾叶水煎，待温推洗，从上推下。

口服汤药：郁金、桔梗、当归尾、麦芽、川红花、泽兰、五加皮、槟榔、陈皮、生甘草各适量，水二碗，煎八分，用川珠散 3g 冲服。

（7）艮卦穴道损伤：艮部位于上宫位，伤血入心，下气上升目上。用苏木与白饭树叶、盐酸藤、韭菜煎汤温推，从上推下。

口服汤药：虎舌红、延胡索、当归尾、威灵仙、槟榔、骨碎补、桃仁、桔梗、木香、降真香、川红花、泽兰、生甘草各适量，水二碗，煎八分，用川珠散 3g 送服。

（8）坤卦穴道损伤：坤部位于腹右侧，手足误伤筋断，声音俱失，气血皆空。先用苏木、盐酸藤、白饭树叶水煎，汤温泡推洗。

口服汤药：麦冬、当归、白芷、延胡索、川红花、泽兰、桃仁、莪术、郁金、陈皮、益母草、五加皮、生甘草各适量，水二碗，煎八分，用川珠散 3g 送服。

3. 八卦脉象治法　泉州正骨流派庄子深先生对“八卦（九宫）脉象”临床诊治有独特见解，并编著《八卦脉象》一部，现节选如下介绍。

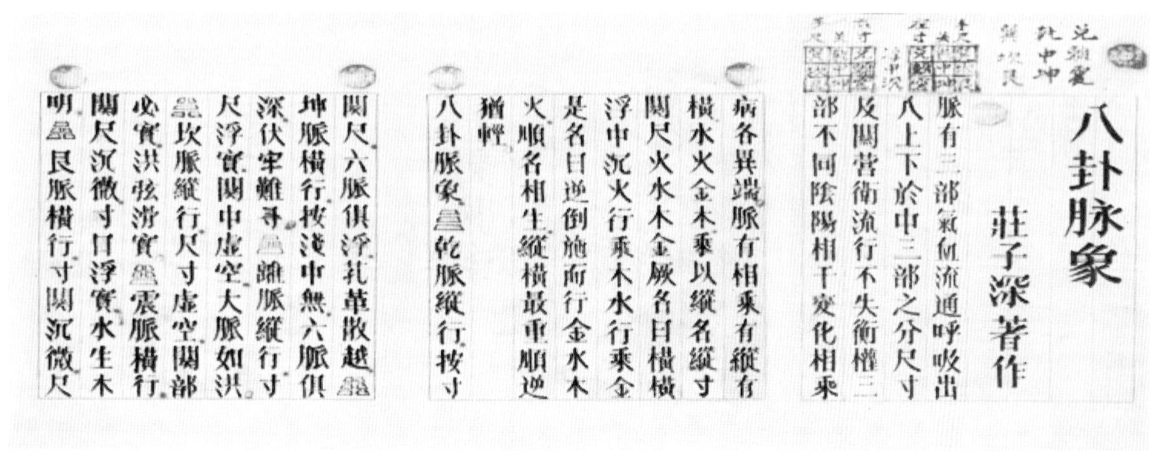

八卦脈象

莊子深著作

脈有三部氣血流通呼吸出八上下於中三部之分尺寸及關營衛流行不失衡權三部不同陰陽相干變化相乘

病各異端脈有相乘有縱有橫水火金木乘以縱名縱寸關尺火水木金脈名曰橫橫浮中沉火行乘木水行乘金是名曰逆倒施而行金水木火順名相生縱橫最重順逆猶輕

八卦脈象☰乾脈縱行按寸關尺六脈俱浮芤革散越☷坤脈橫行按淺中無六脈俱深伏牢難尋☲離脈縱行寸尺浮實關中虛空大脈如洪☵坎脈縱行尺寸虛空關部必實洪弦滑實☳震脈橫行關尺沉微寸口浮實水生木明☶艮脈橫行寸關沉微尺

图2-4-31　庄子深《八卦脉象》

（1）八卦脉象基本论述：老子曰：人法地，地法天，天法道，道法自然。昔圣人观象而造卦，揲蓍以命爻，取自然之象而比类，因象而知变，以决嫌疑，定犹豫，而不迷于吉凶悔吝之途。人受命于天，故与天道相应，顺天而生，逆天则亡，故有脉从四时，谓之可治（春弦、夏洪、秋毛、冬石）。八卦（九宫）脉象，即是据脉之三部九候，结合八卦（九宫）之定位，有五实（乾、坤、离、坎及中宫为五实）、四虚（震、兑、巽、艮）。乾坤定上下，阴阳之交；坎离列左右之门，阴阳之极；兑艮枢升降之纽，新陈交替；震巽起吐呐之用，气血流通；中宫和阴阳之会，转运输机。按序列位，按脉画象，以察阴阳、五行生克变化之理，验之于病，无不了然（图2-4-32）。

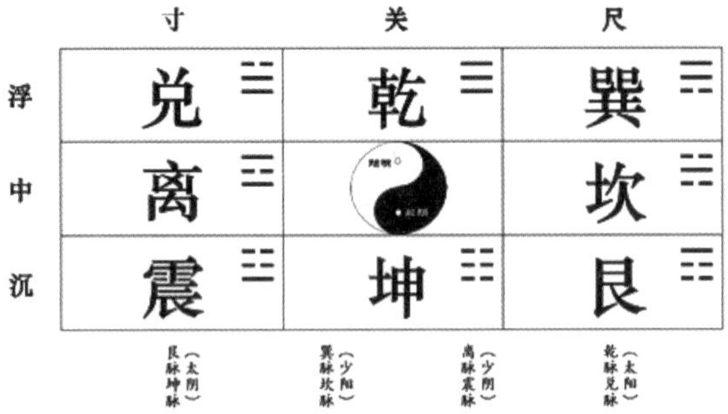

	寸	关	尺
浮	兑 ☱	乾 ☰	巽 ☴
中	离 ☲		坎 ☵
沉	震 ☳	坤 ☷	艮 ☶

艮脉坤脉（太阴）　巽脉坎脉（少阳）　离脉震脉（少阴）　乾脉兑脉（太阳）

图2-4-32　八卦脉象浮中沉

（2）卦象对应的脉象

①乾之脉象：乾得阳三十六息，一息四至，知其数一百四十四至。乾脉主阳，为大为浮，为数为滑。得病为表为热，为呃逆，为脱为亡。脉由心动，脉脱心停。左颧发赤，目泪耳鸣。

②坤之脉象：坤得阳十二息，知其数四十八至。为五行坤土。坤为纯阴，脉为小为沉，为缓为涩。得病为里为寒。脾胃虚寒，气不得伸，腹满胀痛，冷物伤胃，脾热口臭，胃反呕逆，微结挛筋。

③离之脉象：离得阳十四息，得阴十，知其数为五十六至，离脉炎上为火，在脏为心而居阴宫，故阴在阳中，阴逆行，煽动风火从横，肺气上而不下，浊阴逆行，气壅上焦，胸阳阻滞，升降不利，肝脾失调，风湿相搏于离火之位，主病心痛胸痹，肺寒痰积。

④坎之脉象：坎得阴十四，得阳十息，知其数为四十至。脉象为隐为伏，阳在阴中，阳逆行，煽动风水，水为风翻涌波，肺肾坎水之位，为天一之元，主病肾虚便浊，女子不月，小腹冷痛泄泻……为肺为肾，为呼为吸，为气肿水肿。

⑤兑之脉象：兑得阳十四，得阴十息，知其数为五十六至，脉象为短为软，刚中柔外，内石而外山，山石成岩洞，岩为实，洞为虚，山泽通气，肺主气，兑金之位也，故得病为肺为血虚，为肺虚中风，为实肺痿，为期门穴、章门穴受伤作痛。

⑥震之脉象：震得阴二十八，得阳二十息，知其数为八十至。震动于下，上阴而下阳，雨以润之，日以晅之，震木之位，水湿伤及血脉，流注关节。震脉主动主躁，主病，心寒作痛，伏热熬液，痰停水蓄，内热燥痰，疫气偏行一方，皆为风温，水满伤心，历节皆干。

⑦巽之脉象：巽得阴二十，得阳二十八，知其数为一百十二至，脉象长兼弱，巽伸命行事，是伸命门行心事，心想呕就呕，想逆则逆，心火亢，肾水上，得病为心为液，为心肾不交，主膀胱风热，小便黄赤，消渴不止，大便秘涩，遗浊淋癃。

⑧艮之脉象：艮得阴十四，得阳十，知其数为四十至，艮阳止于上，脉象沉石而静，上为心肺，下为肝肾，得病为心为肺，为肝为肾，为里为脾。主病精寒血结，肾虚便浊，腰痛腿软，命门火衰，阳虚水肿，女子不月。

⑨中宫脉象：中宫太极，负阴抱阳，万物之生，后天之本，形一受其生，神一受其智，在体乃指脾阴阳胃。是故脾宫得阴阳各十八息，知其数七十二至（一分钟），此为平脉，若超过八十至为阳脉，六十至以下为阴脉。脾胃脉和缓为宗，缓为胃气不主于病，取其兼见，方可判断。……浮缓伤风，沉缓寒湿，缓大风虚，缓细湿痹，缓涩脾薄，缓弱气虚。左寸涩缓，少阴血虚。左关浮缓，肝风内鼓。左尺缓涩，精宫不及。右寸浮缓，风邪所居。右关沉缓，土弱湿侵。右尺缓细，真阳衰极。先天肾气，后天谷气，充沛周身，百脉畅通，四时百病，胃气为本，脉贵有神，不可不审！

阴阳者，天地之道也，万物之纲纪，变化之父母，生杀之本始，神明之府也！易卦每卦六爻，自下而上，上三爻为外卦，下三爻为内卦，外卦主表，内卦主里，上下内外之义昭然矣。人禀阴阳而生，和于阴阳而安。实为阳，虚为阴，阴阳和为平脉，反阴阳为病脉，上下来去至止六字，阴阳虚实其中奥旨阐明之。上者、来者、至者为阳，下者、去者、止者为阴。脉之动静，阴阳所生。故以阴阳为纲，而以八卦为佐，而成八卦（九宫）脉象也！阴阳八卦变化无穷，以应疾病变化之无尽，是故阴阳八卦之为用，远者六合之外，近在一身之中，暂于瞬息，微于动静，无不有卦之象，无不有爻之义焉！脉固来始有一致，而卦也未始有定，病症未始有穷，而爻亦未始有定位，疾病变化无端，卦爻主化无穷，八卦九宫之理用于诊脉辨证，系由于此也！（图 2-4-33）

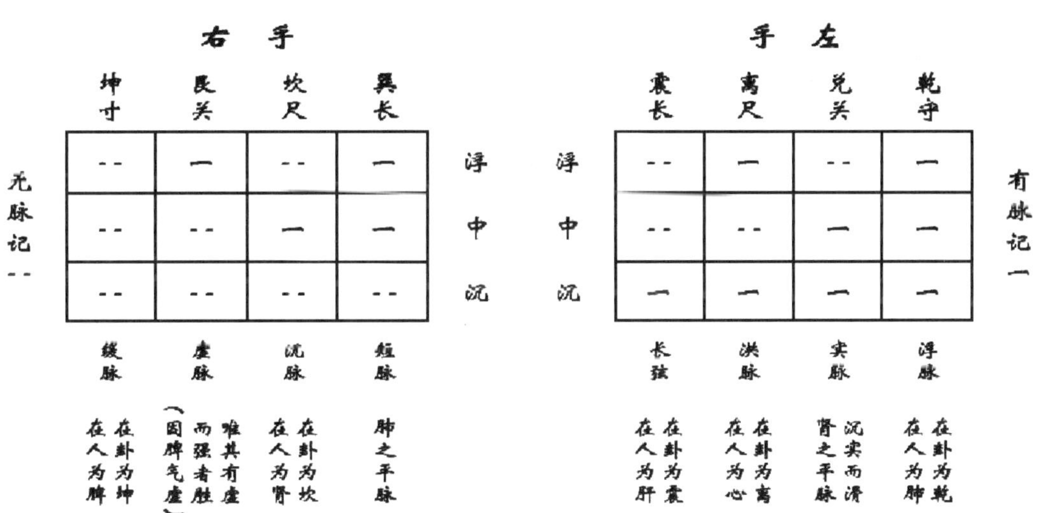

图2-4-33 内格记

内卦以寸、关、尺言之，寸为上，以兑为巽，以震为艮。外卦以寸、关、尺言之，尺为上，以巽为兑，以艮为震。如坎离不分，乾坤不分，兑巽要分，震艮要分。以数字记脉象：一迟（加一点结脉，加两点为代脉）。二数（加一点紧脉，加两点平脉）。三实（加一点为洪实，加两点为弦实，加三点为滑实）。四虚（加一点为微虚，加两点为虚涩）。五缓（加一点为芤脉，加两点为革脉）。六大（加一点为散脉，加两点为濡脉）。七细（加一点为细短，加两点为细弱）。八促（加一点为动，加两点为无脉）。九长（加一点为牢，加两点为伏）（图 2-4-34）。

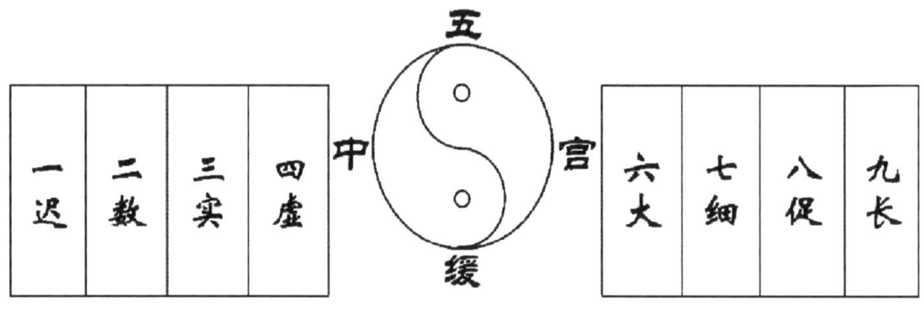

图2-4-34 九宫脉

案例 1：李某，女，18 岁，以左背部被手推车撞伤为主诉，于 1983 年 7 月 3 日初诊。脉象为右手蒙卦，左手颐卦。卦爻三五齐，三至一止，微细脉，阳气衰，阴气竭。患者左半身麻木无力。治以补益气血，八珍汤加川牛膝、菟丝子，减去甘草，调酒服，数剂病愈（图 2-4-35）。

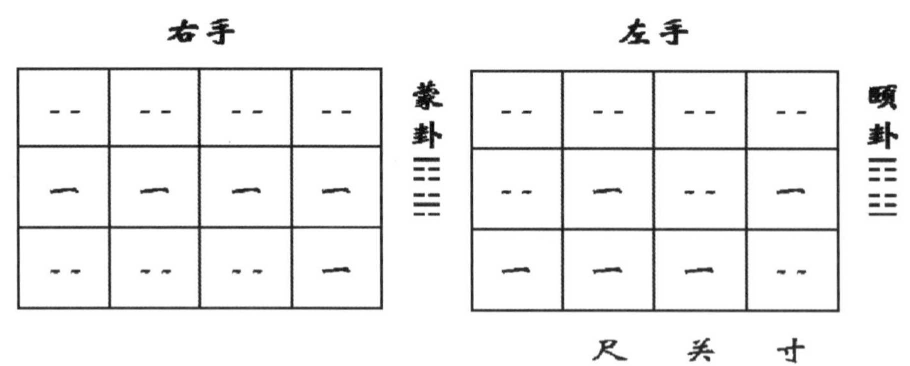

图2-4-35 蒙卦颐卦

案例 2：黄某，男，67 岁。以左胸背部被硬物撞伤 22 年为主诉，于 1980 年 6 月 12 日初诊。诊断为左第 6 肋骨骨折。患者每逢夏天即病势发作，疼痛难忍，喘咳牵扯痛，食糖果会止痛。离部在人属心，外卦中孚，内卦兑，爻见缓涩脉，脾薄弱。兑卦口肺相连。方用茯苓为君行水良，白术补土甘草助，桂枝振心阳，川三七行血。七剂而愈（图 2-4-36）。

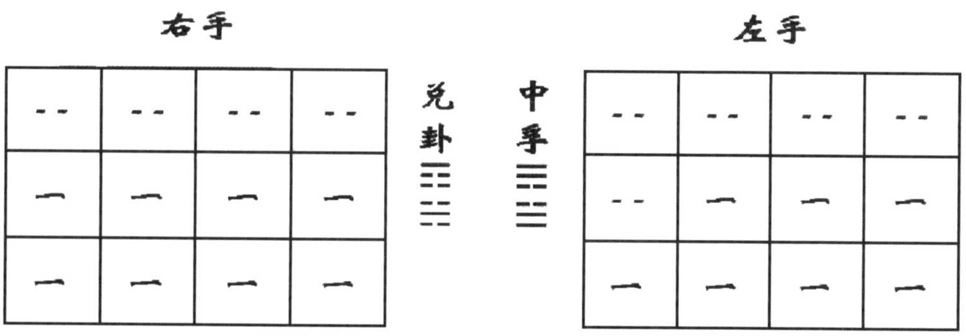

右手

--	--	--	--
—	—	—	—
—	—	—	—

兑卦　中孚

左手

--	--	--	--
--	—	—	—
—	—	—	—

图2-4-36　兑卦中孚

案例3：蔡某，男，56岁，以右臀部一大肿块拒按、疼痛为主诉，于1984年4月29日就诊。舌胖大，苔白，面色略潮红，四肢消瘦，自诉有右肺癌史。卦脉，左手中孚，右手乾脉，一百至。脉浮紧，谓邪方炽，而脉尢根也！咳嗽虚损之象，浮紧提示正已虚损，转革脉，阴亡矣，而邪方痼也，咸在不治（图2-4-37）。

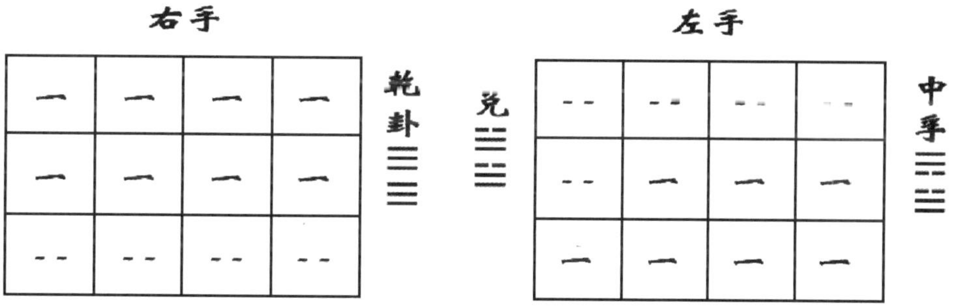

右手

—	—	—	—
—	—	—	—
--	--	--	--

乾卦　兑

左手

--	--	--	--
--	—	—	—
—	—	—	—

中孚

图2-4-37　乾卦中孚

（二）伤科内治方法

泉州正骨流派伤科内治法遵循中医八纲辨证、气血精津辨证、脏腑辨证、卫气营血辨证、三焦辨证、六经辨证等纲领，根据损伤的虚实、久暂、轻重、缓急等情况选用攻下、消散，或先攻后补，或攻补兼施，或消补并用等不同治法进行辨证论治。

泉州正骨流派伤科内治法包括汗、清、下、和、温、补、消、开窍、固涩、镇纳、治湿、治痰等。在内容上，可分为骨伤内治法、骨病内治法、伤科杂症内治法。

传统骨伤内治法，在明清时期已形成学术上的两大学派，其一是强调辨证施治为主的内治学派，其二是武术伤科学派。前者以明代医家薛己为代表，明代王肯堂《疡科证治准绳》及清代吴谦《医宗金鉴·正骨心法要旨》等著作都继承了薛己的学术思想，强调辨证施治，并在临床实践中逐步形成、发展，将损伤分为三期。武术伤科又被称为技击伤科、少林伤科，其特点是根据穴位辨穴施治，据主证选用主方或通用方随证加减，或根据不同经络、部位加用不同引经药，所以说，武术伤科内治法是以辨穴施治与辨证施治相结合为基础的。以上两者虽各有特点，但又互相渗透、互相补充，现分述如下。

1. 传统骨伤内治法 传统骨伤内治法强调辨证施治，将损伤分为三期。人体一旦遭受损伤，则络脉受损，气机凝滞，营卫离经，瘀滞于肌肤腠理。无论气滞还是血瘀，都能引起疼痛，即“不通则痛”。因此，必须疏通内部气血，即“通则不痛”。古代的一些论著，尤其是王清任《医林改错》、唐容川《血证论》、钱秀昌《伤科补要》等，均以“损伤之证，专从血论”为辨证施治基础。根据损伤的发展过程，一般分为初、中、后三期。初期一般在伤后1～2周，由于气滞血瘀，需消瘀退肿。中期在伤后3～6周，虽损伤症状改善，肿胀瘀阻渐趋消退，疼痛逐步减轻，但瘀阻未尽，应以活血化瘀、和营生新、濡养筋骨为主。后期在伤后7周以后，瘀肿已消，但筋骨尚未坚实，功能尚未恢复，应以坚骨壮筋、补养气血为主。故骨伤三期分治方法是以调和疏通气血、强筋壮骨为主的。但临证时，三期的划分没有绝对的界限，必须结合患者的体质及损伤情况而辨证施治。

《伤科补要・治伤法论》说：夫跌打损伤、坠堕磕确之证，专从血论。或有瘀血停积，或为亡血过多，然后施治，庶不有悟。若皮不破而内损者，多有瘀血停滞，或积于脏腑者，宜攻利之。或皮开肉绽，亡血过多者，宜补而行之。更察其所伤上下轻重浅深之异，经络气血多少之殊，先逐其瘀，而后和营止痛，自无不效。说明古人对于损伤的内治，很重视活血祛瘀、和营止痛，并注意按病程先后治疗。

（1）初期治法：《医宗金鉴・正骨心法要旨・内治杂证法论》曰：“今之正骨科，即古跌打损伤之证也。专从血论，须先辨或有瘀血停积，或为亡血过多……二者治法不同，有瘀血者，宜攻利之；亡血者，宜补而行之。但出血不多，亦无瘀血者，以外治之法治之。”血与气二者是互相联系，不可分割的，气为血帅，血随气行，伤气必及血，伤血亦必及气，故在治疗上必须活血与理气兼顾，调阴与和阳并重。常用的有攻下逐瘀、行气消瘀、凉血止血及开窍通关等治法。

①攻下逐瘀法：跌打损伤必使血脉受伤，恶血留滞，壅塞经道，瘀血不去，新血不生，且所生新血也不能安行无恙，终必妄行而致变证多端。故受伤后有瘀血停积者，根据“留者攻之”的原则，须及时应用攻下逐瘀法。攻下逐瘀法属下法，是通泄大便以攻逐邪实，排除积滞的治法。

攻下逐瘀法适用于损伤早期蓄瘀，大便不通、舌红苔黄、脉数的体实者。《素问・缪刺论》云：“有所坠堕，恶血留内，腹中满胀，不得前后，先饮利药。”逐瘀可以退热、通便、止痛。临床常用的攻下逐瘀方剂有桃仁承气汤、鸡鸣散、大成汤、黎洞丸等。逐瘀方剂甚多，药效相当峻猛，临床应当慎用。

②行气消瘀法：又称行气活血法，为内治法中较常用的一种。行气消瘀法属消法，有消散和破消的作用，即“结者散之”。

行气消瘀法适用于气滞血凝，肿痛并见之证。常用方剂有以消瘀活血为主的复元活血汤、活血止痛汤、活血化瘀汤；以行气为主的柴胡疏肝散、加味乌药汤、金铃子散，以及行气、活血并重的膈下逐瘀汤、顺气活血汤、血府逐瘀汤等方。行气消瘀方剂一般并不峻猛，如须逐瘀，可与攻下药配合。但如患者禀赋虚弱或妊娠、月经期间，不能使用破散类药。

③凉血止血法：凉血止血法属清法，是用性味寒凉的药物以清泄邪热而止血的一种治法。

凉血止血法适用于损伤后瘀血化热证。如症见吐利，或邪毒侵袭、火毒内攻、热扰营血、迫血妄行的咳血、吐血、尿血、便血，舌红绛、苔黄，脉弦数或细涩而有力者，方宜四生丸，如欲佐以祛瘀，用犀角地黄汤合十灰散。止血药应按其归经和出血部位的不同而选用。如鼻衄多用白茅根；吐血多用侧柏叶、茜草根、藕节；尿血多用蒲黄、小蓟；便血多用槐花、地榆。此外还要根据药物性味功能辨证应用，如川三七、生蒲黄、花蕊石、血余炭等。值得注意的是，上部出血忌用升麻、桔梗等升提药；下部出血忌用厚朴、枳实等沉降药。清法须量人虚实而用，凡身体壮实之人患实热之证，用凉血清热，尚无大害。若身体素虚，脏腑本寒，饮食素少，肠胃虚滑，或分娩后即有热证者，清法不可过用，并不可过用寒凉药物，以防气血凝滞而不行。

④开窍通关法：开窍通关法是用辛香走窜、开窍通关的药物以治疗标证的救急方法。窍闭神昏之证，有热闭与寒闭之分，因此开窍、通关药剂有凉开与温开之分。

凉开法，具有清心开窍、凉解热毒的作用，用于温邪热毒，内陷心包，证见神昏谵语，甚或痉厥。常用药是用芳香开窍、清热解毒与凉血镇痉之类相配伍，代表方如牛黄丸、至宝丹、紫雪丹等。温开法，具有温通气机、开窍解郁的作用，适用于中风、痰厥、气厥之突然昏倒，牙关紧闭，神昏瞀闷，苔白脉迟，属于寒邪湿痰气闭之证。常用药如通关散、苏合香丸等。

（2）中期治法：损伤诸症经过初期治疗，病情减轻，即可改用中期的各种治法。中期治法主要是在八法中“和法”的基础上发展起来的。和法通过和营止痛、接骨续筋、舒筋活络而进一步调和气血，从而达到祛瘀生新、接骨续筋、疏风通络、活血舒筋目的。

①和营止痛法：和营止痛法适用于损伤后，虽经消下等法治疗而血瘀气滞、肿痛尚未尽除，但又恐用攻下法损伤正气者。常用方剂有和营止痛汤、定痛和血汤、川珠散、和营通气散等。

②接骨续筋法：接骨续筋法适用于骨位已正、筋已理顺、瘀肿已化的骨折筋断中期，是以去瘀、活血、接骨、续筋为主的方法。本法主要是在“和法”的基础上发展起来的。常用的方剂有新伤续断汤、续骨活血汤、接骨紫金丹等。

③舒筋活络法：舒筋活络法适用于肿痛稳定后有瘀血凝滞、筋膜粘连的伤筋中期，或兼患有风湿，或受伤之处筋膜发生挛缩强直、关节屈伸不利等症，或气血不得通畅，肢节痹痛等。方剂用活血药和祛风通络药为主，并佐以理气药宣通气血，消除凝滞，加强活血舒筋通络之功。也可根据损伤情况，或以活血理气为主，通络为辅，或以通络为主，活血理气为辅，并佐以祛风去寒除湿及舒筋通络的药物。常用方剂有舒筋活血汤、活血舒筋汤、蠲痹汤、独活寄生汤等。

（3）后期治法：损伤后期较常用的有四种治法，主要以补养为主，包括补养气血、补养脾胃、补益肝肾、温经通络法。

①补养气血法：凡外伤筋骨，内伤气血，以及长期卧床，出现各种气血亏损、筋骨痿弱等证候者均可用本法。常用方剂有以补气为主的四君子汤，以补血为主的四物汤，以及以气血双补为主的八珍汤、十全大补汤，临床可随证加减。

②补养脾胃法：本法适用于损伤日久，耗伤正气，气血脏腑亏损而导致脾胃虚弱，运化失职者。常用方剂有补中益气汤、参苓白术散、健脾养胃汤、归脾丸等。

③补养肝肾法：适用于筋骨及腰部损伤的后期，并多与补气养血法结合使用。常用方剂有壮筋养血汤、生血补髓汤、养筋健骨汤。腰部损伤的后期多有腰痛、无力等症，《景岳全书·腰痛》曰："腰痛之虚证，十居八九。"《医宗必读·腰痛》曰："有寒湿，有风热，有挫闪，有瘀血，有滞气，有痰积，皆标也，肾虚其本也。"故临床多用补肾的方法予以治疗。肾阴虚用四物汤加左归丸，肾阳虚用四物汤加右归丸，筋骨疲软者用健步虎潜丸、壮筋续骨丹等方。损伤后期，病情复杂，若出现阴虚火旺，可用知柏地黄丸或大补阴丸滋阴降火。若出现阳虚火旺，则须在补肾阳的同时配伍滋阴泻火药。

注意：一是要照顾脾胃，如果脾胃不能运化，则任何补剂都不能发挥补益作用。补益剂大都性质滋腻，在应用时可加入理气健脾药，如白术、陈皮、砂仁等。二是不要滥用补法，如在邪势正盛，正气未虚时，应以祛邪为主，否则反致误补而留邪。

④温经通络法：温经通络法属温法，是使用温性或热性药物补益阳气，驱除寒邪，以治疗里寒证的一种治法。《素问·至真要大论》讲："劳者温之，损者温之。"适用于一般损伤后气血运行不畅，或因阳气不足，腠理空虚，风寒湿邪滞留或筋骨损伤日久，气血凝滞者。常用方剂有麻桂温经汤、大红丸、大活络丹、小活络丹等方。

2. 武术伤科骨伤内治法 泉州正骨前辈们除传授传统骨伤内治法外，还经常传授具有医武结合特色的武术伤科伤科内治法，包括分部定位法、以穴论治法（已在伤科治法内详述）、循经疗法、止咳平喘定痛法、升降气机法等。

（1）分部定位法：适用于跌打堕落、四肢关节扭挫伤及躯干部内伤。

临床运用要诀：头部损伤用川芎、白芷、天麻；上肢损伤用桂枝、茜草；下肢损伤用牛膝、泽兰等。

（2）以穴论治法：适用于人体要穴受伤，在临床上应依穴位论治。已在伤科治法内详述，在此不再赘述。

（3）循经疗法：适用于穴位受伤及经络所循行的部位损伤。

①胆经

临床运用要诀：胆经受伤口苦眩，柴胡苏木茵陈绵；夏草芩参姜枣红，用水煎服效如神。

药方：柴胡 9g，苏木 10g，绵茵陈 9g，制半夏 5g，生甘草 1.5g，黄芩 9g，党参 10g，生姜 4 片，大枣 5 枚，川红花 6g。水煎服。

②肝经

临床运用要诀：肝经受伤腹微满，身体黄色又便短；柴茵栀黄通天红，又方茵陈牛肚选。

药方：柴胡9g，绵茵陈9g，黄栀子9g，生大黄5g，莪术9g，木通9g，红花6g。水煎服。或用绵茵陈30g，装入牛肚内炖服。

③肺经

临床运用要诀：肺经伤后兼受冷，恶寒胸满喘咳猛；紫菀款冬黄芩梗，石膏甘草麻杏顶。

药方：紫菀9g，款麦冬9g，黄芩6g，桔梗9g，生石膏12g，生甘草1.5g，麻黄9g，杏仁6g。水煎服。

④大肠经

临床运用要诀：大肠受伤咳遗矢，粪便干硬夹血丝；柏丑槐地硝黄草，元胡合煎疗效奇。

药方：黄柏9g，黑丑6g，槐花9g，生地黄9g，芒硝6g，生大黄5g，延胡索（元胡）10g，生甘草3g。水煎服。

⑤胃经

临床运用要诀：胃经受伤瘀化热，热结腹满便难泄；大黄枳实厚朴草，归砂腹皮藿香捷。

药方：生大黄6g，枳实5g，厚朴5g，生甘草3g，当归10g，砂仁6g，大腹皮10g，藿香6g。水煎服。

⑥脾经

临床运用要诀：脾经燥湿同化机，腹满吐食不渴利；党参白术甘草姜，茯苓生盐与桂枝。

药方：党参10g，白术9g，生甘草1.5g，生姜7片，茯苓10g，桂枝5g，生盐3g。水煎服。

⑦心经

临床运用要诀：心经受伤坐不卧，枣仁为君栀子助；桔梗黄芩夜明矾，茵陈甘草郁金破。

药方：酸枣仁10g，黄栀子5g，桔梗10g，黄芩6g，夜明砂6g，明矾2g，绵茵陈10g，甘草3g，郁金10g。水煎服。

⑧小肠经

临床运用要诀：小肠身热口干燃，脉搏缓慢疼脐边；苏红枳归草延萱，车前木通生地连。

药方：苏木5g，川红花5g，枳实5g，当归10g，生甘草3g，延胡索6g，车前子6g，木通5g，生地黄10g。水煎服。

⑨膀胱经

临床运用要诀：膀胱蓄水蓄血辨，蓄水吐水无小便；发汗之后渴用白，泽术茯桂猪苓见。

药方：泽兰9g，茯苓10g，白术10g，桂枝5g，猪苓10g。水煎服。

⑩肾经

临床运用要诀：肾经腰痛卧无情，小便短赤眼浮肿，芍胶归牛脂茯苓，胆草冰糖猪胆清。

药方：白芍10g，阿胶12g，当归10g，牛膝10g，五灵脂10g，茯苓10g，地胆草30g。以水煎后泡冰糖服用。

⑪ 心包经

临床运用要诀：心包燃烧手中心，渗液胞肿络脉张，槟砂乌枳斑节枝，红花郁金草木香。

药方：槟榔 10g，砂仁 6g，乌药 10g，枳实 9g，斑蝥 9g，黄栀子 5g，川红花 6g，郁金 10g，生甘草 3g，木香 6g。水煎服。

⑫ 三焦

临床运用要诀：三焦口渴唇燥烧，目涩无汗身体消，栀柏地知桔大黄，玄参葛根草芒硝。

药方：黄栀子 5g，黄柏 9g，生地黄 10g，知母 6g，桔梗 9g，生大黄 5g，玄参 9g，葛根 9g，生甘草 3g，芒硝 6g。水煎服。

上述三种内伤治法，是以经络、气血、脏腑辨证为指导，按受伤部位、穴道、循经之不同而选用不同的方药进行治疗。这种方法早见于明·异远真人《跌损妙方》的用药歌及清·赵廷海《救伤秘旨》之“十三味总方”。以此疗伤，似有欠加辨证之虞，但它来自某些药物对人体某些部位、要穴经络受伤进行有效治疗的经验总结，亦是泉州正骨流派医武结合伤科内治法特色之一，其治疗用药乃几代正骨人传承经验，积累精炼而成。若临证时，再配合辨证加减，则疗效更著。

（4）止咳平喘定痛法

①适应证：适用于胸部损伤，气滞作痛，时自咳喘，咳则痛甚或肋骨骨折，伤气伤血，肺气滞满，咳嗽骨折处痛甚者。

②药方：方选川珠散。方中朱砂、沉香，引气下行以平喘；川贝母清热止咳化痰，川三七活血行气止痛。

（5）升降气机法：升降出入是气最基本的活动形式。当人体肢体外损时，血瘀气滞，经络受阻，升降失调，从而导致症状的发生。升降气机法就是利用药物升提或下行的偏性，推动气机的运行以达到治疗的目的。

①适应证：适用于经气上下运行不畅之腰腿痛。

②药方：方选升麻乌药牛膝汤。方中升麻升提，牛膝下行，乌药行气，能推动经络之气的上下运行，调节自身功能，从而达到治疗目的。

3. 骨病内治法　骨病的发生可能与损伤有关，但其病理变化与临床表现和损伤截然不同，故在治疗上有其特殊性，尤其是骨病中疮疡之症，如骨髓炎、骨结核等症，必须外治与内治并重。在应用内治法时，又须确定疾病的性质，患者的体质强弱，辨明其阴阳、虚实、表里、寒热，分初起、成脓及溃后三期进行治疗。一般来说，疮疡初起未成脓者宜用内消法，促使毒邪消散于早期；中期疮形已成（即已成脓），则用托毒透脓之内托法；后期溃疡，毒势已泄，则宜用补益之法，以生肌长肉，强壮筋骨，使顺利愈合，迅速康复。

（1）消法：最佳的理想方法是用消散的药物，使初起的肿疡得到消散。“消”是一切肿疡初起的治法总纲，也是疮疡治疗的准则，本法适用于尚没有成脓的肿疡初期。但消法需辨证施治，灵活变化。根据四诊八纲察其病因、病机与病情运用不同的治法。如热毒蕴结者宜清热解毒法，寒邪凝结者宜用温经通阳之法，里实者应用祛瘀散结法等。

①清热解毒法：是用寒凉的药物，使内蕴之热毒得以热清毒解，也就是《内经》所说“热者寒之”的治法。

清热解毒法适用于附骨疽及损伤后引起的气血蕴滞，错经妄行，以及创伤感染，火毒内攻，壅聚成热，热毒蕴结于筋骨，瘀而化热，腐筋蚀骨，症见局部红肿热痛，发热汗出，口渴喜饮，舌苔黄糙，脉象洪数。早期可用五味消毒饮、黄连解毒汤或仙方活命饮合五神汤加减。如热毒重者加黄连、黄柏、生山栀；有损伤史者加桃仁、红花；热毒在血分的实证，疮疡兼见高热烦躁、口渴不多饮、舌绛、脉数者，可加用生地黄、赤芍、牡丹皮等药；热毒内陷或有走黄重急之征象，而见神昏谵语或昏沉不语者，加用清心开窍之药，如安宫牛黄丸、紫雪丹等。此外，阴虚内热的虚证，如骨病疮疡兼见骨蒸潮热、口干咽燥、虚烦不寐、舌光质红、脉象细数者，可治以养阴清热之法。

②温经通阳法：是用温经通络的药物，使阴寒凝滞之邪得到驱散，也就是《内经》所说“寒者热之”的治法。

温经通阳法适用于体虚寒痰袭于脉络筋骨，以致阳气失和，气血凝滞之证。如流痰初起，患处漫肿酸痛，不红不热，见形体恶寒、口不作渴、小便清利、苔白、脉迟等内有虚寒现象者，可选用阳和汤加减。阳和汤以熟地黄大补气血为君：鹿角胶生精补髓，养血助阳，强壮筋骨为辅；麻黄、姜、桂能使气血宣通，使上述二药补而不滞；白芥子祛皮里膜外之痰；生甘草解毒调和诸药。主治一切阴疽。

③祛瘀散结法：积聚是同一类的疾病，积是固定不移的，痛胀在一定的部位；聚是攻串作胀，痛无定处，如古人所提及的“癥癖”“痞块”“癖块”“癖散成膨”等。损伤疾病中的积聚和癥瘕都是痰滞交阻，气血凝留所致。此外，外感六淫或内伤情志，以及体质虚弱等，多能使气机阻滞，液聚成痰。因此祛痰散结法在临床运用时要针对不同病因，与下法、消法、和法等配合使用，才能更好地达到化痰、消肿、软坚的目的。故一切无名肿块，凡痰浊留滞于肌肉或经隧之内者均可采用本法。常用方剂有二陈汤、温胆汤、苓桂术甘汤等。

（2）托法：又称内托法，是用补益气血的药物扶助正气，托毒外出，以免毒邪内陷的方法。此法适用于骨病疮疡中期毒盛正虚，不能托毒外泄，疮形平塌，根脚散漫，难溃难腐的疮疡虚证。如毒气盛而正气未衰者，可用透脓补托之药物促其早日成脓溃破，以免脓毒旁窜或深陷而导致更为严重之“走癀”败血证。《外科精义·托里法》指出：“脓未成者使脓早成，脓已溃者使新肉早生；气血虚者，托里补之；阴阳不和，托里调之。”因此，内托法又可分透脓和补托二法，透脓法适用于肿疡已成，正旺毒盛尚未溃破者不宜用之过早，脓疡初起或未成脓时勿用，常用的有透毒散等方剂。而补托法适用于毒势方盛而正气已虚，不能托毒外出，或溃后脓水稀少，坚肿不消，神疲身热，面色少华，脉数无力者。

常用的托里消毒散，即由补益气血之药加皂角刺所组成，其他还有如《外科正宗》的神功内托散。

（3）补法：是用补养药物，恢复其正气，帮助其生新，促使疮口早日愈合、患者早日康复的方法。此法适用于溃疡后期，毒势已去，脓水清稀，疮口难敛，或因清除病灶等手术后元气虚弱，气血亏损，神疲乏力者。凡气血虚弱者，宜补气养血；肝肾不足者，宜补益肝肾；脾胃虚弱者，宜补养脾胃。方药参见损伤三期辨证施治。

总之，骨病疮疡内治法初期宜“消散”，中期宜“内托”，后期宜“补养”。但在病情复杂之时，往往数法合用。其他如兼有痰结者加用祛痰法，湿阻者加利湿药物，气血凝滞者佐以行气活血和营等法。除按病变过程，辨明其阴阳，选用基本方药外，尚有按部位加减之法，如上部的加祛风药，中部佐以行气之品，下部加用利湿药物等用药方法。

4. 伤科杂症内治法 伤科杂症内治法，在临床使用时都有一定原则。如治疗骨折，应在进行整骨复位、夹缚固定等治疗的同时内服药物。初期以活血化瘀、消肿止痛为主，中期以活血止痛、接骨续筋为主，后期以补养气血、坚骨壮筋为主。如治疗扭挫伤筋，初期以活血化瘀、消肿止痛为主，中期以舒筋活络为主，后期以温经通络为主。如治疗创伤出血，应在止血后，根据不同证候运用。失血过多者，开始即需用补气摄血法急固其气，防止虚脱。补血止血，应以“补而行之”为治疗原则。伤科杂症内治法以发汗解表、养阴清热、固涩收敛、健脾利湿、镇纳安神为主施治。

（1）发汗解表法：发汗解表法是通过开泄腠理，调和营卫，以发汗祛邪的一种治疗方法。《素问·阴阳应象大论》云：“其在皮者，汗而发之。”这是汗法的应用原则与立法依据。损伤疾病中兼见外感表证者用汗法。汗法分辛温、辛凉解表法。辛温解表法，方用桂枝汤、麻黄汤等；辛凉解表法，代表方剂如桑菊饮、银翘散等。发汗解表法常与消法、清法等其他治疗方法结合运用。

（2）养阴清热法：养阴清热法主要用于损伤性疾病后期或关节病痛患者有阴液耗损，邪毒留于阴分症状者，如骨蒸、潮热、额红、盗汗、消瘦、口干唇燥、胃纳少思、大便燥结、舌红苔少等症。养阴清热法主要选用鳖甲、青蒿、地骨皮、银柴胡、秦艽、白薇等药，代表方剂如青蒿鳖甲汤。本法常与和法、补法配合应用。

（3）固涩收敛法：固涩收敛法是用固涩收敛药物，使气血津液不再耗散的一种治法。损伤性疾病的患者常有汗多、遗精、尿量增加、白带增多的症状，从而影响骨折、伤筋、内伤的治疗。固涩收敛法可改善这些症状，协助治疗，临床多与消法、和法等一起应用。常用方剂如玉屏风散、当归六黄汤、金锁固精丸、缩泉丸等。

（4）健脾利湿法：湿阻是湿邪阻于脾胃引起的一种疾病，多发于春夏梅雨季节。损伤性疾病，无论是骨折、伤筋，都易造成湿阻脏腑经络，从而影响脾胃的运化功能。如患者本是脾胃虚寒，则湿邪易于寒化；如患者本是胃肠积热或胃火炽盛，则湿邪易于热化。湿邪寒化可用温运脾阳、燥湿之品，湿邪热化可用清热化湿之剂，损伤性疾病常以燥湿化浊法、清热利湿法、利水化湿法、宣散湿邪法与消法、和法等配合应用。常用方剂如平胃散、甘露消毒丹、五苓散等。

（5）镇纳安神法：镇纳安神法是用矿物类、甲壳类药物的重镇和摄纳作用，以达到重镇、潜阳、息风、纳气等目的的一种治法。一般用于损伤性疾患出现肝木偏旺、肝风内动者。如头部内伤出现手足抽搐等症者，可用重镇平肝法配合下法、消法应用。本法常用方剂有磁朱丸、天麻钩藤饮、黑锡丹等。

总之，伤科杂症内治法必须根据具体病情，在基本治法中参合变化，灵活应用，对特殊病例尤须审慎辨证，正确施治。

第五节　泉州正骨流派临证用药

泉州正骨流派的独特经验方剂有丹、膏、药、丸等多种剂型。在历代传承中，先辈们通过长期临床积累，根据药物的有效成分，针对各种伤科患者的病情，制成多种相应的自制剂，并熟悉各种制剂的性能、制作方法、使用方法及适用范围，在临床应用中独具疗效（图 2-5-1）。现介绍如下。

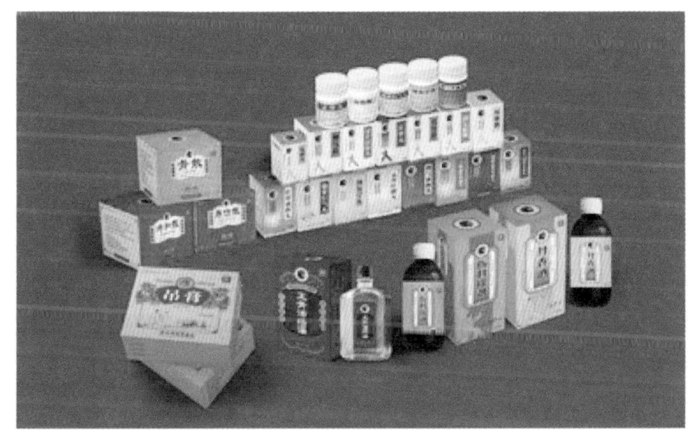

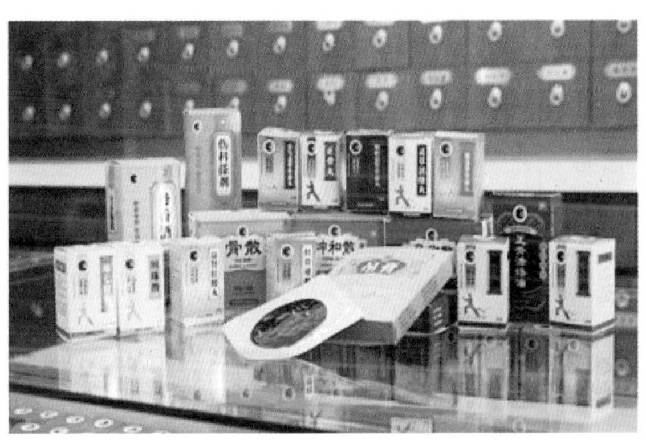

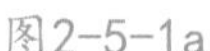

图2-5-1a　　图2-5-1b

图2-5-1　正骨自制药

一、骨伤系列药物

此类药一般适用于跌打损伤早中期，早期以活血祛瘀、行气理气为主，中期接骨续筋、通络镇痛，如有合并风寒湿痹者，辅以温经祛湿、通络止痛等。包括吊膏、正骨活络油、伤科搽剂、丹香酒、骨散、冲和散、吊伤散、芍甘散、川珠散、顺气散、化瘀丸、竭七胶囊等。

如吊膏，又称正骨吊膏，原名“至善万应膏”，药方出自医院创始人廖尚武家族，历经百年传承，捐献给正骨医院。正骨吊膏为纯中药药膏，经过配药、碾药、炸料、炼油、下丹、熬药、摊涂等多道复杂工序制作成膏，其制作技艺经反复实践，不断改进，效果甚佳，主要治疗跌打损伤、风寒湿痹、疔疮痈疮、疽疮、无名肿毒、内损瘀血等。

正骨活络油，属中药搽剂，其处方是在吊膏处方基础上化裁而来，经过配药、碾药、炸料，加入透皮吸收较好的配药制作而成，具有温经祛湿、通络止痛的功效，用于跌打损伤、风寒湿痹。因疗效显著及方便携带，深受患者喜爱，并远销闽南及东南亚地区，成为许多海外华侨回国探亲访友返程必带佳品。

（一）吊膏

药品名称：吊膏

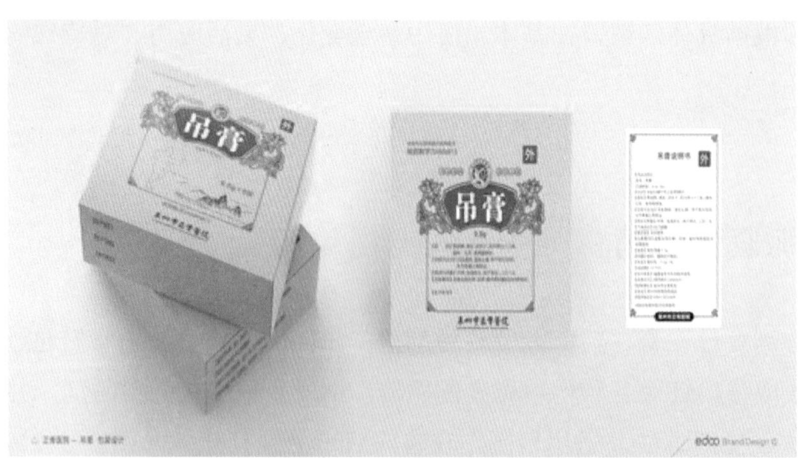

图2-5-2　吊膏

性状：本品为摊于布上的黑膏药。

组成：当归、川芎、独活、威灵仙、熟地黄、青皮、急性子、苏木等72味。辅料为红丹和食用植物油。

功能与主治：活血通络，温经止痛。用于跌打损伤、关节疼痛之寒瘀证。

用法与用量：外用，加温软化，贴于患处，两日1次。

不良反应与注意事项：皮肤出现红肿、皮疹、瘙痒等刺激反应时即应停药。

禁忌证：孕妇禁用。

规格与包装：每张净重9.5g，裱纱布。

贮藏条件：密闭，置阴凉干燥处。

有效期：18个月。

执行标准：福建省医疗机构制剂规程

备案号：闽药制备字Z20200036000

（二）正骨活络油

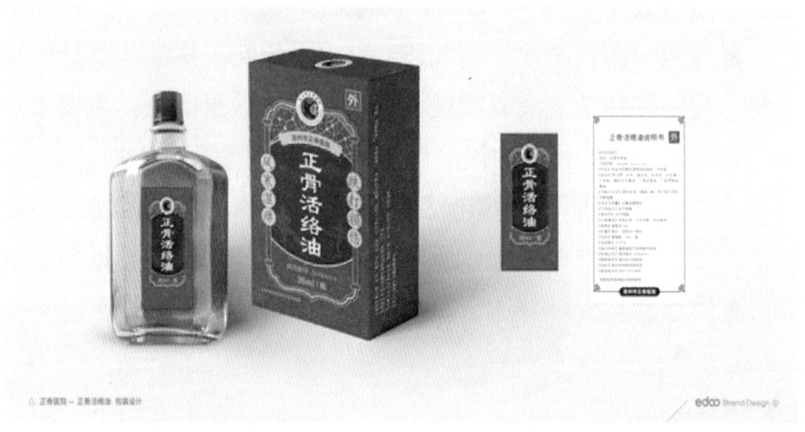

图2-5-3　正骨活络油

药品名称：正骨活络油

性状：本品为棕黄色澄明油状液体，气芳香。

组成：穿山甲（代）、杜仲、威灵仙、牡丹皮、白芷等64味。辅料为冬青油、八角茴香油、丁香罗勒油、麻油。

功能与主治：温经祛湿，通络止痛。用于跌打损伤，风寒湿痹。

用法与用量：仅供外用，不可内服；适量涂擦患处。

不良反应与注意事项：皮肤出现红肿、皮疹、瘙痒等刺激反应时即应停药。

禁忌证：孕妇禁用。

规格与包装：每瓶装36mL。玻璃瓶。

贮藏条件：密封，置阴凉干燥处。

有效期：18个月。

执行标准：福建省医疗机构制剂规程

备案号：闽药制备字Z20200048000

（三）伤科搽剂

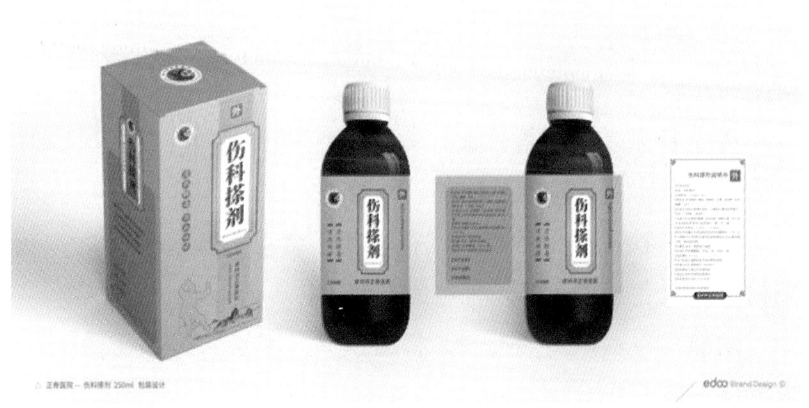

图2-5-4　伤科搽剂

药品名称：伤科搽剂

性状：本品为棕黄色液体，久置有少量轻摇易散的沉淀；气清香，味苦辛。

组成：夹竹桃根、黄连、胡黄连、大黄、延胡索、红花、蟾酥、冰片等。

功能与主治：清热解毒，活血祛瘀，消肿止痛。用于骨、关节及软组织损伤引起的局部红肿热痛。

用法与用量：外用涂搽或用纱布湿敷患处，每日2次。

不良反应与注意事项：外用时注意对皮肤的刺激反应，如红肿加剧、皮疹，甚或起疱等。若出现上述反应，即应停药。

禁忌证：忌用于有开放性伤口之患处；孕妇慎用。

规格与包装：每瓶装 250mL、500mL。药用聚酯瓶。

贮藏条件：密闭，置阴凉干燥处。

有效期：18 个月。

执行标准：福建省医疗机构制剂规程

备案号：闽药制备字 Z20200034000

（四）丹香酒

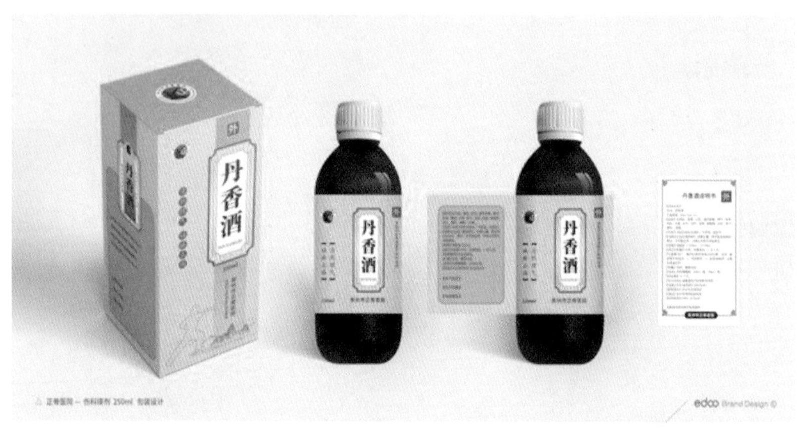

图2-5-5　丹香酒

药品名称：丹香酒

性状：本品为棕红色液体，气芳香，味苦辛。

组成：牡丹皮、香附、红花、鹅不食草、黄芩、乳香、黄柏、大黄、赤芍、没药、龙胆、杨梅根、白芷、栀子等。辅料为白酒。

功能与主治：清热理气，祛瘀止痛。用于软组织挫伤、骨折、关节脱位早中期之热郁气滞血瘀证。

用法与用量：外用，适量涂擦患处，每日 2 次。

不良反应与注意事项：敷药后偶有患者出现红肿、皮疹、瘙痒等不良反应，即应停药。

禁忌证：皮肤有破溃、过敏体质者忌用；孕妇禁用。

规格与包装：每瓶装 250mL、500mL。药用聚酯瓶。

贮藏条件：密闭，置阴凉处。

有效期：18 个月。

执行标准：福建省医疗机构制剂规程

备案号：闽药制备字 Z20200040000

（五）骨散

药品名称：骨散

性状：本品为土黄色粉末，气香，味苦。

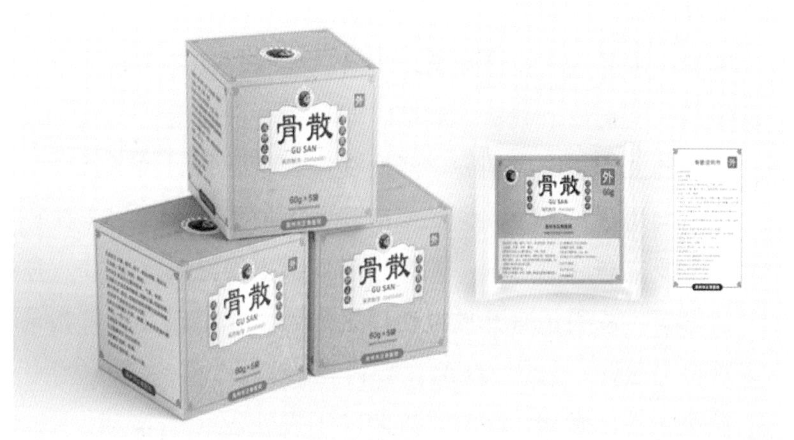

图2-5-6 骨散

组成：大黄、黄芩、栀子、煅自然铜、骨碎补、五加皮、乳香、没药、黄柏等。

功能与主治：清热散瘀，消肿止痛、续筋接骨。用于骨折、脱位、软组织损伤早期引起的肿痛，也可用于骨折愈合的全过程。

用法与用量：外用，调酒、蜂蜜或蛋清外敷患处；每日 1 次。

不良反应与注意事项：偶有患者出现红肿、皮疹、瘙痒等不良反应即应停药。儿童应在医师指导下使用。

禁忌证：忌用于有开放性伤口之患处。孕妇慎用。

规格与包装：每袋装 60g、1000g。塑料袋。

贮藏条件：密闭，防潮。

有效期：18 个月。

执行标准：福建省医疗机构制剂规程

备案号：闽药制备字 Z20200037000

（六）冲和散

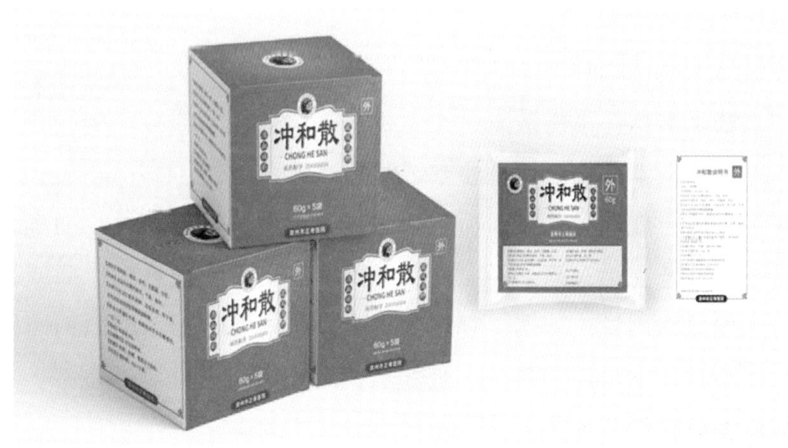

图2-5-7 冲和散

药品名称：冲和散

性状：本品为灰黄色粉末，气香，味辛。

组成：紫荆皮、独活、赤芍、石菖蒲、白芷等。

功能与主治：疏风消肿，活血祛瘀。用于骨、关节及软组织损伤早期局部肿痛。

用法与用量：外用，调酒或凉开水外敷患处；一日 1 次。

不良反应与注意事项：偶有患者局部出现红肿、皮疹、瘙痒等不良反应即应停药。

禁忌证：忌用于有开放性伤口之患处；儿童应在医师指导下使用；孕妇慎用。

规格与包装：每袋装 60g。塑料袋。

贮藏条件：密闭，防潮，置阴凉干燥处。

有效期：18 个月。

执行标准：福建省医疗机构制剂规程

备案号：闽药制备字 Z20200043000

（七）吊伤散

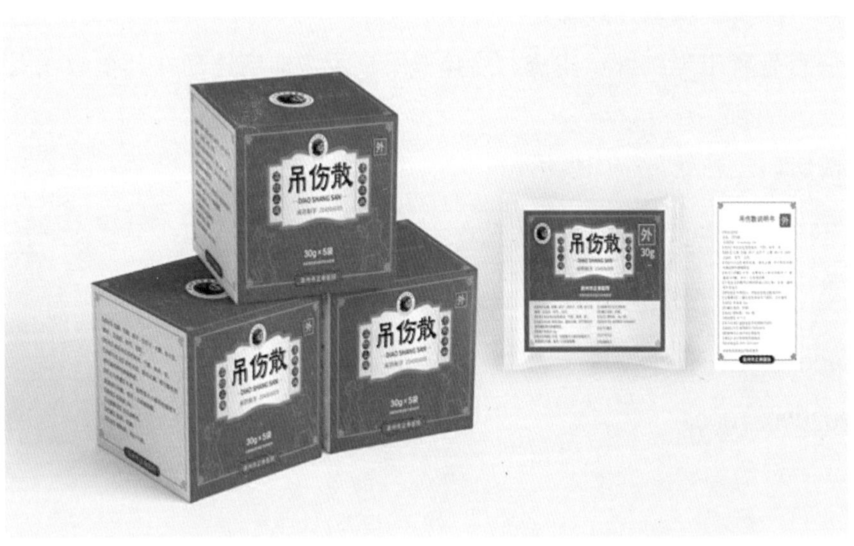

图2-5-8　吊伤散

药品名称：吊伤散

性状：本品为红棕色粉末，气香，味辛、苦。

组成：红曲、花椒、栀子、白芥子、大黄、赤小豆、细辛、五加皮、赤芍、没药等。

功能与主治：清热活血，温经止痛。用于陈伤热瘀作痛或寒热痹痛等症。

用法与用量：外用。视患部大小取吊伤散若干，配酒调匀外敷，每天 1 次或遵医嘱。

不良反应与注意事项：敷药后偶有患者出现红肿、皮疹、瘙痒等不良反应即应停药。儿童应在医师指导下使用。

禁忌证：外有伤口、溃疡剂皮肤过敏者忌用。孕妇慎用。

规格与包装：每袋装 30g。塑料袋。

贮藏条件：密闭，防潮。

有效期：18 个月。

执行标准：福建省医疗机构制剂规程

备案号：闽药制备字 Z20200036000

（八）芍甘散

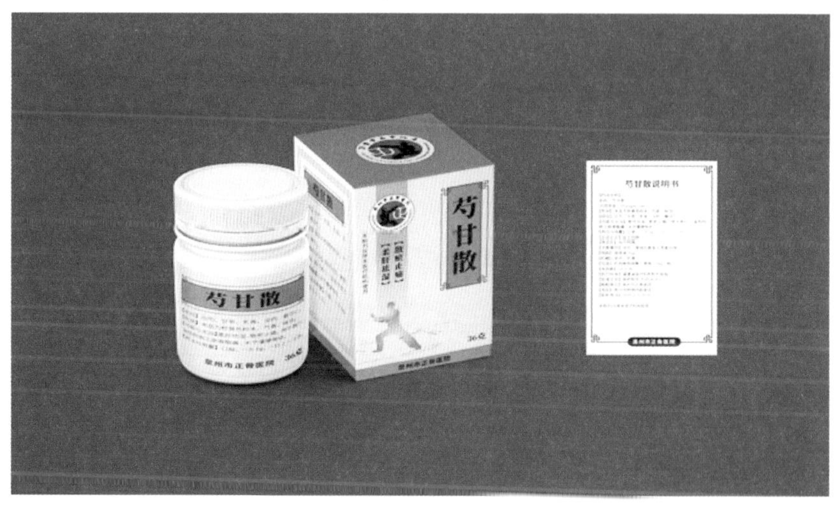

图2-5-9 芍甘散

药品名称：芍甘散

性状：本品为棕黄色粉末，气香，味甘。

组成：白芍、甘草、乳香、没药、薏苡仁等。

功能与主治：柔肝祛湿，散瘀止痛。用于跌仆、湿热所致之筋骨酸痛、关节僵硬等症。

用法与用量：口服，一次 6g，一日 2 ～ 3 次。

不良反应与注意事项：过敏体质者慎用。

禁忌证：孕妇、胃弱及痈疽已溃者忌用。

规格与包装：每瓶装 36g。药用高密度聚乙烯瓶。

贮藏条件：密封，防潮。

有效期：18 个月。

执行标准：福建省医疗机构制剂规程

备案号：闽药制备字 Z20200045000

（九）川珠散

药品名称：川珠散

性状：本品为土黄色至棕黄色粉末，味辛、甘、微苦。

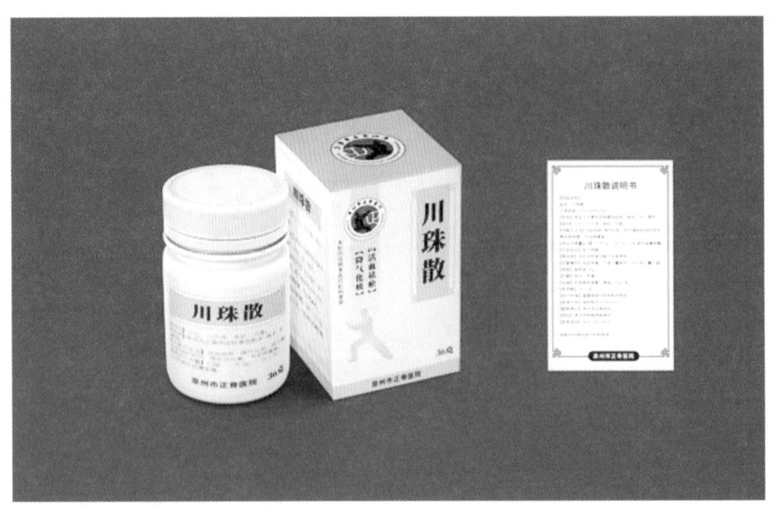

图2-5-10　川珠散

组成：三七、川贝母、朱砂、沉香等。

功能与主治：活血祛瘀，降气化痰。用于胸肋软组织损伤、骨折致咳嗽、气逆疼痛者。

用法与用量：口服，一次 6g，一日 2 次，小孩用量减半或遵医嘱。

不良反应与注意事项：本品有毒，不宜大量服用，也不宜少量久服。

禁忌证：孕妇及肝肾功能不全者禁用。

规格与包装：每瓶装 36g。药用高密度聚乙烯瓶。

贮藏条件：密闭，防潮。

有效期：18 个月。

执行标准：福建省医疗机构制剂规程

备案号：闽药制备字 Z20200032000

（十）顺气散

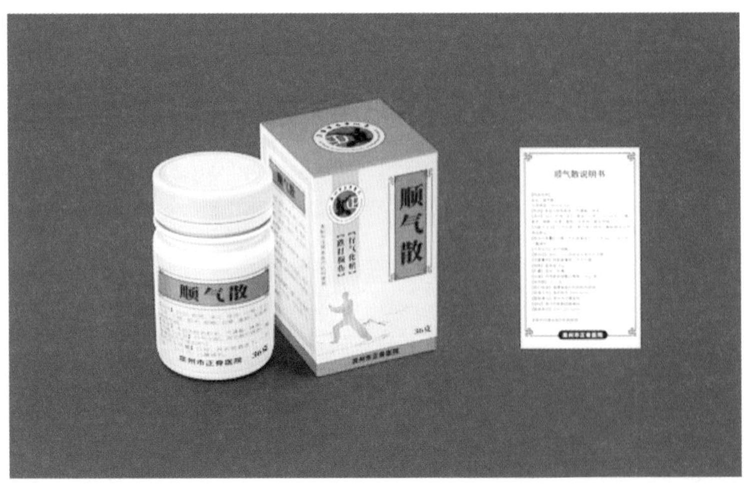

图2-5-11　顺气散

药品名称：顺气散

性状：本品为棕色粉末，气清香，味苦。

组成：当归、枳壳、泽兰、陈皮、川芎、三七、红花、莪术、槟榔、甘草、香附、无名异、煅自然铜等。

功能与主治：行气化瘀。用于跌打损伤，胸胁胀闷之气滞血瘀证。

用法与用量：口服，开水或酒送下。一次 6g，一日 2 次，儿童减半。

不良反应与注意事项：体弱者慎用，不可久服。

禁忌证：孕妇、小儿及经血过多妇女忌服。

规格与包装：每瓶装 36g。药用高密度聚乙烯瓶。

贮藏条件：密封，防潮。

有效期：18 个月。

执行标准：福建省医疗机构制剂规程

备案号：闽药制备字 Z20200049000

（十一）化瘀丸

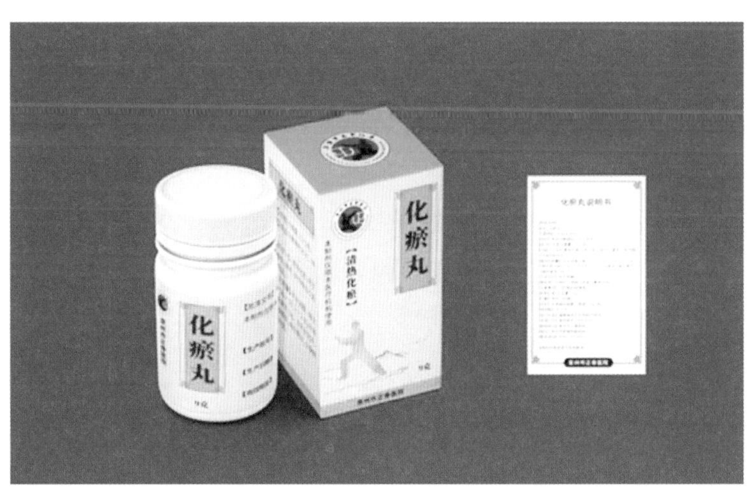

图2-5-12　化瘀丸

药品名称：化瘀丸

组成：牛胆汁稠膏、三七粉等。

性状：本品为黄褐色水丸，味苦。

功能与主治：清热化瘀。用于跌打挫伤、骨折、关节脱位引起的瘀热证。

用法与用量：开水送服，每次 1.5 ～ 3g，一日 1 ～ 2 次。外用时，可取化瘀丸 6g，冷开水化开，然后涂患处，每日数次，以保持湿润为宜。

不良反应与注意事项：内伤咯血者慎用。

禁忌证：外用时，溃疡及皮肤过敏者忌用。

规格与包装：每瓶装 9g，每 10 丸重 0.5g。药用高密度聚乙烯瓶。

贮藏条件：密封，防潮。

有效期：18 个月。

执行标准：福建省医疗机构制剂规程

备案号：闽药制备字 Z20200035000

（十二）竭七胶囊

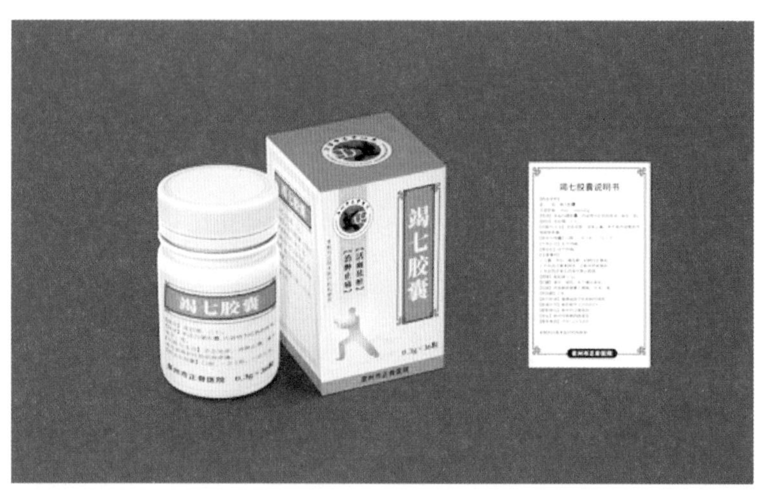

图2-5-13　竭七胶囊

药品名称：竭七胶囊

性状：本品为硬胶囊，内容物为红色的粉末；味甘、苦。

组成：龙血竭、三七等。

功能与主治：活血祛瘀，消肿止痛。用于挫伤或骨折所致瘀肿疼痛。

用法与用量：口服，一日 3 次，一次 3 粒。

不良反应与注意事项：过敏体质者慎用；儿童、孕妇、哺乳期、经期妇女慎用。

禁忌证：对本品过敏者禁用；孕妇禁用。

规格与包装：每瓶装 36 粒，每粒装 0.3g。药用高密度聚乙烯瓶。

贮藏条件：遮光，密封，在干燥处保存。

有效期：2 年。

执行标准：福建省医疗机构制剂规程

备案号：闽药制备字 Z20200039000

二、舒筋活络系列药物

此类药一般适用于跌打损伤中后期，以续筋壮骨、补气行血、补益肝肾为主，如有合并风寒湿痹者，辅以祛风胜湿、散寒镇痛等。本系列包括正骨丸、筋骨行气丸、理气补血丸、灵草活络丸、壮骨通痹丸等。如正骨丸，为正骨医院秘制药方，具有活血祛瘀、接骨续筋的功效，广泛用在骨折早中期出现肿痛的患者。同时，临床实践应用证实，它还有促进骨折愈合、缩短愈合时间的疗效。筋骨行气丸具有补气养血、续筋壮骨的功效，常用于筋骨痿软乏力之气血亏虚证。理气补血丸，具有行气止痛、补血活血的功效，用于气滞血虚引起的各种疼痛。灵草活络丸，具有祛风胜湿、舒筋活络的功效，用于跌打损伤后期合并风寒湿痹所致关节僵硬、屈伸不利。壮骨通痹丸，具有补益肝肾、化瘀通络、强壮筋骨功效，用于跌打损伤后期，又有先天禀赋不足，肝肾亏损，筋脉瘀阻所致骨痹。

（一）正骨丸

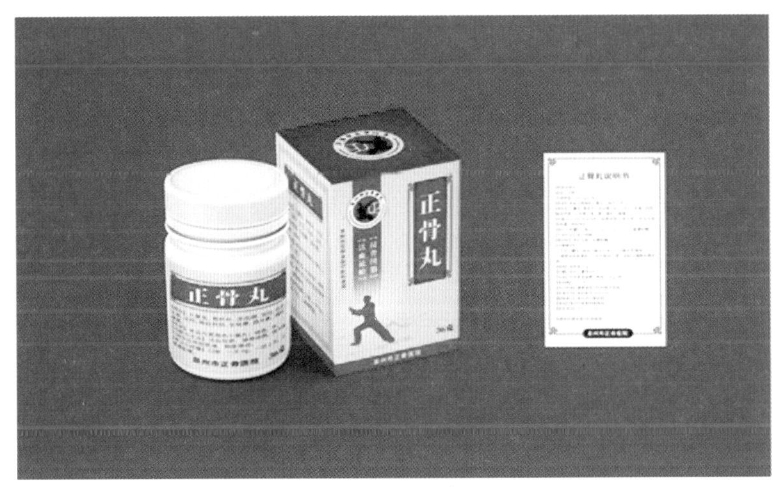

图2-5-14　正骨丸

药品名称：正骨丸

性状：本品为黑褐色小蜜丸，味苦、辛。

组成：土鳖虫、骨碎补、龙血竭、当归、白芷、乳香、没药、煅自然铜、生地黄、酒大黄等。辅料为蜂蜜。

功能与主治：活血祛瘀、接骨续筋。用于跌打损伤后局部疼痛、肿胀等症。

用法与用量：口服，一次 6g，一日 3 次，儿童减半或遵医嘱。

不良反应与注意事项：方中土鳖虫可能致过敏反应发生，出现者即停药；脾胃虚弱者慎服，不宜多服或久服，或配伍健脾和胃药物。

禁忌证：过敏体质慎用；孕妇忌服，或遵医嘱。

规格与包装：每瓶装 36g，每 10 丸约重 2.0g。药用高密度聚乙烯瓶。

贮藏条件：密封，置阴凉处。

有效期：18 个月。

执行标准：福建省医疗机构制剂规程

备案号：闽药制备字 Z20200051000

（二）筋骨行气丸

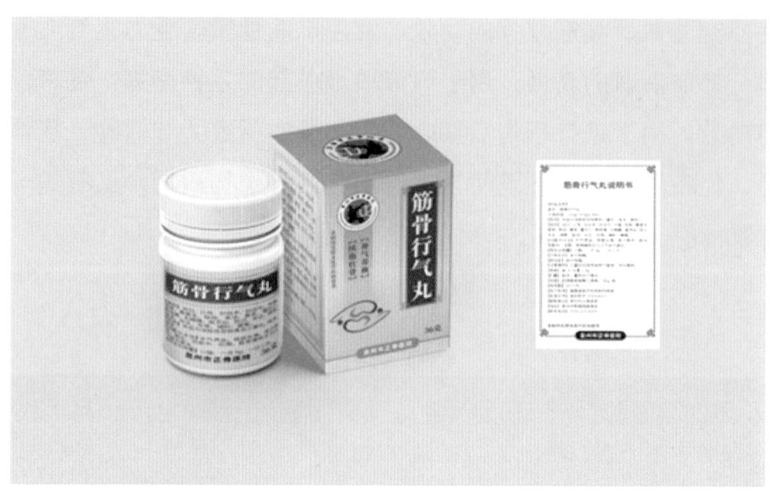

图2-5-15　筋骨行气丸

药品名称：筋骨行气丸

性状：本品为深棕色至棕黑色小蜜丸，味辛、微苦。

组成：当归、川芎、炒白术、炒白芍、牛膝、党参、桑寄生、桂枝、羌活、黄芪、薏苡仁、熟地黄、石楠藤、威灵仙、防己、木瓜、续断、独活、白芷、甘草等。辅料为蜂蜜。

功能与主治：补气养血，续筋壮骨。用于骨折、脱位、伤筋中后期，筋骨痿软乏力之气血亏虚证。

用法与用量：口服，一次 9g，一日 2 次。

不良反应与注意事项：尚不明确；儿童应在医师指导下服用。

禁忌证：孕妇慎用。

规格与包装：每瓶装 36g，每 10 丸约重 2.0g。药用高密度聚乙烯瓶。

贮藏条件：密闭，置阴凉干燥处。

有效期：18 个月。

执行标准：福建省医疗机构制剂规程

备案号：闽药制备字 Z20200041000

（三）理气补血丸

药品名称：理气补血丸

性状：本品为黄褐色小蜜丸，气香，味辛甘。

组成：黄芪、香附、当归、木香、延胡索、青皮、枳壳、川芎、郁金、法半夏、八角茴香、丹参等。

功能与主治：行气止痛，补血活血。用于气滞血虚引起的各种疼痛。

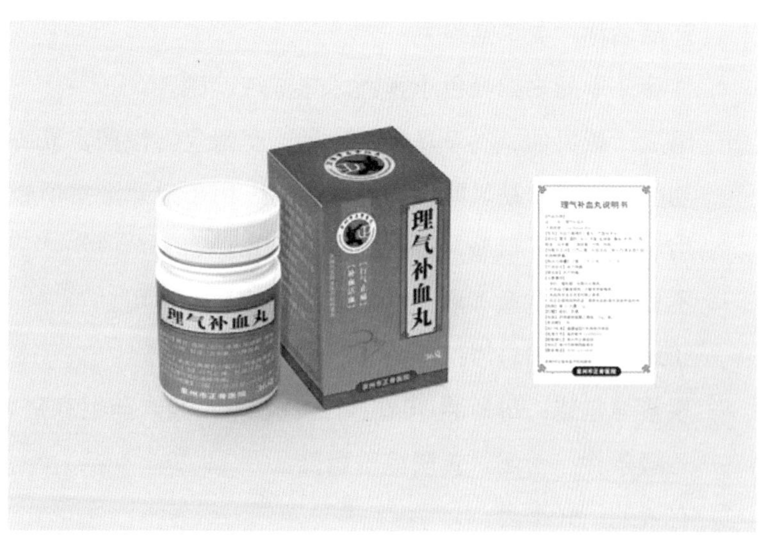

图2-5-16 理气补血丸

用法与用量：口服，一次 35 粒，一日 2 次。

不良反应与注意事项：哺乳期、经期妇女慎用；过敏体质者慎用。

禁忌证：孕妇禁用；对本品过敏者禁用。

规格与包装：每瓶装 36g。药用高密度聚乙烯瓶。

贮藏条件：密封，防潮。

有效期：2 年。

执行标准：福建省医疗机构制剂规程

备案号：闽药制备字 Z20200044000

（四）灵草活络丸

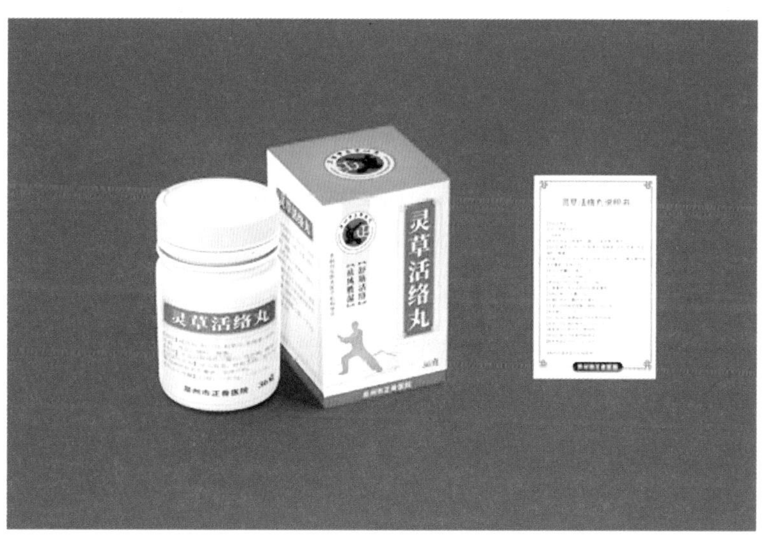

图2-5-17 灵草活络丸

药品名称：灵草活络丸

性状：本品为黑褐色小蜜丸，味辛辣、微苦。

组成：威灵仙、制草乌、制川乌、胆南星、没药、乳香、地龙等。辅料为蜂蜜。

功能与主治：祛风胜湿，舒筋活络。用于风寒湿痹所致关节僵硬、屈伸不利。

用法与用量：口服，一次 6g，一日 2 次。

不良反应与注意事项：有出血倾向的患者慎用。

禁忌证：孕妇忌用；不可久服。

规格与包装：每瓶装 36g，每 10 丸重 2.0g。药用高密度聚乙烯瓶。

贮藏条件：密闭，置阴凉干燥处。

有效期：18 个月。

执行标准：福建省医疗机构制剂规程

备案号：闽药制备字 Z20200046000

（五）壮骨通痹丸

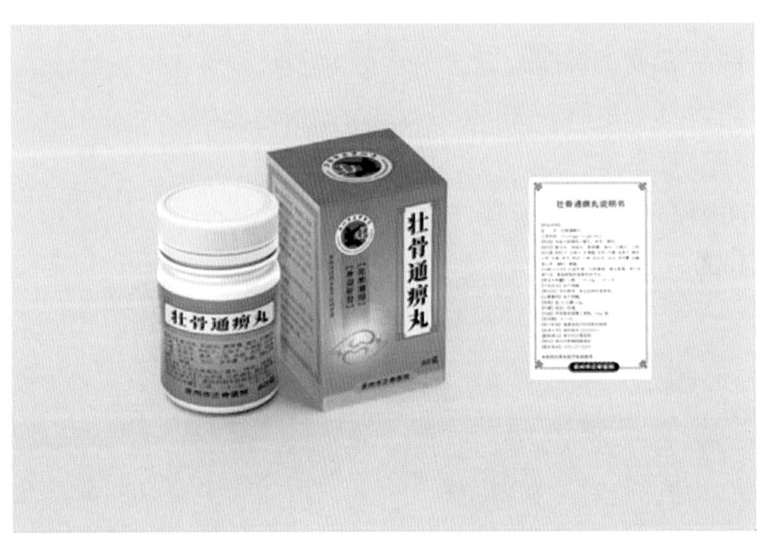

图2-5-18　壮骨通痹丸

药品名称：壮骨通痹丸

性状：本品为黑褐色小蜜丸，味辛、微苦。

组成：紫河车、阳起石、鹿角霜、海马、巴戟天、山药、肉苁蓉、枸杞子、五味子、补骨脂、杜仲、牛膝、韭菜子、黄芪、川芎、水蛭、赤芍、地龙、人参、炒白术、当归、淫羊藿、全蝎、炮山甲等。辅料为蜂蜜。

功能与主治：补益肝肾，化瘀通络，强壮筋骨。用于肝肾不足，筋脉瘀阻所致骨痹。

用法与用量：口服，一次 10g，一日 2 次。

不良反应与注意事项：服药时有过敏者即停药。

禁忌证：孕妇禁用，有出血倾向者禁用。

规格与包装：每瓶装 60g，每 10 丸约重 2.0g。药用高密度聚乙烯瓶。

贮藏条件：密闭，防潮。

有效期：18 个月。

执行标准：福建省医疗机构制剂规程

备案号：闽药制备字 Z20200031000

三、补益肝肾系列药物

此类药一般适用于慢性筋骨疾病，如慢性损伤后期或肝肾亏虚的骨病、骨质疏松疾病等，包括首乌益肾骨康丸、知柏益肾骨康丸、二仙益肾骨康丸、颈复宁丸、益肾壮腰丸、壮骨通痹丸等。如第三代传承人林玉芬根据“肾主骨”“肾为先天之本”理论，将骨质疏松症分三型，结合临床实践，将经验方剂制成中药蜜丸剂用于临床，分别是首乌益肾骨康丸，重在益肾补血，强壮筋骨；知柏益肾骨康丸，重在滋阴降火，强壮筋骨；二仙益肾骨康丸，重在温阳补肾。第三代传承人陈长贤将治疗颈肩腰腿痛行之有效的经验方剂制作成中药蜜丸，在治疗病位上各有侧重。颈复宁丸，用于肝肾不足所致的颈椎病；益肾壮腰丸，用于肝肾不足、筋骨不利所致的急慢性腰腿痛。壮骨通痹丸，用于治疗慢性损伤后期或肝肾亏虚的骨病等。

（一）首乌益肾骨康丸

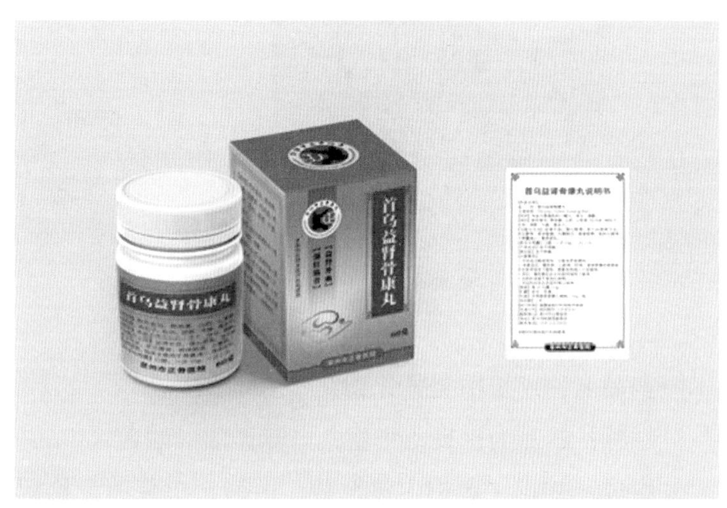

图2-5-19 首乌益肾骨康丸

药品名称：首乌益肾骨康丸

性状：本品为黑褐色的小蜜丸，味甘、微酸。

组成：制何首乌、熟地黄、山药、山茱萸、牡丹皮、枸杞子、杜仲、续断、牛膝、菟丝子等。辅料为蜂蜜。

功能与主治：益肾补血，强壮筋骨。用于血虚肾亏证，症见腰背、肢体酸痛、头晕眼花、脉细弱等。临床主要用于骨量减少、骨质疏松症。

用法与用量：口服，一次 10g，一日 2 次。

不良反应与注意事项：过敏体质者慎用；有高血压、糖尿病、心脏病、肝病、肾病等慢性病患者，应在医师指导下服用；哺乳期妇女应在医师指导下服用；用药时忌进食不易消化的食物。

禁忌证：对本品过敏者禁用；感冒发热患者不宜服用。

规格与包装：每瓶装 60g，每 10 丸约重 2.0g。药用高密度聚乙烯瓶。

贮藏条件：密封，防潮。

有效期：24 个月。

执行标准：福建省医疗机构制剂规程

备案号：闽药制备字 Z20200050000

（二）知柏益肾骨康丸

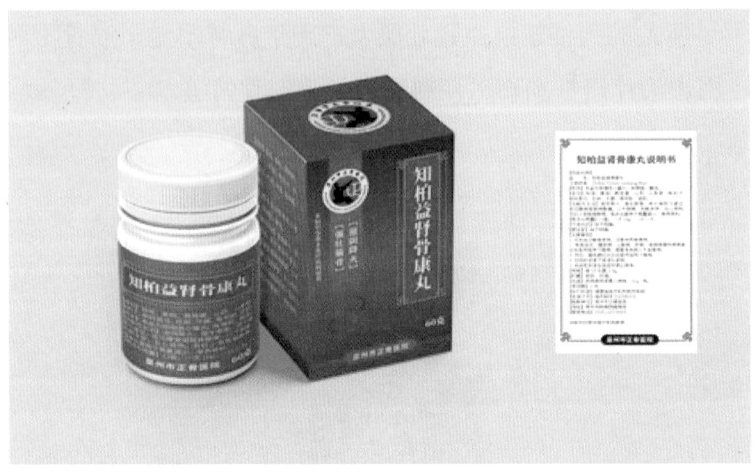

图2-5-20　知柏益肾骨康丸

药品名称：知柏益肾骨康丸

性状：本品为棕褐色小蜜丸，味微甜、酸苦。

组成：知母、黄柏、熟地黄、山药、山茱萸、枸杞子、制何首乌、杜仲、牛膝、龟甲胶、锁阳等。辅料为蜂蜜。

功能与主治：滋阴降火，强壮筋骨。用于肾阴亏虚证，症见腰背酸痛、口干咽燥、失眠多梦、五心烦热、舌红少苔、脉细数等。临床主要用于骨量减少、骨质疏松。

用法与用量：口服，一次 10g，一日 2 次。

不良反应与注意事项：过敏体质者慎用；有高血压、糖尿病、心脏病、肝病、肾病等慢性病患者，应在医师指导下服用；哺乳期妇女应在医师指导下服用；用药时忌进食不易消化的食物。

禁忌证：对本品过敏者禁用；感冒发热患者不宜服用。

规格与包装：每瓶装 60g，每 10 丸约重 2.0g。药用高密度聚乙烯瓶。

贮藏条件：密封，防潮。

有效期：24 个月。

执行标准：福建省医疗机构制剂规程

备案号：闽药制备字 Z20200033000

（三）二仙益肾骨康丸

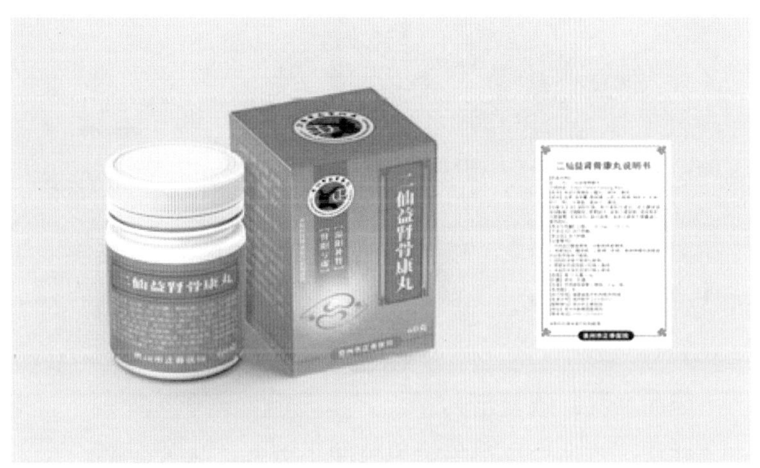

图2-5-21　二仙益肾骨康丸

药品名称：二仙益肾骨康丸

性状：本品为黑褐色小蜜丸，味辛、微苦。

组成：仙茅、淫羊藿、熟地黄、山药、山茱萸、枸杞子、杜仲、制附子、补骨脂、菟丝子、黄芪等。辅料为蜂蜜。

功能与主治：温阳补肾。用于肾阳亏虚证，症见腰背或肢体酸痛，双膝酸软，畏寒肢冷，或有小便频数、夜尿频多、大便溏薄、舌淡苔白、脉沉弱等。临床主要用于骨量减少、骨质疏松。

用法与用量：口服，一次 10g，一日 2 次。

不良反应与注意事项：过敏体质者慎用；有高血压、糖尿病、心脏病、肝病、肾病等慢性病患者，应在医师指导下服用；哺乳期妇女应在医师指导下服用；用药时忌进食不易消化的食物。

禁忌证：对本品过敏者禁用；感冒发热患者不宜服用。

规格与包装：每瓶装 60g，每 10 丸约重 2.0g。药用高密度聚乙烯瓶。

贮藏条件：密封，防潮。

有效期：24 个月。

执行标准：福建省医疗机构制剂规程

备案号：闽药制备字 Z20200038000

（四）颈复宁丸

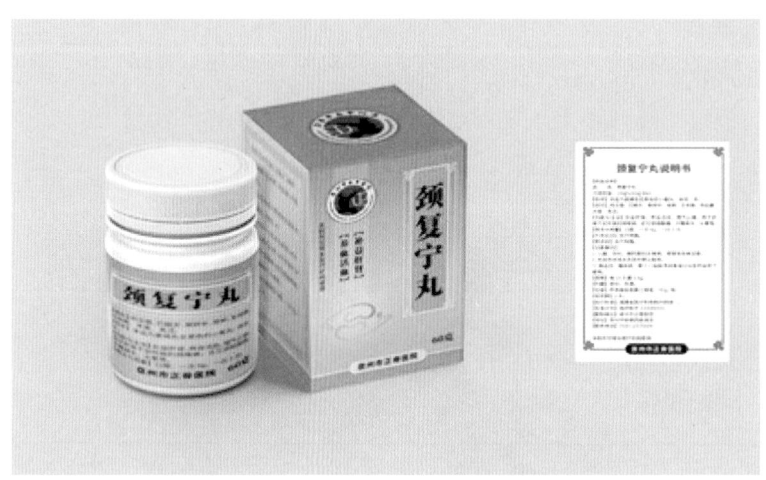

图2-5-22　颈复宁丸

药品名称：颈复宁丸

性状：本品为黑褐色至黑色的小蜜丸，味苦、辛。

组成：肉苁蓉、巴戟天、骨碎补、续断、生地黄、鸡血藤、木香、羌活等。辅料为蜂蜜。

功能与主治：补益肝肾，养血活血，理气止痛。用于肝肾不足所致的颈椎病，症见颈肩酸痛、手臂麻木、头晕等。

用法与用量：口服，一次 6g，一日 2 次。

不良反应与注意事项：哺乳期妇女慎用；高血压、糖尿病、胃十二指肠溃疡患者，应在医师指导下服用。

禁忌证：感冒发热者忌服。孕妇禁用。

规格与包装：每瓶装 60g，每 10 丸约重 2.0g。药用高密度聚乙烯瓶。

贮藏条件：密封，防潮。

有效期：24 个月。

执行标准：福建省医疗机构制剂规程

备案号：闽药制备字 Z20200042000

（五）益肾壮腰丸

药品名称：益肾壮腰丸

性状：本品为棕褐色至棕黑色的小蜜丸，味甜、微辛酸。

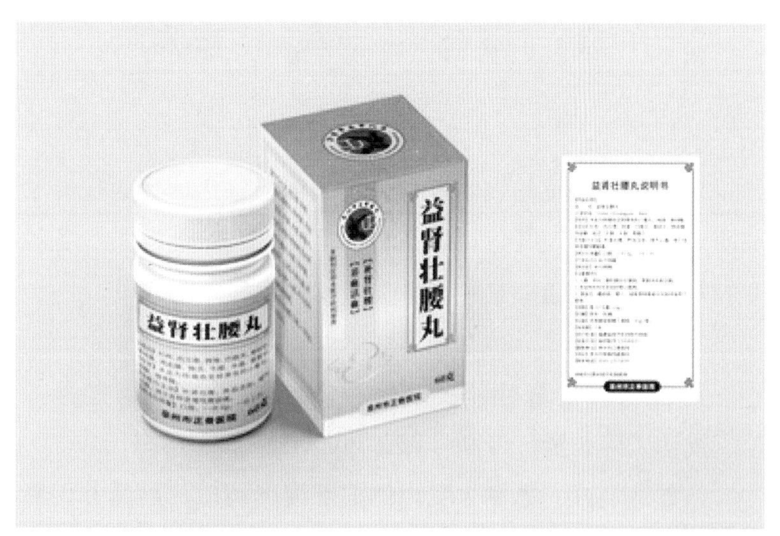

图2-5-23 益肾壮腰丸

组成：杜仲、肉苁蓉、狗脊、巴戟天、骨碎补、熟地黄、鸡血藤、独活、牛膝、木香、莱菔子等。辅料为蜂蜜。

功能与主治：补肾壮腰，养血活血，理气止痛。用于各种急慢性腰腿痛。

用法与用量：口服，一次 6g，一日 2 次。

不良反应与注意事项：儿童、哺乳期妇女慎用；高血压、糖尿病、胃十二指肠溃疡患者，应在医师指导下服用。

禁忌证：感冒发热者忌服。孕妇禁用。

规格与包装：每瓶装 60g，每 10 丸约重 2.0g。药用高密度聚乙烯瓶。

贮藏条件：密封，防潮。

有效期：24 个月。

执行标准：福建省医疗机构制剂规程

备案号：闽药制备字 Z20200047000

第三章　泉州正骨技术专利

泉州正骨医院的技术专利共242项，包括信息版权专利132项、国家发明专利和国家新型发明专利110项，其包括骨伤科医疗器械、护理器具、各种临床医疗技术专利及各项信息版权专利等。下面节选部分骨伤科临床技术专利介绍如下。

一、一种发育性髋关节脱位的闭合复位可调支具

发明人陈长贤，专利号：ZL 2008 2 0127078.X

1.技术简介　患侧大腿内侧根部横形切口，显露并切断内收长肌和髂腰肌腱，同法行健侧内收长肌切断，予手法闭合复位患髋，并予一期支具固定；3个月后改为二期支具固定；6个月后改为三期支具固定，9个月后拆除支具固定。（图3-1-1）

2.创造特点及效果

（1）采用可调节支具固定，闭合复位后测定髋关节稳定的安全角，即复位后髋关节外展90°开始，逐渐减少外展角度到股骨头脱出髋臼，两者中间角度即为安全角，为一期支具固定时髋关节所采取的外展角度，避免固定在极度外展位，有利于股骨头血运。此外，可根据复位情况及复查X线片情况，随时调整髋关节外展、内收及屈曲的角度，有利于调整头臼的同心圆关系，并预防股骨头缺血性坏死。

（2）支具固定，支具内衬接触面均采用猪皮，具有通透性能好、便于护理、过敏少等优点，患儿使用较为舒适，容易接受，特别适合于南方炎热潮湿的天气，避免石膏受潮后松软导致治疗失败。

（3）髋关节有一定的活动度，有利于头臼间的刺激。通过定期随访头臼发育情况，调节支具固定连接杆，更有利于髋臼、股骨头发育。

对于婴幼患儿发育性髋关节脱位的治疗，医院在1997年开始采用闭合复位自制可调节支具固定进行治疗，明显降低了股骨头缺血性坏死的发生，为治疗及预防发育性髋关节脱位中股骨头缺血性坏死发生率较高的问题，提供了一种解决方法。同时，该支具固定对患者来说比较舒适，受天气变化影响小，使患者比较容易接受治疗，特别是在潮湿炎热地区，解决了石膏固定容易潮湿变软而失去固定作用的问题，以及患者不能耐受石膏固定导致治疗失败，提高了治疗效果。此外，该项目提出了固定安全角的设想，使临床医生容易进行操作，达到量化的指标。支具透X线性能好，与传统石膏固定相比，能清楚显露髋关节骨骼影像，便于治疗过程的疗效观察。

对闭合复位自制可调节支具固定治疗发育性髋关节脱位疗效进行分析，为临床治疗发育性髋关节脱位提供有利借鉴，降低股骨头缺血性坏死的发生率，提高治疗效果，减轻患者的痛苦，减少对儿童心理健康的影响，使患者能正常生活，提高生活质量，减轻家庭与社会的负担，具有广泛应用价值和良好的社会效益、经济效益。

3. 技术配图

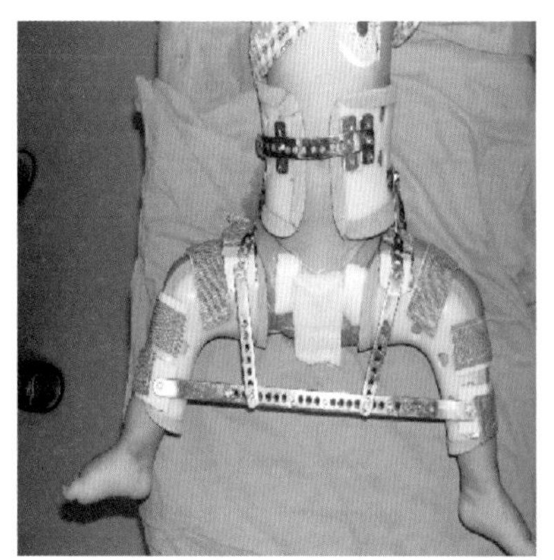

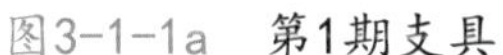
图3-1-1a 第1期支具

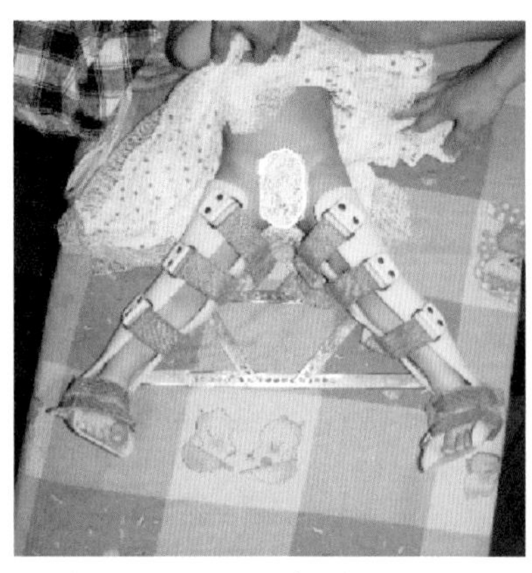
图3-1-1b 第2期支具

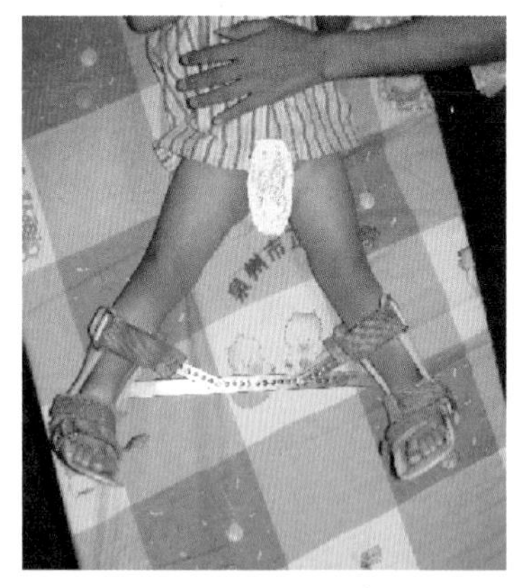
图3-1-1c 第3期支具

图3-1-1 发育性髋关节脱位支具

二、一种组合式肩锁固定带

发明人郑晓蓉，专利号：ZL 2015 2 0419075.3

1. 技术简介　组合式肩锁固定带由两部分组成，即双肩“∞”字固定带和肩锁固定带。（图3-1-2，图3-1-3）

双肩“∞”字固定带：针对现有锁骨带易于滑脱、固定后患者易感不适的问题，根据双肩“8”字绷带的原理，设计了双肩“∞”字固定带，一方面便于调整固定的松紧度，另一方面可有效防止外固定滑脱及局部皮肤卡压导致的不适。

肩锁固定带：针对单肩绷带固定的两点不足进行了改良，将环绕胸廓的“0”型固定下移至腰部，利用胸廓与腰部的相对周径差，防止环形固定向上滑动，解决了胸部压迫及腋下神经血管受压的不良反应；另一方面，用垂直加压带代替前后往返的绷带对肩部的压垫进行垂直加压，可有效避免因每道往返绷带压力不均匀导致部分加压的绷带失效的现象。而双头带将一侧两头固定后，另外两头同时牵拉对骨折端进行垂直方向的加压，有效确保了所需的压力。

2. 创造特点及效果　组合式肩锁固定带的使用，能够确保固定的可靠性；患者使用后舒适度增加，可提高依从性；操作方便，有利于医务人员推广使用。

3. 技术配图

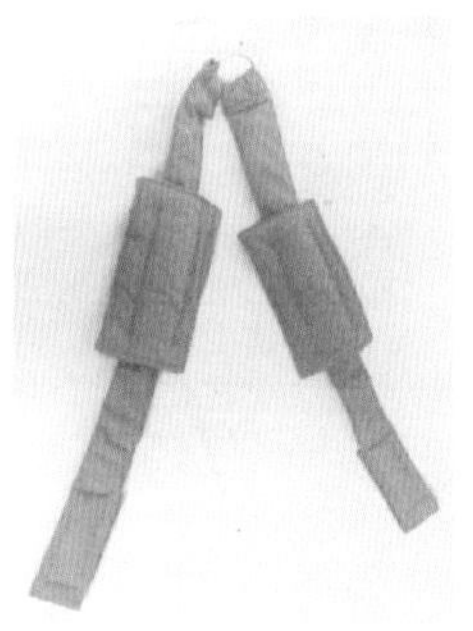
图3-1-2a

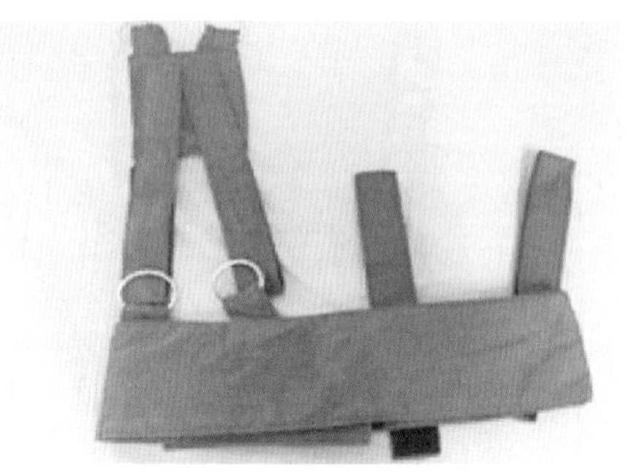
图3-1-2b

图3-1-2 双肩“∞”字固定带

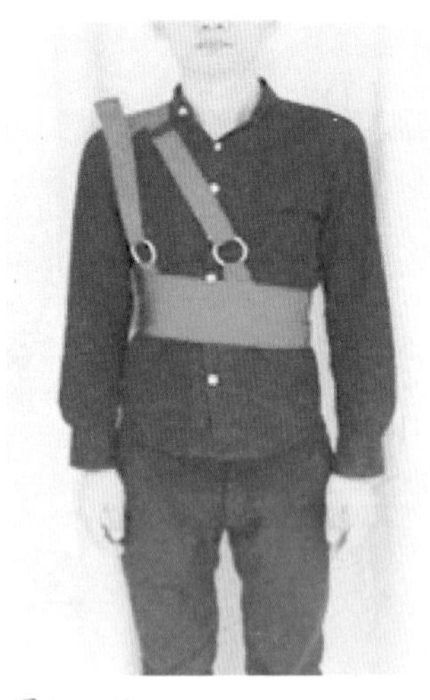
图3-1-3a

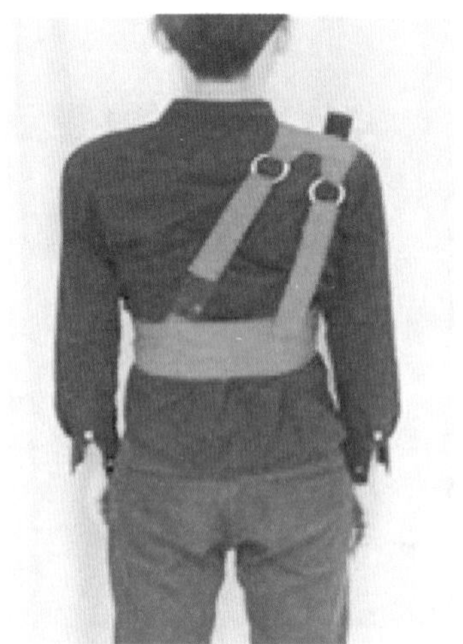
图3-1-3b

图3-1-3　肩锁固定带

三、一种肩胛颈骨折固定件

发明人郭颖彬等，专利号：ZL201621299193.6

1. 技术简介　一种肩胛颈骨折固定件，包括与肩胛颈的解剖学形态相匹配的固定件本体。固定件本体包括相互弯折连接的第一固定件和第二固定件，第一固定件与肩胛颈对应肩胛冈根部的位置相贴合，第二固定件与肩胛骨外侧缘相贴合，第一固定件通过一可弯曲变形的连接部与第二固定件连接，第一固定件上设置有 2 ～ 3 个螺孔，第二固定件上也设置有 4 ～ 6 个螺孔，第一固定件上的各个螺孔的螺纹面与第一固定件所在的平面所成的夹角 γ 为 30° ～ 45° 。（图 3-1-4）

2. 创造特点及效果　一种肩胛颈骨折固定件，目的在于能够较为理想地对肩胛颈的骨折部位进行贴合和固定，避免二次手术的风险，保证骨折手术的安全性，且在固定时螺钉能够避开盂肱关节，减轻了患者的不适感，有利于骨折部位较好地恢复。

3. 技术配图

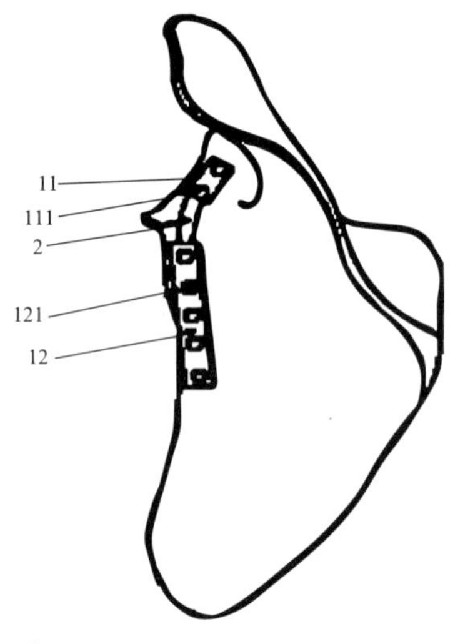

图3-1-4a

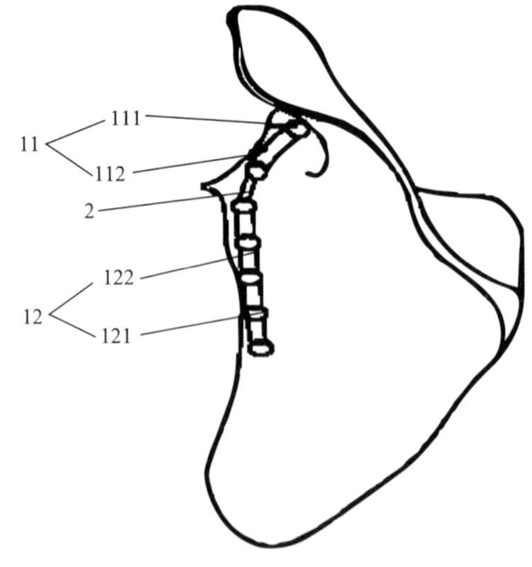

图3-1-4b

图3-1-4　肩胛颈骨折固定件

四、一种股骨粗隆间骨折三维外支架

发明人吴天然等，专利号：ZL 2016 2 0214389.4

1. 技术简介　该三维外支架是在三针锁针外支架的基础上进行改良而成。近折端参考股骨颈骨折“品”字形固定原理，在股骨粗隆部由原来的 2 针加 1 针，改为“品”字形 3 针三角形固定，由二维平面固定变为三维立体多方向固定。远折端参考起重机架力学原理，在股骨粗隆下加一枚支架螺钉固定，这样固定更牢靠。把原来膝关节上 10cm 那枚支架螺钉上移，两枚螺钉间隔 3 ～ 5cm，对髂胫束损伤较小，有利于针眼护理，有利于髋、膝关节功能锻炼。（图 3-1-5）

2. 创造特点及效果

（1）对于股骨粗隆间骨折，理想的治疗方法应该是能解除疼痛，最大限度地减少手术创伤，预防髋内翻，减少卧床时间，提高患者的生活质量。

（2）三维外支架治疗具有创伤小、恢复快、固定牢、效果好、费用低等优点，在发挥微创特色优势的同时，提高了固定的牢靠性，可应用于不稳定型股骨粗隆间骨折，提高临床疗效满意度。

3. 技术配图

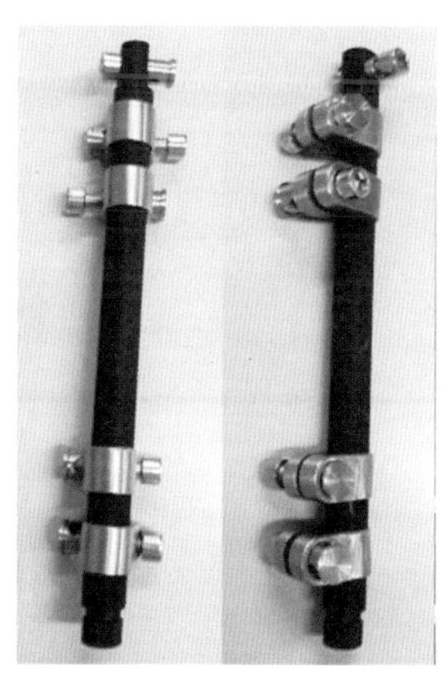

图3-1-5a

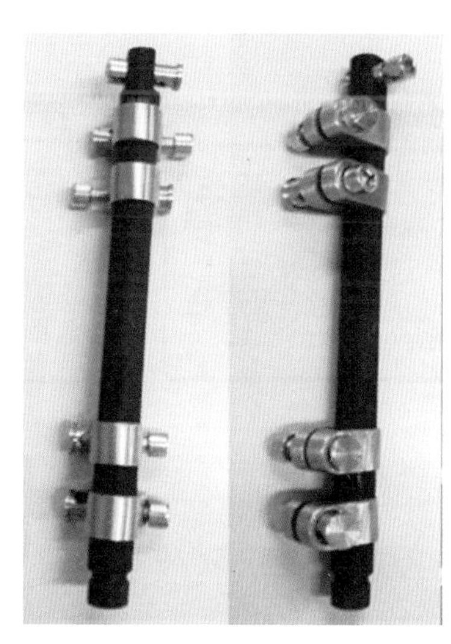

图3-1-5b

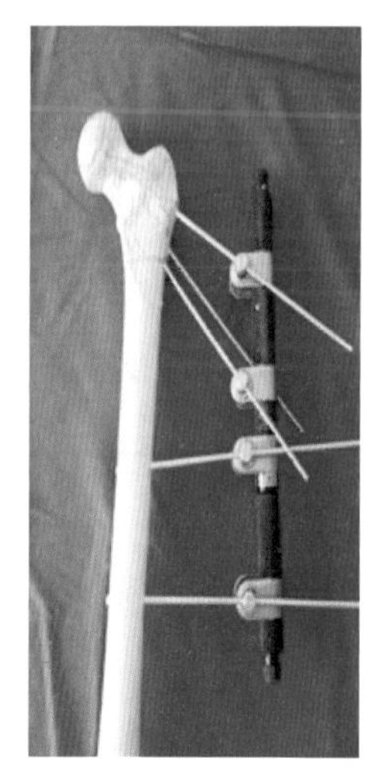

图3-1-5c

图3-1-5　三维外支架

五、一种自制钢丝导入器

发明人吴天然等，专利号：ZL 2018 2 0515383.X

1. 技术简介　本自制钢丝导入器由两件套构成，分别为外套筒和内套筒。内套筒比较小，内部空心，呈半圆形，一端为尖端，一端连接手柄，整个内套筒由连接手柄处向尖端逐渐缩小，手柄靠连接处一侧中间开槽，内套筒中部内外两侧各设一滑槽固定点；外套筒比内套筒大一号，内部空心，呈半圆形，一端为尖端，一端靠近手柄处设一可活动连接处，设一连接棒通

过手柄开槽处，整个外套筒由靠近手柄端向尖端逐渐缩小，外套筒中部内外两侧各设一滑槽。（图 3-1-6）

2. 创造特点及效果

（1）工作范围加大：常规导入器工作范围较小，而该自制钢丝导入器外套筒滑槽沿内套筒固定点滑动，长度可伸缩，且内套筒手柄与套筒呈 45°，该设计可加大导入器工作范围。

（2）钢丝导入成功率高：该自制钢丝导入器为一体化设计，内外套筒从一端向另一端逐渐缩小，一端为尖端，可轻松进行软组织开口，可协助骨折端的复位，并方便钢丝导入及退出，钢丝导入成功率高。

（3）安全可靠：组合式钢丝导入器（微创钢丝导入器）在进行组合时常有软组织嵌入卡口，造成组合失败，另外容易损伤到血管、神经，而该自制钢丝导入器内外套筒呈一体化，无须组合，不容易损伤血管、神经。

（4）更微创：组合式钢丝导入器（微创钢丝导入器）张开组合时需要较大的切口，而该内外套筒呈一体化，通过小切口即可操作，损伤较小，更微创。

本器械通过采用外套筒和内套筒的组合，实现了在钢丝导入方面的应用；该内外套筒呈一体化，方便导入及退出，实现小切口即可操作，损伤较小，提高钢丝导入成功率。

3. 技术配图

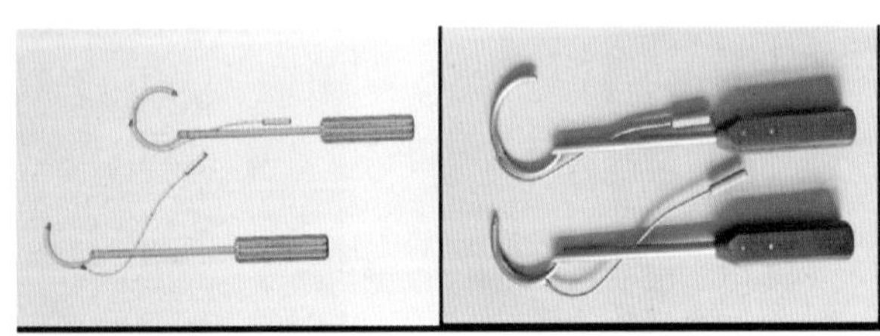

图3-1-6a

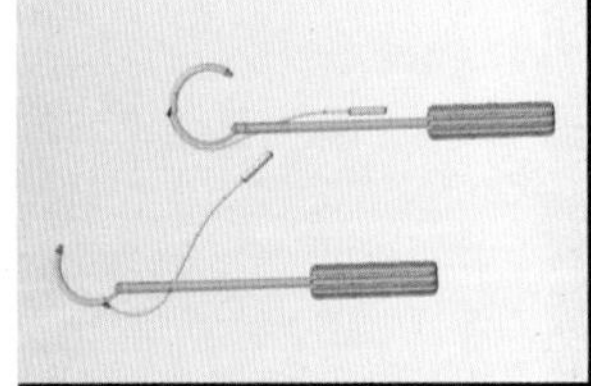

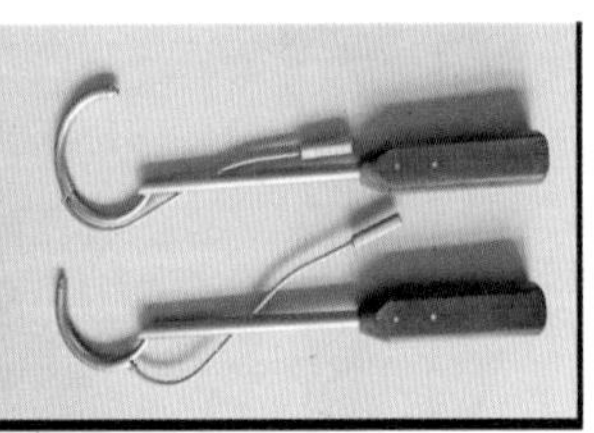

图3-1-6b

图3-1-6　自制钢丝导入器

六、一种四肢长骨干骺端取骨器

发明人陈夏平等，专利号：ZL201810320292.5

1. 技术简介

（1）本自制取骨器由三件套构成，分别为外套筒、中环锯及内芯，外套筒直径 13mm，中环锯及内芯直径较外套筒各减 1mm，这样可环环相扣。（图 3-1-7）

（2）外套筒直径与相应髓内钉大小匹配，可根据临床需要开发出不同型号。

（3）外套筒长度与内芯相当，中环锯长度是外套筒的两倍，这样内芯可退入中环锯内，保证取骨沿导针方向进行，方便取骨。

（4）中环锯后半部分设计成两边开槽，取骨后方便获取骨条，并有助于退出内芯。

2. 创造特点及效果

（1）自制取骨器可完整取出四肢长骨干骺端骨质，方便植骨。

（2）该自制取骨器与髓内钉系统开口器匹配，取骨的同时即完成开孔，无须额外操作。

（3）取骨量充足，大部分患者可避免取自体髂骨，或使用同种异体骨或人工骨植骨，减轻患者痛苦及经济负担。

（4）可开发出不同型号，应用于四肢长骨干骺端的取骨。

3. 技术配图

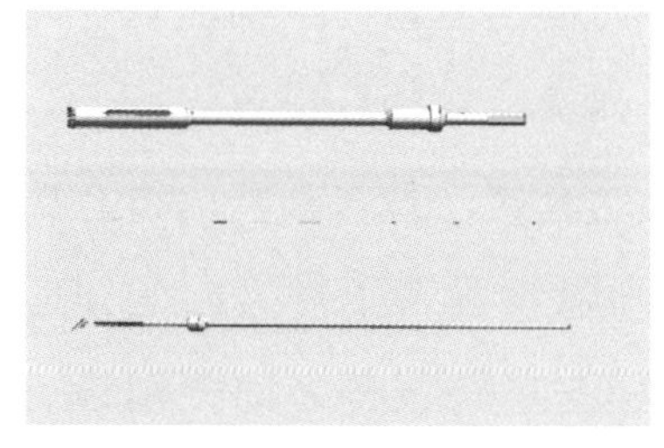
图3-1-7a

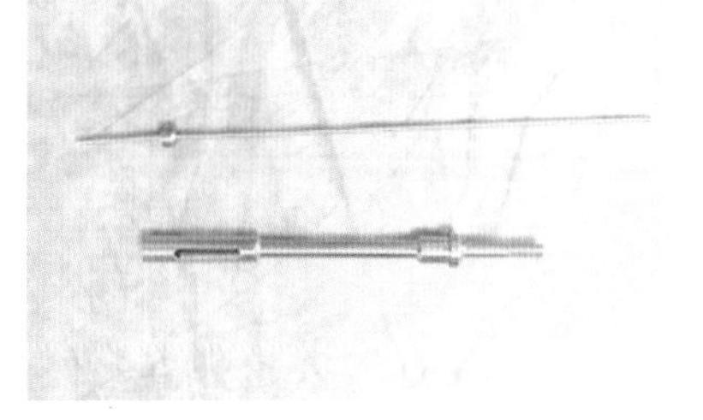
图3-1-7b

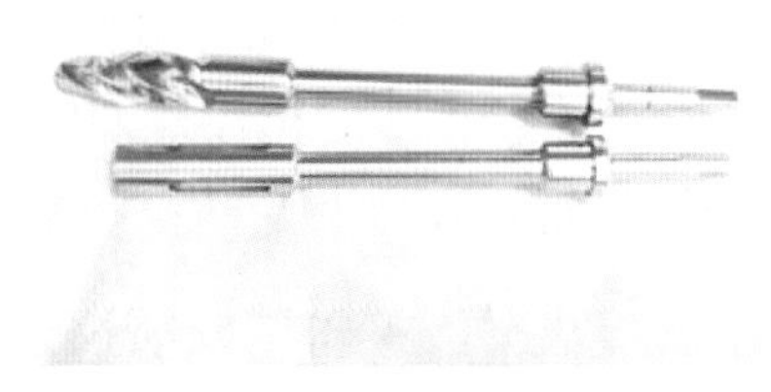
图3-1-7c

图3-1-7 取骨器

七、一种用于治疗跟骨骨折的骨科外支架

发明人李铭雄等，专利号：ZL 2015 2 0190963.2

1. 技术简介 跟骨骨折的骨科外支架，包括主体杆件，以及分别设置在所述主体杆件两端的两个内外层套管组件、两个延长螺母、两个锁针器。其中，内外层套管组件包括内管和外套管；两个内管分别通过螺纹连接在主体杆件的两端，且内管的末端固定连接有两个延长螺母；每个锁针器均固定连接在对应的内外层套管组件结构中所述外套管上；所述锁针器用于固定所述内外层套管组件和骨圆针在竖直方向的位置。（图 3-1-8）

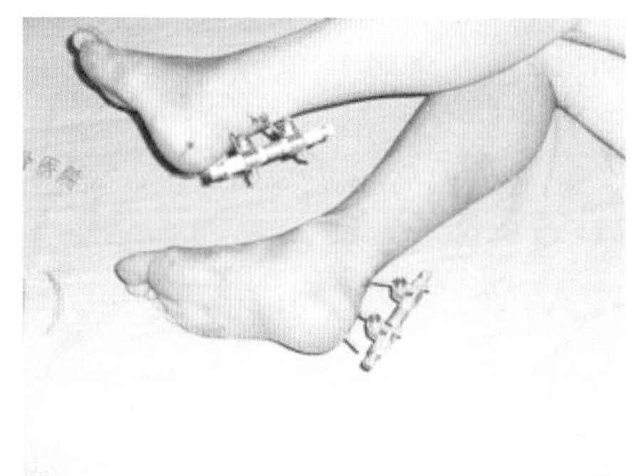
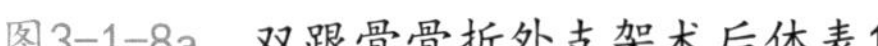
图3-1-8a 双跟骨骨折外支架术后体表1

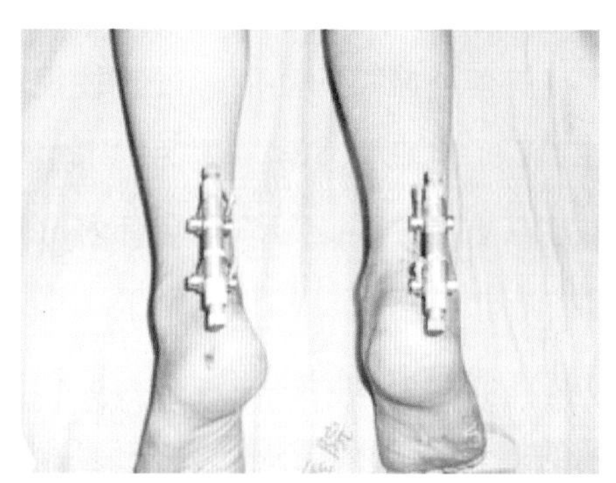
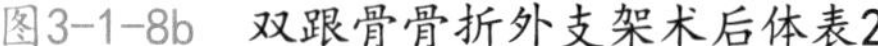
图3-1-8b 双跟骨骨折外支架术后体表2

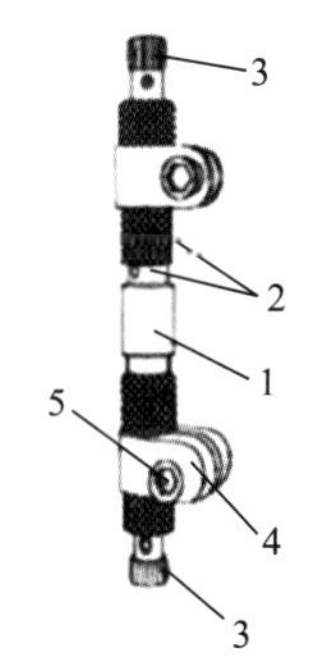

图3-1-8c 跟骨骨折外支架示意

图3-1-8 跟骨骨折骨科外支架

2. 创造特点及效果　用于治疗跟骨骨折的骨科外支架，利用延长螺母及内外层套管组件的可调节性，能有效地对固定后的跟骨高度进行再调整，增强了支架的可调性。

3. 技术配图

八、一种按压式针刀

发明人翁文水，专利号：ZL 201521051631.4

1. 技术简介　按压式针刀，包括针刀、用于固定针刀的针刀管，以及套设在针刀管外的套管。针刀的一端与针刀管固定连接，套管上设置有用于控制针刀伸出套管外或缩回套管内的按压式定位装置。按压式定位装置包括按压杆、转动杆和复位弹簧。转动杆设置于所述套管内，针刀管远离所述针刀的一端伸入套管内并与所述转动杆活动套接，且转动杆内设有挡固所述针刀管顶端部的环形挡环，转动杆的外侧壁沿圆周方向间隔设置若干对竖向延伸的深槽与浅槽，各浅槽分别设有第一引导斜面，各相邻的所述深槽与所述浅槽之间分别设有第二引导斜面，第一引导斜面和第二引导斜面的倾斜方向相同，套管的内侧壁上设有若干个对应深槽及浅槽槽深的凸条，凸条的下部设有与第一引导斜面和第二引导斜面相对应的第三引导斜面，按压杆的下部活动套设在转动杆的上部，按压杆的上部穿出套管外，按压杆的下部外侧壁上设有若干个沿圆周方向间隔分布的锯齿，且设置成当套管的凸条位于转动杆的深槽或浅槽中时，各锯齿的倾斜部分刚好位于第二引导斜面或第一引导斜面上，并且套管的凸条嵌设于两两锯齿间，复位弹簧套设在针刀管靠近针刀的一端上，复位弹簧的下端抵压在套管的底部，针刀管的外侧壁上凸设有可顶压复位弹簧上端的挡块。套管由两段式的上套管和下套管组成，上套管和下套管通过螺纹连接。按压杆的上部穿过上套管外，上套管的内侧壁上设有 3 个对应深槽及浅槽槽深的凸条，复位弹簧的下端抵压在下套管的底部（图 3-1-9）。

2. 创造特点及效果

（1）该按压式针刀具有可伸缩的功能，既方便使用，又方便存放，能够避免针刀长期暴露在外，发生交叉感染，保证针刀的清洁，具备实用性和安全性。

（2）该按压式针刀不使用时，针刀缩回套管内，能够避免针刀误伤他人。

（3）传统的针刀在治疗使用时，其技术性要求较高，手持针刀的刀柄时，由于手指和刀柄的接触面积小，容易发生持刀不稳的现象，下刀的速度、深度和精度难以控制，影响治疗的进度和质量，增加患者的痛苦。该按压式针刀在使用时，手持套管增大了手指与套管的接触面积，能提高握刀的稳定性、控刀的精确性及下刀的速度，从而提高手术的质量，并可大幅度降低针刀在治疗过程中对患者造成的痛苦。

3. 技术配图

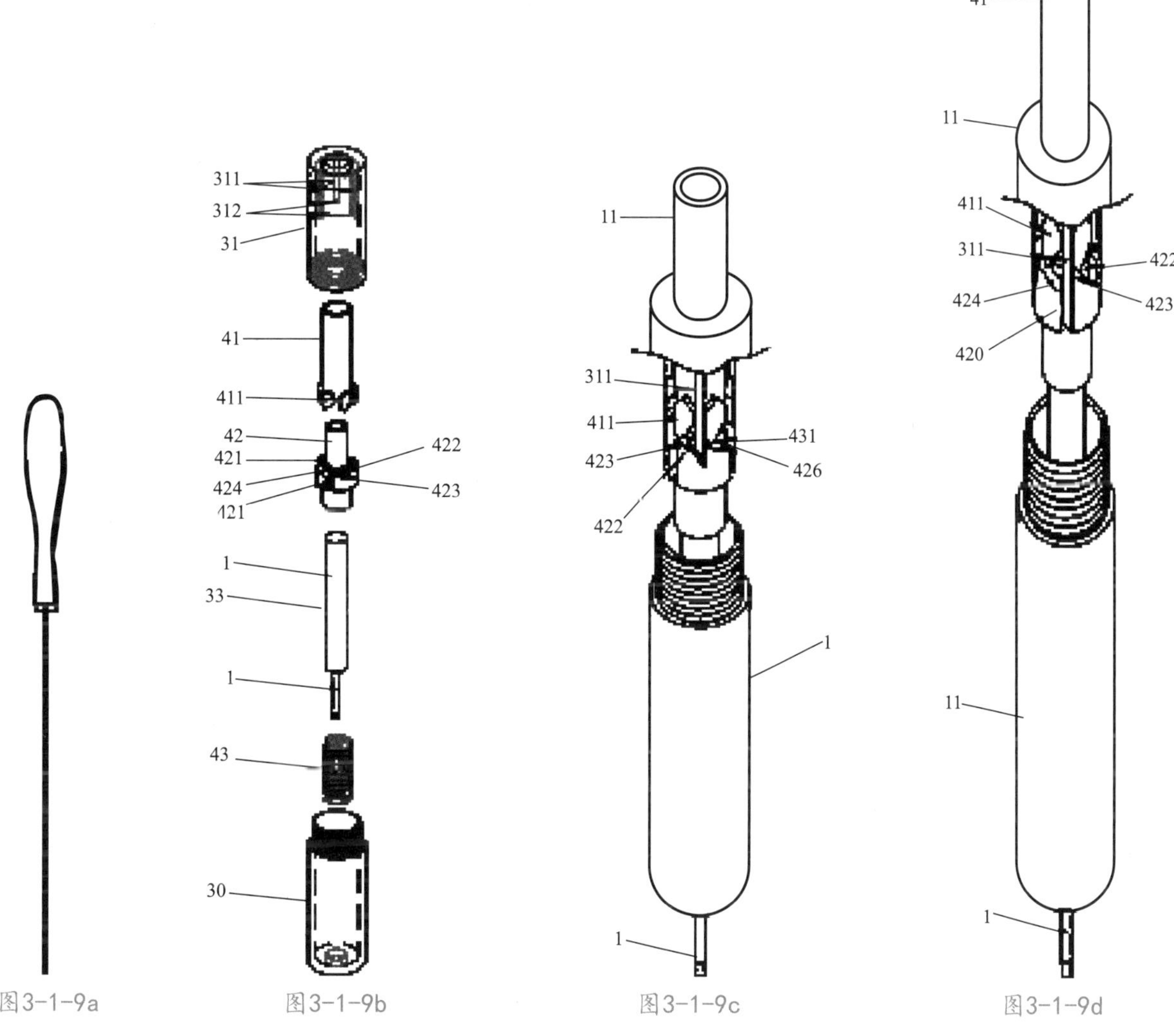

图3-1-9a 图3-1-9b 图3-1-9c 图3-1-9d

图3-1-9 按压式针刀

第四章　泉州正骨非物质文化遗产项目

医院目前拥有非物质文化遗产项目 8 项，包括 4 种疗法，即泉州正骨疗法（廖氏）、泉州正骨疗法（张氏）、泉州正骨手法（庄氏）、泉州正骨疗法（苏氏）；2 种拳术，即南少林罗汉拳、南少林地术拳；2 钟自制药，即泉州市正骨医院吊膏、正骨活络油。这些都是医院创始人和正骨先辈们代代相传的文化传承宝藏。

泉州正骨疗法廖氏、张氏、苏氏、庄氏等的手法理论核心技术皆是医武结合，利用武术劲与气的内在联系，以内劲带动外力，机触于外，巧生于内，以力带力，从而在最短的时间内让骨伤、筋伤病患在不觉间得到骨折复位、筋骨入槽之效果；而吊膏和正骨活络油等经历了一百多年几代传承人的努力，不断地传承与发扬，处方工艺逐渐成熟，在中医理论指导下辨证施用，临床效果甚佳，成为闽南一带的“伤科圣药”。“罗汉拳”“地术拳”都是南少林的传统武术，对于医者劲、气的训练，包括伤科病患者后期的功能恢复，都有显著的作用。

现将泉州正骨非物质文化遗产保护项目介绍如下。

一、泉州正骨疗法（廖氏）

泉州正骨疗法（廖氏）是医院重要创始人之一廖尚武所创，福建省非物质文化遗产项目。廖尚武于 1918 年出生。他结合祖传及师传，在南少林伤科技术的基础上，秉承“医武结合”理念，创新应用南少林流派整体辨证治法于临证，至今传承五代人。

（一）历史渊源与价值

泉州正骨疗法（廖氏）源于主要创始人之一廖尚武的父亲廖波。廖波，青年时代在家乡河市结识一位流落于民间的泉州南少林尼姑之徒弟了仰。了仰因年老体迈，廖波常常帮其干重活杂活。了仰看他忠厚老实，又因常被人所欺，就传授其南少林青草伤科、医武结合的移轮接骨法，以及南少林五毒指等功法，并在临终时赠书三部。廖波为谋生，带着第五子廖尚武在闽南一带打工，经常用空余时间为人治病，并教廖尚武接骨推伤之术，挖青草药。

廖尚武在其父亲教导下技有所成，但不满足自家的医技，为了更好地发展家传技法，遍访名师学艺。首拜在泉州南少林铁沙和尚的徒弟林天德（俗称“天德师”）门下，廖尚武为人忠厚，学习刻苦，获得天德师泉州南少林拳术及南少林伤科的真传；后转拜湖南北派少林拳师蔡金镖为师，学习少林拳术及骨伤疗法；又拜厦门柯剑锋拳师学习南少林武术及转轮接骨、针灸术，又于厦门百草林当学徒；后拜永春潘孝德学习永春白鹤拳及骨伤疗法。廖尚武为完成父亲的遗愿，把家传和师学融合一体，整理创立了“廖氏正骨疗法”理论体系，并于民国前期，在泉州东街开设一家诊所——“益安堂”，专治骨伤、外科疾患，在闽南及港澳地区以及东南亚均有一定名气。

1955年，廖尚武响应党和政府关于“走集体化道路”的号召，与陈学良等参与创建了泉州市中医正骨外科联合诊所（泉州市中医第五联合诊所）。廖氏正骨疗法秉承南少林“医武结合”理念，应用中医骨伤整体辨证治法，历经几代人的努力，对整复手法及推伤手法反复研究实践，不断改进，结合家传秘方配伍、功效，使廖氏骨伤疗法发挥出更大的作用。

廖氏正骨疗法采用南少林推伤、损伤八卦定位疗法、十二时辰及四季损伤疗法等理论，以及祖传的伤科丹膏散丸方药等，结合骨折整复、手法推伤、拔罐、经络放血、循经点穴、药物发疱、中药熏洗等一整套成熟的治疗方法，适用于治疗各类骨折与急慢性筋伤，特别是治疗旧伤（宿伤），更有其独特的效果。

廖氏正骨疗法在医院传承至今，传承者包括廖尚武夫妇及廖尚武之子廖德成、廖聪明、廖聪龙，孙女廖雅芬、孙子廖逸帆与弟子们等。廖德成曾任医院副院长及骨伤科主任，廖聪龙为软伤科学科带头人，他们在不同的岗位上继承与发扬廖氏正骨疗法，传承至今近百年。

（二）临床应用

1. 推伤手法　丹凤指推刮法（图4-1-1）、五指平推柔法、八卦开胸法、喜鹊过枝法（图4-1-2）等。

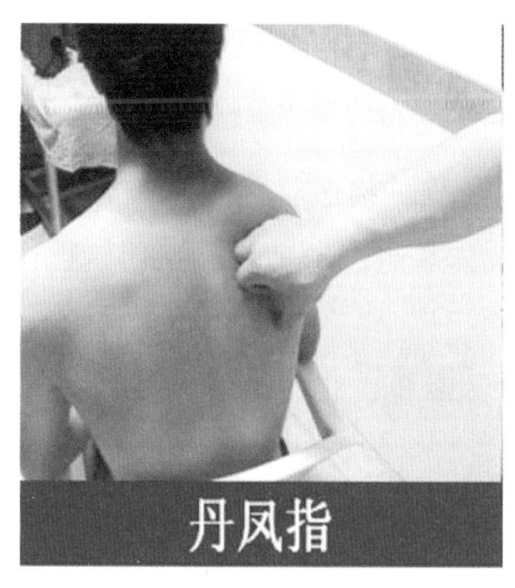

图4-1-1　丹凤指

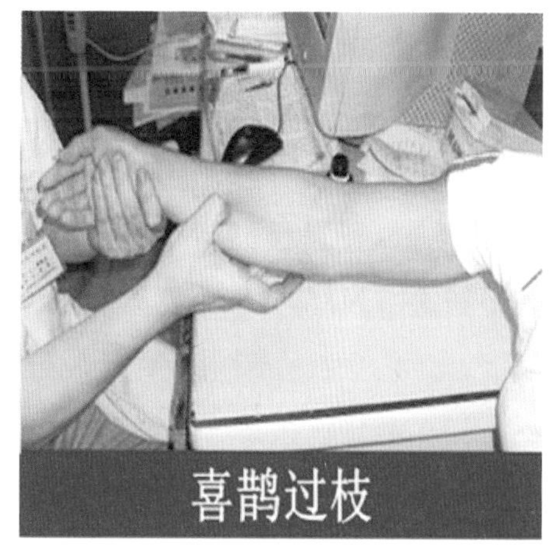

图4-1-2　喜鹊过枝

2. 整复手法　伸直法、缩齐法、摸索法、旋转法、拖拉法、屈曲端正法、分离法、牵拉反折法、托提法、拳顶掌按压、推摩法、牵拉法、点踢法、对扣法、背摇法、抱转法、罗汉抬书法等。

二、泉州正骨疗法（张氏）

泉州正骨疗法（张氏）源于医院创始人之一张铁龙。张铁龙自幼习武，早年拜师受“禅武文化”“医武结合”思想文化熏陶，总结形成了一套具有闽南特色的正骨手法。

（一）历史渊源与价值

泉州正骨疗法（张氏）为福建省非物质文化遗产项目。张铁龙，1902 年出生于一个农民家庭，早年拜师学武行医。1923 年师从民国时期西门孟衙巷泉州拳师兼中医骨伤名家刘鹏山，练就一身南少林太祖拳等“硬、软”功夫，同时也学习了中医骨伤传统疗法及青草药的临床应用。1941 年在泉州西街开元寺大门口西侧开设药铺“铁龙堂”行医正骨，兼卖丹膏丸散等。1955 年，参与陈学良、廖尚武等创办泉州市中医正骨外科联合诊所（泉州市中医第五联合诊所）。1962 年 10 月，又参与创建泉州市正骨医院。在常年临床实践中，不断摸索习武与行医技法，积累了丰富的临床经验，形成行之有效的正骨疗法。其推伤术运用南少林武学指力和吞吐功力，既能减轻患者在推伤过程中的疼痛，也能使精纯的治伤手法与少林技击功力有机融合，获得方便及时、疗效显著的效果；在正骨整复手法方面，始终保持三维一体概念，也就是必须“用心、用脑、移轮接骨”，手法力求“轻、巧、稳、准、灵”，因而张氏正骨疗法在临床上的效果得以有效显现，得到同行的认可；由其经验方研制的对风伤跌打损伤具有一定疗效的丹膏丸散亦得到广泛而有效应用；自制的塑形小夹板能因人、因病、因形、因时制宜，在固定四肢各类型骨折方面灵活使用，临床效果显著。

张氏正骨疗法在医院传承至今，传承者有张铁龙之子张金才及儿媳王宝治，之女张金珠、张秀珍，大孙子张志民及弟子们等，他们在不同的岗位继承与发扬着张氏正骨疗法。

（二）临床应用

1. 治伤手法 运用武术功力通过指腹、掌际、掌根及肘部进行点穴、按、推、掐、拔、捏、拍、振、搓及引伸等手法操作，治疗胸胁背腰等肢体软组织旧宿伤、扭伤、挫伤、拉伤、关节错缝及风湿病症等。

2. 接骨手法 应用于骨折脱位。包括触摸体察、持续牵拉、屈曲收压、端提捺正、摇摆挤纳、指扣翻转、拔挤分骨、回旋折顶、掌根扣挤、按揉理筋等（图 4-1-3 至图 4-1-5）。

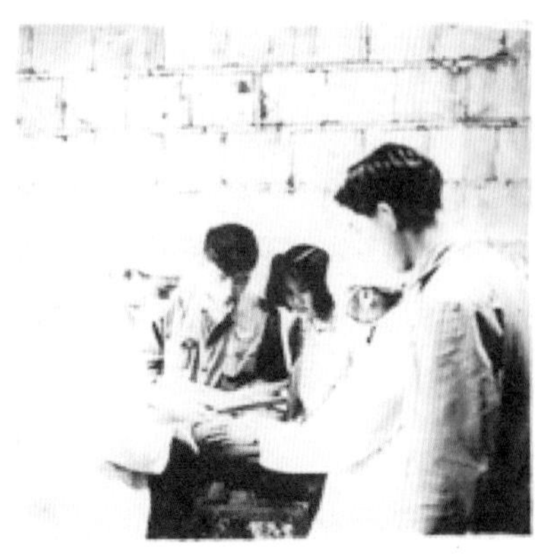

图4-1-3　张铁龙治疗胫腓骨骨折复位操作

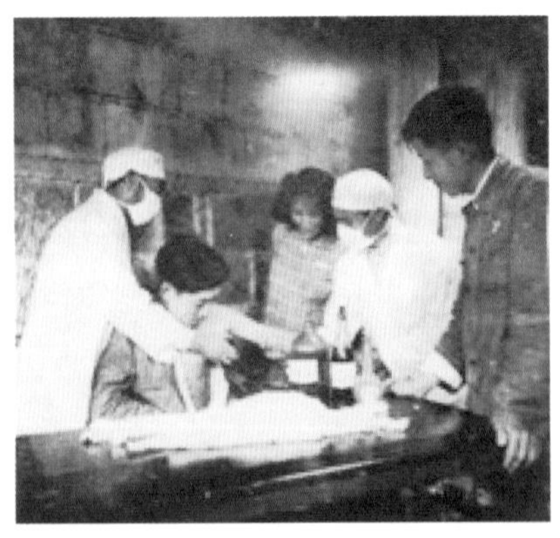

图4-1-4　张铁龙治疗肩关节脱位复位操作

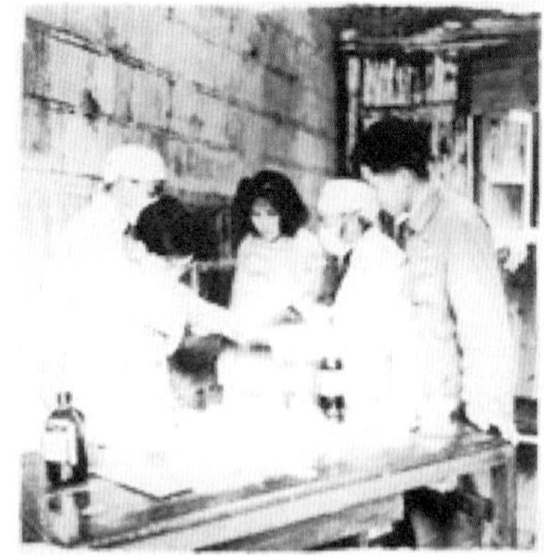

图4-1-5　张铁龙治疗肘关节脱位复位操作

三、泉州正骨疗法（庄氏）

泉州正骨疗法（庄氏）源于医院创始人之一庄子深的父亲庄九弓。庄九弓运用其家传与师传的医武结合理念，不断地反复实践，提出了以穴论治、八卦九宫脉象论治、八仙掌移轮接骨等伤科治疗方法。至今传承四代人。

（一）历史渊源与价值

庄氏正骨疗法为泉州市非物质文化遗产项目。庄子深自幼随家父庄九弓学习，其使用的骨伤疾病正骨手法及药剂主要来自僧道两脉。僧，即少林一脉，可追溯至少林五枚师太。五枚师太创五枚花拳并传授少林骨伤药剂；又因清时女人裹脚，重心不稳，再创少林地术拳法，其技传于女弟子苗翠花，苗再传其爱子方世玉。清廷剿灭南少林寺之时，方世玉逃匿泉州南安，传武技及部分少林伤科秘笈于寺僧至参和尚，至参和尚再传于两花师。两花师逃至清源山半岭宫，并在泉州北门普明村开馆授徒，庄九弓得其真传，后授予其子庄子深。民国初年，福州郑忆山在泉州井亭巷开馆教拳，时值庄子深少年气盛，又跟郑忆山学得一门罗汉拳功夫，故身怀少林地术拳法与罗汉拳功夫，兼习武、学医于一身，终有所成。

早在 20 世纪 30 年代，庄子深先生就在泉州西街开设药房“普安堂”，治疗跌打损伤与骨伤科等疾病。1956 年加入泉州市中医正骨外科联合诊所（泉州市中医第五联合诊所）。1962 年，参与创办泉州市正骨医院。在多年的医疗临床中，他运用家传和师传的正骨手法，结合秘制骨伤药物，治疗过不计其数的骨伤患者，成为名闻遐迩的骨伤科专家。他开办泉州国术馆及泉州剑影武术学校，广泛运用武术功法、手法于骨伤整复、推伤等各个方面，形成了医武结合的独特手法。

庄氏正骨疗法在医院传承至今，传承者有庄子深之子庄昔荣、庄昔义及大儿媳谢秀琼，以及大孙子庄诗祥还有弟子们等，庄昔荣曾任骨伤科主任，他们在不同的岗位继承与发扬着庄氏正骨疗法，传承至今近百年。

（二）临床应用

1. 运用于推拿及整复、检查的各种手型　拳、掌、钩、凤眼拳、剑诀、持杯手、虎爪、狗拳等。

2. 运用于关节复位的手法　八仙掌“解索牵驴”法整复颞下颌关节脱位（图 4-1-6）；牵牛过岸法整复肩关节脱位；内圈手法整复肘关节脱位；八仙掌“采荷提蓝”法整复髋关节后脱位（图 4-1-7）；鱼人撒网法整复髋关节后脱位；千钧拔锭法整复髋关节前脱位。

3. 运用于骨折整复的手法　雌雄蝙蝠法整复股骨颈骨折；拐李出洞法整复尺桡骨中段双骨折。

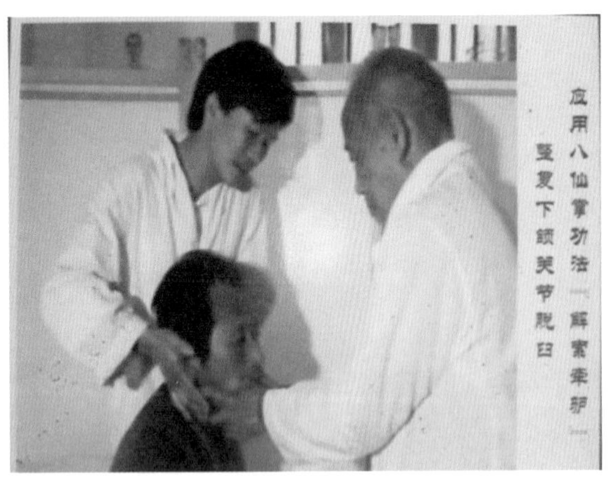

图4-1-6　庄子深用八仙掌“解索牵驴”法为患者整复下颌关节脱臼

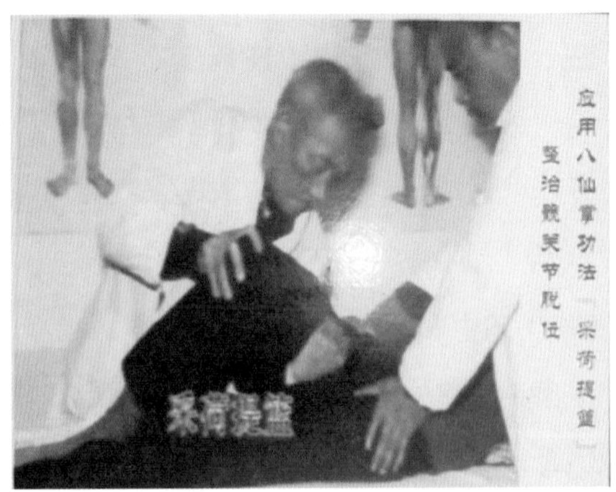

图4-1-7　庄子深用八仙掌“采荷提篮”法为患者整治髋关节脱位

四、泉州正骨疗法（苏氏）

泉州正骨疗法（苏氏）源于泉州市正骨医院苏用虎主任之祖父苏必琴。苏用虎继承祖传移轮接骨手法，又得到在印尼、马来西亚南洋等地骨伤临床经验的启示，其手法不断规范完善，取得良好的临床效果。

（一）历史渊源与价值

苏氏正骨疗法为泉州市非物质文化遗产项目。苏用虎出生于南安市康美镇梅魁村祖传骨伤世家，其父亲苏于有跟其祖父苏必琴学习骨伤医术并习武。苏用虎和哥哥苏用珠从小跟从父亲苏于有学习正骨风伤传统医术。1922 年，苏用虎同哥哥苏用珠前往印尼、马来西亚、新加坡等地从事骨伤行医工作 20 余年。1943 年，苏用虎回国后，在泉州市中山路家里开设“祖传风伤移轮接骨”私人诊所，1956 年加入泉州市中医正骨外科联合诊所（泉州市中医第五联合诊所），担任骨伤科负责人。

苏氏正骨疗法手法特点主要有两个：强调“手摸心会”，做足手法复位准备工作；灵活应用接骨手法等步骤，重点突出折顶手法与按压手法。其手法具有快、准、稳的特点，按时辰辨证应用祖传伤科中药，是以独特的推伤手法结合中药内外应用的骨伤疗法。

苏氏正骨疗法在医院传承至今，传承者有苏用虎之子苏源波、苏源冰，之女苏美燕及弟子们等，苏源冰曾任骨伤科主任，苏美燕曾任医院人事科长，他们在不同的岗位继承与发扬着苏氏正骨疗法，传承至今近百年。

（二）临床应用

1. 移轮接骨手法　整复骨折脱位双鹰牵折手法治疗桡骨远端骨折、扣压端提手法治疗肘关节后脱位、单人双手托起复位治疗肩关节脱位、吊圈单人拔伸复位治疗肩关节脱位、水松解反复张口咬合配合手法复位治疗下颌关节脱位等。

2. 按摩推伤及中药内外用　以顺经络和肋骨间隙推伤疗法，结合损伤后期功能锻炼及中药内服兼外用熏洗。

五、泉州正骨吊膏

（一）历史渊源与价值

泉州正骨吊膏为清朝泉州少林寺主持至善大师始创，后传于泉州少林寺铁沙和尚、天德大师，再传于泉州市正骨医院创始人之一廖尚武，为福建省非物质文化遗产项目。泉州正骨吊膏是传统膏药中的黑膏药制剂，原名至善万应膏，处方包括当归、川芎、独活、威灵仙等七十二味中药，用食用植物油等辅料炼制成膏料，摊涂于裱背材料上，制成供皮肤贴敷的外用制剂。廖尚武夫人吴美珠女士、庄子深儿媳谢秀琼等将吊膏制作技艺传授于年青一代，如廖聪龙、程晋兰等。吊膏制作技艺传承至今已有百年历史。

1955 年，在成立泉州市中医正骨外科联合诊所（泉州市正骨医院前身）之初，廖尚武将吊膏制作技艺无私奉献给正骨医院，这便有了“一鼎膏药建医院”的佳话。正骨吊膏经历了百年的沧桑，几代人在诊病施治中不断改进膏药的药性功效，经过精心配药、碾药、炸药、炼油、下丹、熬药、摊涂等多道复杂工序反复制作，使泉州正骨吊膏成为治疗各类跌打损伤、风寒湿痹及各类疔疮、疽结等外科和伤科病症的圣药，具有研究及经济推广价值。

正骨医院吊膏具有神奇的疗效，已经成为泉州家喻户晓的“伤科及外科圣药”，远销海外，尤其是东南亚，成为华人华侨回国探亲访友，返程必带之佳品。

（二）临床应用

泉州正骨吊膏具有活血通络、温经止痛的作用。其治疗范围包括跌打损伤、风寒湿痹、疔疮、痈疮、疽疮、无名肿毒、内损瘀血等。治疗时，将吊膏贴于患处，药物通过皮肤渗透到皮下组织，在局部产生较高药物浓度，发挥其较强的药理作用。如将吊膏加温软化，可促进药物发挥效应。外用治疗跌打损伤者，化瘀行血；治疗新旧积患者，追风祛湿；治疗疔疮、疽结、无名肿毒者，化湿气、拔毒生肌。

六、正骨活络油

（一）历史渊源与价值

正骨活络油源于泉州正骨吊膏等处方，由清朝泉州少林寺主持至善大师始创，后传于泉州少林寺铁沙和尚、天德大师，再传于泉州市正骨医院重要创始人廖尚武，为泉州市非物质文化遗产项目。它在泉州正骨吊膏处方基础上变更剂型，加入增效的辅料而成。由廖尚武老先生及夫人吴美珠女士、庄子深儿媳谢秀琼等将活络油制作技艺在医院传习所传习给年轻一代，如廖聪龙、程晋兰、蔡建峰、黄秋萍、周晓兰、许慧春、陈剑场等。它由传统中药混合制成，为舒筋活络止痛的外用制剂。处方包括杜仲、威灵仙、牡丹皮、白芷等六十四味中药，组方具有补泻兼施、寒热并用、兼顾阴阳气血等特点。经历几代正骨人不断实践改进，成为治疗跌打损伤、风寒湿痹的“伤科圣药”，具有极高的医药研究及经济价值。在泉州，“正骨活络油”家喻户晓，并畅销全国（含港、澳、台）和东南亚地区，成为海外华侨回国探亲访友返程携带之佳品。

（二）临床应用

正骨活络油具有温经祛湿、通络止痛的作用。其治疗范围包括跌打损伤、风寒湿痹等。具有临床疗效确切、润滑性强、渗透力强、不易过敏等特点，也适宜普通大众居家治疗及保健。

七、泉州少林罗汉拳

（一）历史渊源

泉州少林罗汉拳是福建省非物质文化遗产项目，据传源自泉州少林寺，其理论基础是初祖达摩所传的禅法。一代少林罗汉拳宗师侯君焕祖居泉州西街，系少林俗家弟子，他五短身材，臂力过人，双目炯炯有神，挥拳霍霍生风。侯先生将平生所学倾囊相授于庄子深，庄子深由此尽得罗汉拳之精髓。

泉州正骨流派庄子深系泉州北门普明村人，孩童时就随父庄九弓习武，少年时拜候君焕为师，学习罗汉门拳械。庄子深先生又将所学罗汉拳传授给其儿子庄昔贤、庄昔义、庄昔聪等，再传孙子女庄重、庄吉等，其学生主要分布在泉州、福州、三明、南平、香港、澳门，以及美国（纽约市、新泽西州）、菲律宾等地。

（二）主要内容与风格特点

泉州少林罗汉拳主要内容有桩功、五枝敲打法及五枝靠打对练、罗汉八仙正骨手法、罗汉拳相生克五行技手等功法，拳术、器械、对练均有相应的套路，其中又以罗汉三战、伏虎罗汉拳、降龙罗汉拳、弥勒献肚、佛尘剑、血战刀、五龙枪、达摩棍、疯魔杖、对扎花枪、盾牌刀进枪等最为著名。

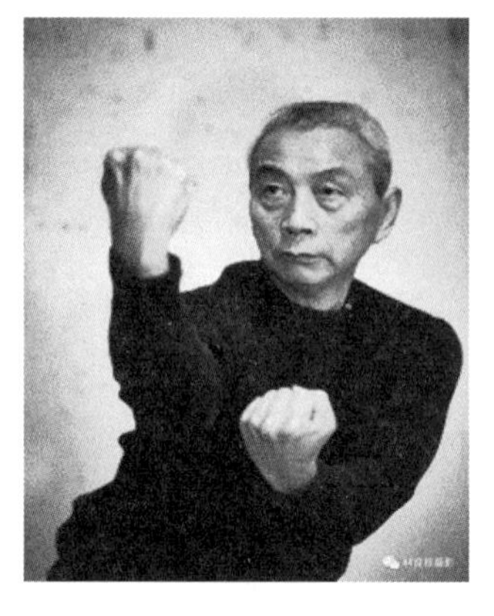

图4-1-8　泉州少林罗汉拳——父子相随

泉州少林罗汉拳风格特点：罗汉拳是一种招招寓攻防、实用性极强、内容极其丰富的南派少林拳法，风格朴实大方，简练易学。为夺中同时也防人击己之中轴要害而形成了包肩裹背、沉肩坠肘的身形；为以己之侧对敌正中而有了以半马步配合长短枝手的格斗式，故有一字马一片身的说法；为抓住时机既准又狠地击打敌之要穴，其手型多样，枝手多变，步伐轻灵而稳健；运劲刚而不僵，柔而不懈，它厚重、质朴而又敏捷，刚猛有序，条理分明。罗汉拳的腿法多样，变化多端且实用，有完整系统的肘击方法，极适用于近身靠打（图4-1-8）。

八、泉州少林地术拳

（一）历史渊源

泉州少林地术拳法又名地趟拳，俗称狗拳。福建省非物质文化遗产项目。据传少林地术拳法乃清朝五枚大师所创。五枚大师在日常佛事的屈膝、盘腿打坐等姿势的基础上另辟蹊径，感悟、吸收犬类撕咬、打斗时敏捷扑跌、翻滚的身法，创立了失手倒地反败为胜的偏门功法。五枚大师传徒弟苗金花，苗传其子方世玉，经改进加入技击实战招式，方世玉传方广岩寺慧开和尚，慧开和尚传福州南台老药洲郑忆山，郑忆山至泉州后，传徒弟庄子深，庄子深不断研习与传播，延续至今。

庄子深先生创办的泉州剑影武术学校已有30年的历史。1957年，庄子深先生就曾以狗拳项目参加全国武术评奖观摩大会，因套路起收式不符合规则要求而失分。1975年，庄子深之子庄昔聪代表福建省武术队参加第三届全国运动会，以地术拳参赛并获得南拳第七名。近几年，泉州市剑影武术学校的学生多次在全国不同武术赛事中以“地术拳”参赛，并获得冠军和金奖。

（二）主要内容与风格特点

泉州少林地术拳法的基本内容有定桩功、对撞功、行桩十二式、跌扑滚穿功等功法，以四坤、飞虎、地龙、追云为主要套路，辅以滚地刀、滚溏双刀、盾牌刀等器械对练项目。

少林地术拳法的风格特点：在侧重下肢地趟动作的技巧时，亦注重上盘手法的灵活配合，强调心静气和，不烦不躁，意识明晰，沉着应变。少林地术犬法的攻防形式不循规蹈矩，不以倒地为败，更不因之慌乱、气馁，反而是如鱼得水，乘势借力，通过下盘地趟动作的变化和反关节的攻防原理，来达到克敌制胜目的。其攻防技击方法更是独特而丰富，具有较强的健身、防身价值，对培养青少年的意志品质和灵敏协调能力有着十分积极的意义。少林地术拳法现已被中国武术协会列为武术套路竞赛传统项目单项之一，足以体现它在中国传统武术中的地位（图4-1-9）。

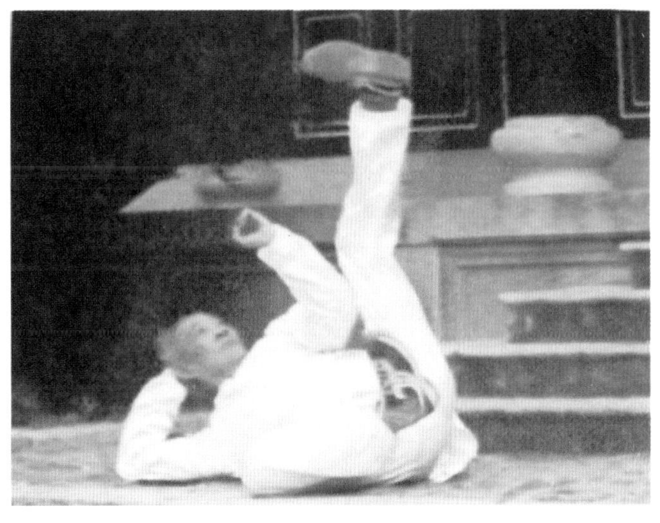

图4-1-9　泉州少林地术拳——黄牛卧地

下篇·各论

骨伤疾病临证治疗

第五章　骨折

第一节　锁骨骨折

一、病因病理

锁骨骨折是一种较为常见的骨折类型，占全身所有骨折的 2.6% ～ 10%，其中锁骨中段骨折约占所有锁骨骨折的 80%，大多数常发生明显移位伴粉碎性骨折。锁骨骨折常见于运动损伤或车祸伤，以青年人多见，其致伤原因大致分为直接暴力、间接暴力，以间接暴力多见。

直接损伤来自锁骨前方的暴力，如直接击伤。间接损伤来自肩部外侧或手掌着地跌伤，外力经肩锁关节传至锁骨而发生骨折。骨折后，近端受到胸锁乳突肌牵拉向后上移位，远端受重力作用向前下移位，形成向上成角、短缩移位畸形。

二、诊断与鉴别诊断

1. 诊断

（1）临床表现与体征：有外伤史。患侧锁骨疼痛明显，并出现肿胀、畸形，肩关节功能受限。

查体见锁骨部肿胀，可触及骨折端，锁骨骨折处压痛明显，可及骨擦感和异常活动，肩关节功能受限。

（2）影像学检查：X 线摄片可明确诊断及骨折分类、移位情况。临床上根据骨折线形态分为横断型、粉碎性、斜形、螺旋型及青枝骨折，其中成人以粉碎性最多见；根据骨折部位分为中 1/3 骨折、外 1/3 骨折、内 1/3 骨折，以中外 1/3 骨折多见。

2. 鉴别诊断　需与锁骨病理性骨折等疾病相鉴别。

三、辨证论治

无移位的锁骨骨折可采用患肢悬臂带外固定，固定时间 4 ～ 6 周，儿童可以短些时间。有移位的锁骨中段骨折可以采用“燕子拨水法”复位治疗，此手法为我院庄子深老先生的手法。

1. 操作方法

（1）燕子拨水法（双人操作）：首先，用“循经摸骨”方法，了解骨折端对位情况后，采用“燕子拨水法”，即患者取坐位，助手站于健侧，双手环抱固定于患肩腋下胸腰部。施术者立于患者背后，把患侧上肢前臂夹在腋下，手握住上臂拔伸，将患肩处于外展外旋上举后伸位，尽量缩小锁骨的重叠。以拇指、食指拿捏手法，把骨折近端夹挤提拉向后方再向下按压，或把骨折远端推向前方再向上压合。若复位成功，摸锁骨断端连成一体，或骨擦音消失，骨折端处无明显凹凸。接着，采用患肢悬臂带外固定（图 5-1-1）。

（2）燕子拨水法（单人操作）：首先，用“循经摸骨”方法，了解骨折端对位情况后，患者取坐位，施术者立于患者背后，一手（与患侧同侧之手）自患侧上臂前方绕过腋窝，搭于患肩后上方，并把患侧前臂夹在腋下，用力向后上方拉提，将患肩处于外展外旋上举后伸位，尽量缩小锁骨的重叠。另一手以食指把骨折近端拉向后方再向下按压，拇指把远端推向前方再向上压合。若复位成功，摸锁骨断端连成一体，骨折端处无明显凹凸。接着，采用患肢悬臂带外固定（图 5-1-2）。

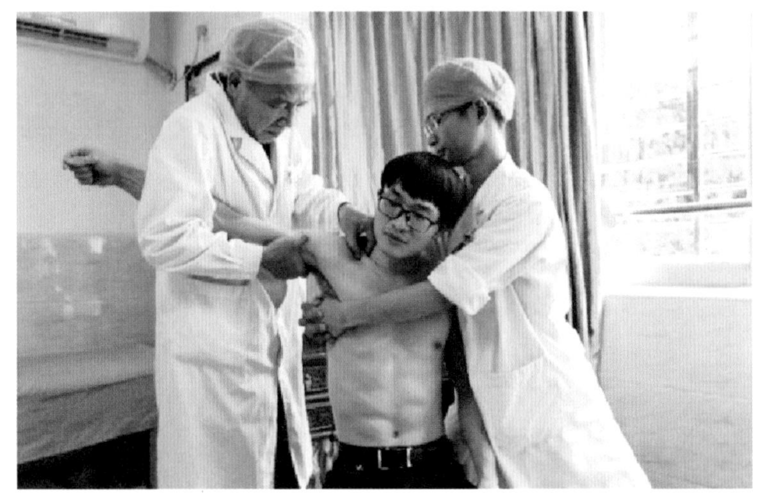

图5-1-1　燕子拨水法（双人操作）

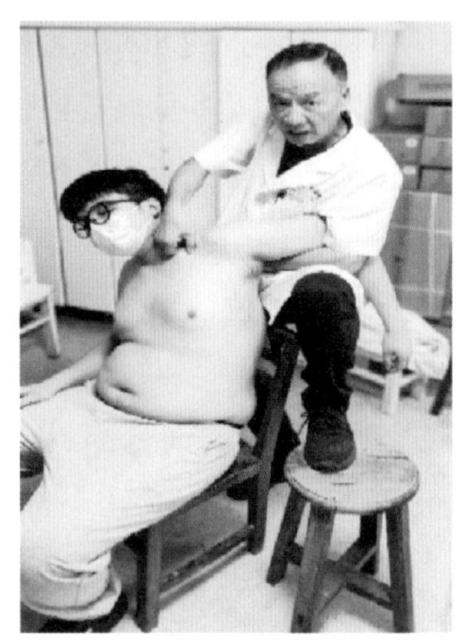

图5-1-2　燕子拨水法（单人操作）

2. 操作要点

（1）整复过程时，手法需做到稳、准、轻、巧，力度适中，要根据骨折移位的具体情况灵活应用，将泉州正骨十法融入“燕子拨水法”中，以达效果。切忌用暴力，防止损伤神经、血管。

（2）复位后 2 周内，要经常检查外固定是否可靠，及时调整外固定松紧度，注意局部压疮的预防。

（3）外固定治疗后，应严密观察双侧上肢血液循环及感觉运动功能，若出现肢体肿胀、麻木，表示固定过紧，应及时放松。

3. 药物治疗

（1）内治法：按骨折三期辨证论治。

①早期：治宜活血化瘀、行气止痛，方用桃红四物汤加减或自制药竭七胶囊。

②中期：治宜去瘀生新、接骨续筋，方用自制药正骨丸。

③后期：治宜补益肝肾、补气血，方用肢伤三方加减。

（2）外治法：损伤早期，宜活血化瘀、消肿止痛；选用伤科擦剂药纱外敷局部；损伤中后期肩关节功能受限，宜活血化瘀、舒筋通络，选用院内协定方熏洗 2 号方外用，可配合中药烫熨、中药离子导入、超声波、蜡疗等治疗。

四、预防与调护

1. 睡眠时需平卧免枕，肩胛间区垫高，以保持双肩后仰，有利于维持骨折复位。

2. 固定期间如发现上肢神经或血管受压症状或外固定松动，应及时调整外固定松紧度。

五、典型病例

黄某，男，32岁，以摔伤致右锁骨部肿痛、活动受限2小时，于2022年6月23日来院就诊。

因行走时不慎摔倒，肩部着地损伤导致右锁骨部疼痛、畸形、逐渐肿胀，肩关节活动受限，无伴皮破出血，无手指麻木，遂来急诊。

检查：右锁骨部肿胀，皮肤张力偏高，右锁骨中段压痛明显，可触及明显突起的骨折端，可及明显骨擦感及异常活动，右肩关节活动受限，肢端感觉及血运良好。余肢体关节未见明显异常。

X线提示：右侧锁骨骨皮质中断，见锐利线影贯穿骨质，断端嵌插，远折节段向下移位，肩锁关节关系未见明显异常（图5-1-3）。

诊断：右锁骨中段骨折。

治则：活血化瘀，接骨纳正。

治法：患肢采用“燕子拨水法”进行复位后（图5-1-4、图5-1-5），局部伤科擦剂药纱外敷，夹板及患肢悬臂带外固定，并指导未固定其他关节功能训练。损伤早期用自制药竭七胶囊口服；损伤中期用自制药正骨丸口服；6～8周解除固定后以熏洗2号方外用，指导功能训练。

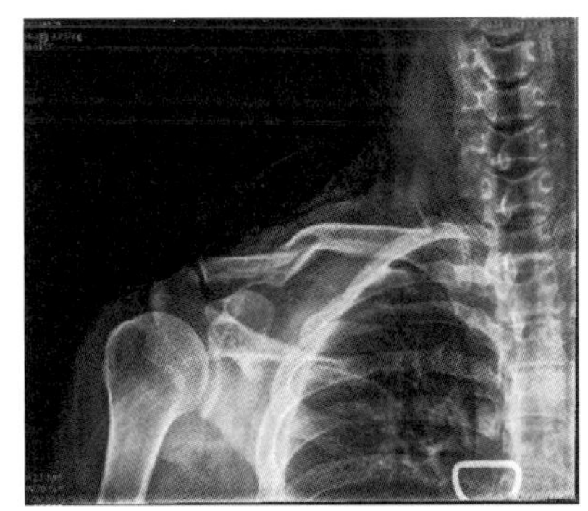

图5-1-3 整复前正位片

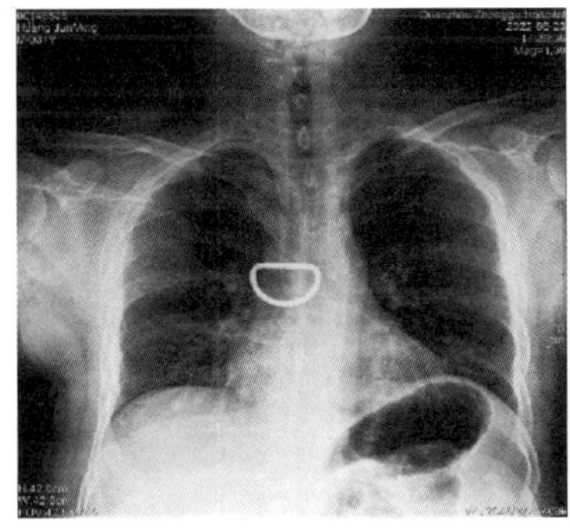

图5-1-4 整复后正位片

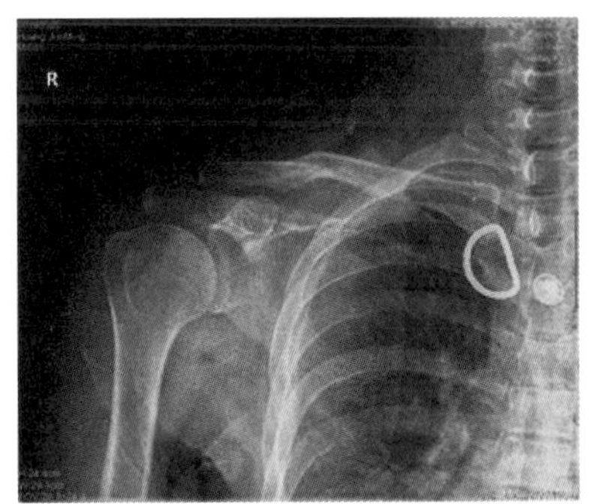

图5-1-5 整复后6周正位片

六、注意事项

1. 该手法乃具有医武结合特点的整复手法，将正骨手法与武术元素相结合，整复固定时要根据不同部位骨折的特殊解剖和功能特点，采取相应的辅助固定治疗措施。

2. 如何固定锁骨骨折端？首先，固定肩关节，借助肩胛骨、肱骨、胸廓稳定整个锁骨。固定成败的关键是选择好固定的支点，最佳支点是肩峰，切记不能太靠内，否则不但不能纠正错位，反而有加大错位的可能性。使肩部水平后伸，严禁耸肩及过大垂肩。

骨折端局部加垫对于纠正错位畸形有一定帮助，特别是对于上下错位，在固定时更应加垫，以纠正向上突起而避免影响负重及美观。此压垫应该放于骨折端的上方，对前后错位者，骨折垫压于前方。垫放好后用一小条胶布固定，然后用锁骨带外固定并将垫压住。

3. 在固定过程中，要注意观察局部皮肤变化、神经症状和上肢的血运，特别要注意腋部神经的压迫，如有异常，及时处理。固定后，要嘱咐患者注意体位的维持，密切观察锁骨固定带有无松动或移位。尤其要注意睡觉时的体位，不要取患侧卧位；仰卧位时不要高枕，以保持挺胸及肩后伸。

4. 整复及固定过程中，要掌握的要点：作用力的支点要正确，宁外勿内；体位要舒适，固定要稳定，加垫要合适准确；有时 X 线显示无明显骨痂生长，但临床检查固定部无异常活动及骨擦音，无明显压痛，可能已纤维愈合，且稳定，可以积极引导患者进行肩关节功能锻炼，但避免进行重体力活动。

5. 对于锁骨骨折，我院一般采用泉州正骨手法结合锁骨带外固定加压垫固定治疗，此方法操作简便，容易掌握，且不需特殊材料，疗效肯定，无创伤、无瘢痕且并发症少。对于复杂的锁骨骨折，本院认为应严格掌握手术指征，确实需要手术者，可采用泉州正骨流派的经皮器械复位法复位，结合穿针固定。如有血管、神经压迫或损伤者，则需要切开探查或松解，同时行复位内固定。

第二节　肱骨外科颈骨折

一、病因病理

肱骨外科颈骨折是最常见的骨质疏松性骨折之一。青年人中发生的该类骨折多由高能量损伤引起，如交通事故、运动损伤、坠落伤等。高龄患者多为低能量脆性骨折。并且，在骨密度降低人群、脆性骨折家族史患者、多次反复坠落伤患者及平衡功能受损的患者中，骨折的风险更高。其他任何原因引起的低龄骨质疏松症都会增加骨折的风险，女性更年期提前是导致骨质疏松最常见的诱因之一。

骨折多为间接暴力所致，如跌倒时手或肘着地，暴力沿肱骨干向上传导冲击引起骨折；肩部外侧直接暴力亦可引起骨折。

二、诊断与鉴别诊断

1. 诊断

临床表现与体征：有摔伤或直接暴力外伤史。主要表现为局部疼痛剧烈、肿胀、瘀青。肱骨外科颈开放性骨折较为少见，但是骨折端移位严重时，可能出现上臂局部皮肤压力性坏死，导致皮肤破裂和感染。

查体见肩部压痛，纵向叩击痛，可及骨擦音、骨擦感。

影像学检查：常规拍摄左肩关节正位、斜位片即可明确诊断。可以进一步行三维 CT 重建以了解具体骨折类型及骨折细节情况，以便于指导治疗。骨折可分为裂纹型骨折、外展型骨折、内收型骨折及肱骨外科颈骨折合并肩关节前脱位。

2. 鉴别诊断　需与肩关节脱位、肱骨干骨折、肱骨大结节骨折、肩胛盂骨折、肩袖损伤等疾病相鉴别。

三、辨证论治

无移位肱骨外科颈骨折多选用超肩关节夹板或石膏固定。固定时间一般4～6周。有移位的骨折，泉州正骨流派主要是采用“湘子朝天法”“李拐下云梯法”进行复位。肱骨外科颈骨折合并肩关节前脱位治疗详见肩关节脱位。

1. 操作方法

（1）湘子朝天法：此手法是由“八仙掌”中的“湘子朝天”演化而来，由泉州正骨流派庄子深老先生武术八仙掌移轮接骨而来，主要运用于外展型肱骨外科颈骨折。

方法：患者取坐位，一助手以布带绕过腋窝向上用力端提，另一助手把住前臂取中立位并向外展的方向拉到90°。医者两手的拇指抵于骨折远端内侧，余指抱住近端外侧，双拇指用力向外方推挤，而余指不宜用力向内压，只抵住拇指之力，使肱骨头固定即可，以防伤及血管、神经（图5-2-1）。

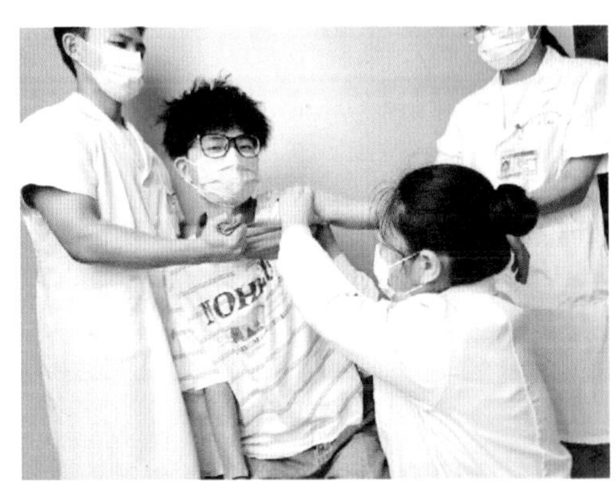

图5-2-1　湘子朝天法

（2）李拐下云梯法：此手法是由“八仙掌”中的“湘子朝天”演化而来，由泉州正骨流派庄子深老先生武术“八仙掌”移轮接骨而来，主要运用于内收型肱骨外科颈骨折。

方法：患者取坐位，助手甲用布带绕腋窝提拉向上，助手乙牵拉患肢在外展位与甲进行对抗牵引，术者于患者外后方一手固定骨折近端，另一手推骨折远端向前，助手乙同时内收前臂，使内外重叠移位转化为前后移位，继之施术者固定骨折近端，助手丙用手掌着力于骨折远端，并用力向后按压，即可复位（图5-2-2）。

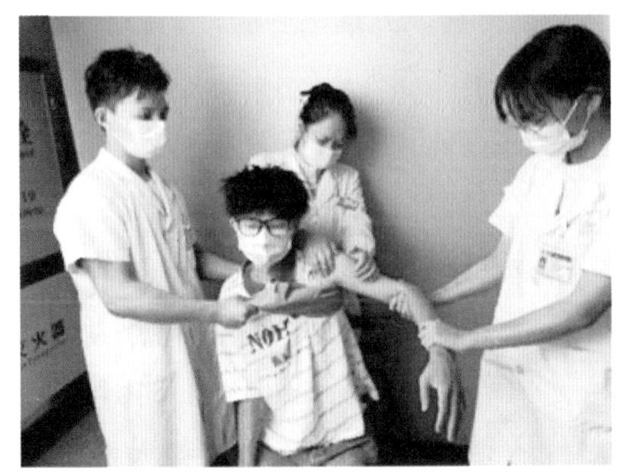

图5-2-2a

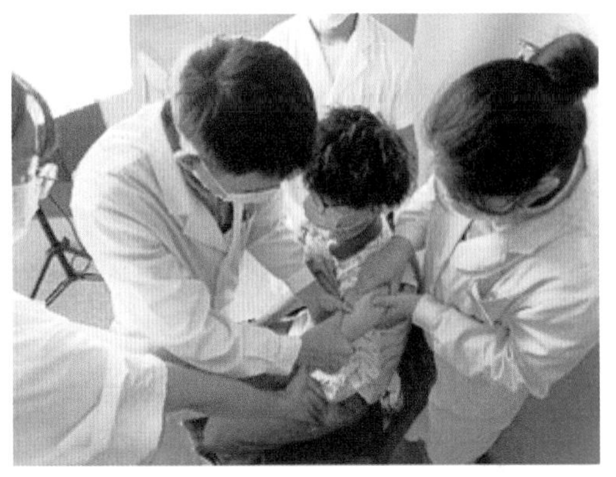

图5-2-2b

图5-2-2　李拐下云梯法

2. 操作要点

（1）复位前需先确认是否合并有神经、血管损伤，如有，应明确神经、血管损伤程度，选用合适的治疗方案。

（2）明确骨折分型，选用合适的正骨手法进行复位。

（3）禁止反复暴力复位。

3. 药物治疗

（1）内治法：按骨折三期辨证论治。

①早期：治宜活血化瘀、行气止痛，方用桃红四物汤加减或自制药竭七胶囊。

②中期：治宜祛瘀生新、接骨续筋，方用自制药正骨丸。

③后期：治宜补益肝肾、补气血，方用自制药筋骨行气丸、益肾壮腰丸。对年老体虚者，可用补肾壮筋汤加减。

（2）外治法：损伤早中期，宜活血化瘀、消肿止痛，选用伤科擦剂、消肿油纱、丹香酒等外敷局部均可；损伤后期关节功能受限，宜活血化瘀、舒筋通络，选用院内协定方熏洗2号方、正骨活络油外用，可配合中药烫熨、超声波等治疗。

四、预防与调护

1. 在夹板固定保护下，进行邻近关节的功能训练。早期指导患者主动屈伸腕关节及手指抓握运动，2周后可主动屈伸肘关节，以避免关节僵硬，并促进患肢血液循环。4周后可以适当开始肩关节活动功能训练。

2. 家属需要注意患者的心理状况，及时疏导，增强患者的治疗信心。

3. 多食钙质含量比较高的食物，如牛奶、虾皮等。

五、典型病例

【病例一】

黄某，女，73岁，以摔伤致右肩部肿痛、活动受限7小时为主诉，于2023年8月8日就诊。患者因行走时不慎摔倒，右手掌着地，致右肩部疼痛，并逐渐肿胀，无恶心、呕吐，无肢体麻木，在外未经诊治，遂来诊。

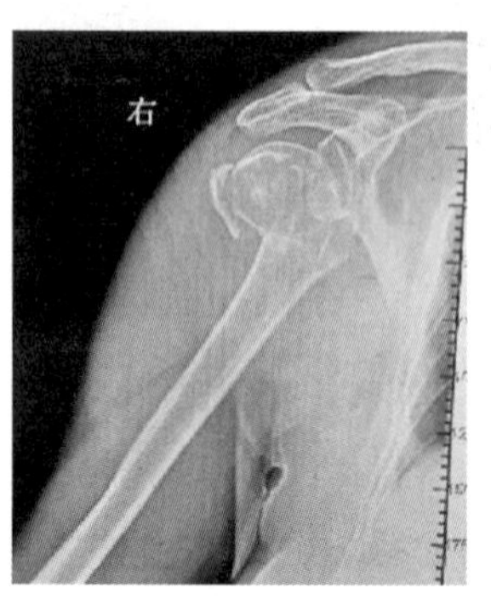

图5-2-3a 湘子朝天法复位前

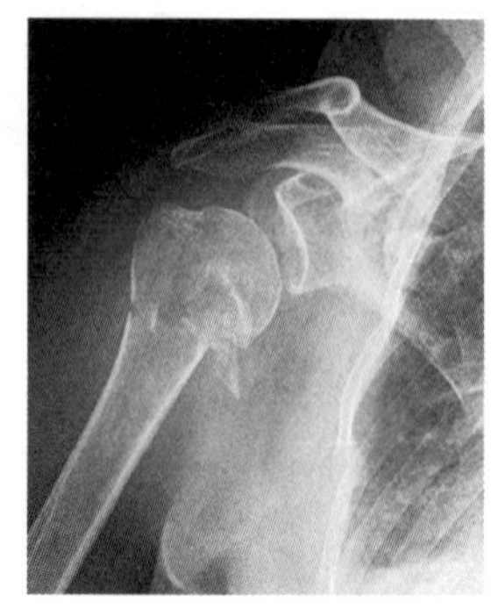
图5-2-3b 湘子朝天法复位后

查体：右肩部肿胀，皮下瘀青，可及环形压痛、骨擦感，右上臂纵向叩击痛。整复前后见图5-2-3。

诊断：右肱骨外科颈骨折（外展型）。

治则：接骨纳正，活血化瘀。

治法：采用“湘子朝天法”手法复位，早期桃红四物汤加减口服；中期自制药正骨丸口服；6周解除固定后行肩关节功能训练。

【病例二】

何某，女，11岁，以摔伤致右肩部肿痛、活动受限6小时为主诉，于2020年5月8日就诊。患者因行走时不慎摔倒，右手掌着地，致右肩部疼痛，并逐渐肿胀，无恶心、呕吐，无肢体麻木，在外未经诊治，遂来诊。

检查：右肩部肿胀，皮下瘀青，可及环形压痛、骨擦感，右上臂纵向叩击痛，舌淡暗苔白，脉弦。整复前后如图 5-2-4 所示。

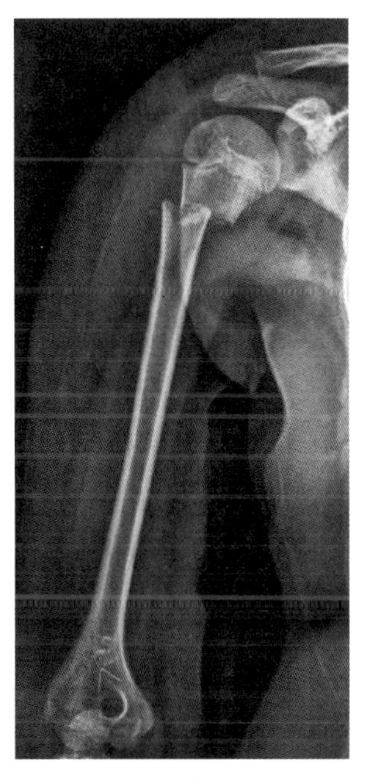

图5-2-4a 李拐下云梯法复位前

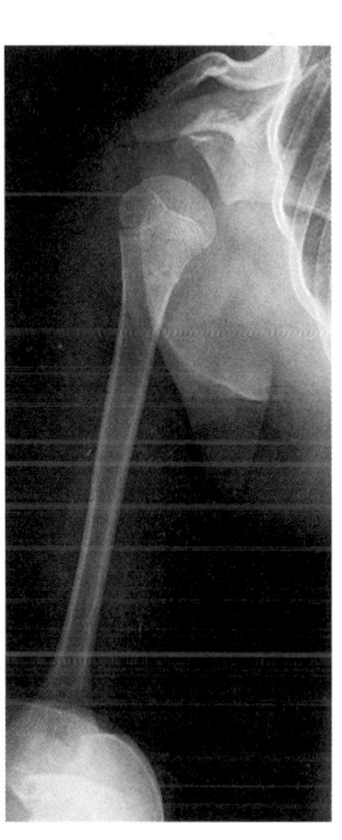

图5-2-4b 李拐下云梯法复位后

诊断：右肱骨外科颈骨折（内收型）。

治则：接骨纳正，活血化瘀。

治法：采用“李拐下云梯法”手法复位，早期桃红四物汤加减口服；中期新伤续断汤加减口服；4 周解除固定后行肩关节功能训练。

六、注意事项

1. 如合并有神经、血管损伤者，应充分评估损伤严重程度，选用合适的治疗方案，必要时行手术治疗。

2. 若骨折局部肿胀严重，导致骨折端触摸不清，可先行消肿，再行复位。

3. 若患者因疼痛对抗明显，肌肉无法有效放松，可以于麻醉下复位。

4. 对于年老者或体型偏瘦患者，采用手法时禁止暴力复位，以免造成二次骨折及其他并发症。

第三节　肱骨干骨折

一、病因病理

肱骨干骨折是指发生在肱骨外科颈以下 2cm 至肱骨髁上 2cm 的骨折，是临床常见骨折之一。

桡神经沟位于肱三头肌内、外侧头之间，桡神经于肱骨中下 1/3 交界处穿出外侧肌间隔，在此处桡神经位置较为固定，因此肱骨中下 1/3 部分的骨折移位容易造成桡神经损伤。

造成肱骨干骨折的因素主要包括暴力因素、交通事故、高处坠落和摔伤等，骨折后严重影响患者的活动，并且给患者的家庭带来巨大的负担。肱骨干骨折的发病原因在年轻人群主要是车祸和摔伤等高等量损伤，老年人群多为骨质疏松后跌倒的低能量损伤。根据暴力作用方式，可分为直接暴力、间接暴力及旋转暴力。直接暴力指外力击打或挤压等因素，多为横行骨折、粉碎骨折或开放骨折，有时可发生多段骨折。间接暴力常见于跌倒时手或肘着地损伤，地面反向暴力向上传导，与跌倒时体重下压暴力相交于肱骨干某部即发生斜行骨折或螺旋形骨折。旋转暴力常见于掰手腕，多发生肱骨干中下段螺旋形骨折。

二、诊断与鉴别诊断

1. 诊断

（1）临床表现与体征：有摔伤或直接暴力外伤史。表现为伤后上臂出现肿胀、疼痛、活动受限，有移位的患者可见畸形改变。查体见肱骨断端压痛明显、环形压痛，可触及骨擦音及骨折端异常活动，纵向叩击痛阳性。有移位骨折容易并发血管、神经损伤，应注意检查桡动脉搏动及末梢血运情况，注意腕关节及手指主动活动和皮肤感觉情况。高能量损伤引起的肱骨干骨折往往同时伴有肝脏损伤、肺部损伤及肋骨损伤，应注意排除。

（2）影像学检查：常规拍摄肱骨全长正侧位片即可明确诊断。对于挤压伤引起的肱骨干骨折伴有肱动脉无搏动者，必要时行动脉造影来区分肱动脉断裂还是栓塞。根据骨折损伤部位进行分型，可分为上 1/3 骨折、中 1/3 骨折、下 1/3 骨折。

2. 鉴别诊断　肱骨干骨折需与上臂肌肉撕裂伤等疾病相鉴别。

三、辨证论治

无移位的肱骨干骨折可直接进行小夹板外固定。有移位的骨折可运用“锁指扣压法”进行复位，再行超肩超肘夹板固定。

1. 操作方法

锁指扣压法：由南少林锁指功演变而来，主要运用于肱骨干骨折，软组织绞链呈现类似于“剥蕉样”改变。

方法：患者取坐位，患肢自然下垂于体侧，术者坐于伤侧，一手扶住患肘，另一手先采用“循经摸骨法”，充分触摸骨折端，了解骨折端的具体移位方向，然后用拇指“推端”骨折远端，若发现骨折远端相对固定，则采用“索径还巢法”，以近端就远端，即握住肘部的手改成握住骨折远端，另一手用拇指轻轻“推端”骨折近端，寻找软组织绞链破口，待寻到破口后，握住骨折远端的手将骨折远段固定，同时另一手用食指、中指扣住骨折远端，拇指与食指、中指形成“锁指”状的同时将骨折近端推进破口，使骨折端复位。最后再采用“摇晃”“扣压”手法使骨折端接触更为紧密，防止骨折端再移位（图 5-3-1）。

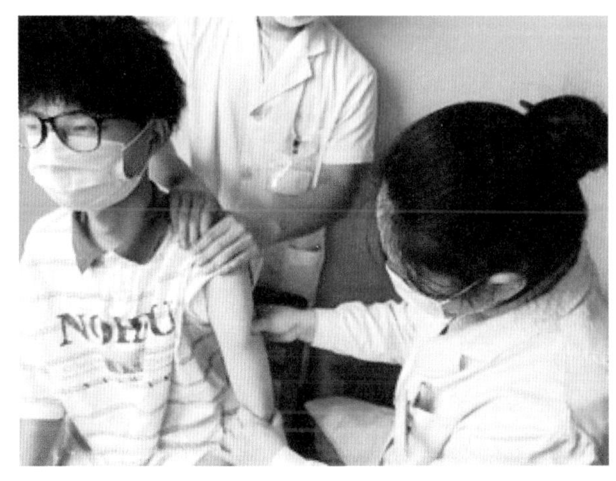

图5-3-1a

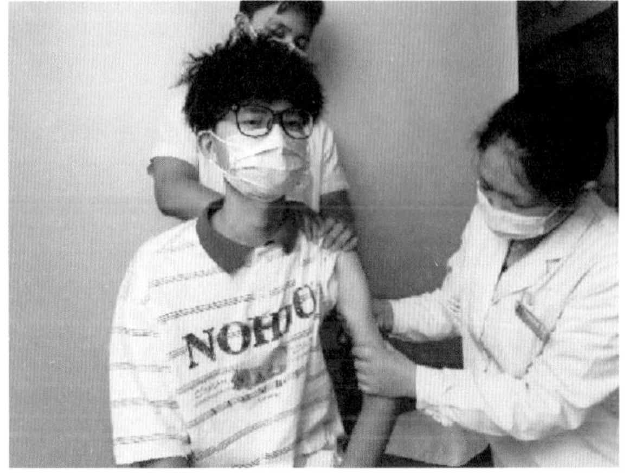

图5-3-1b

图5-3-1　锁指扣压法

2. 操作要点

（1）复位前需先确认是否合并神经、血管损伤，如有，应明确神经、血管损伤程度，选用合适的治疗方案。

（2）此手法操作宜轻柔，禁止暴力复位，要点在于准确寻找软组织铰链破口，即“蕉皮”破裂的位置，故不可暴力牵引，否则会因牵引导致软组织紧绷，无法寻到破口。

（3）“推端”骨折近端时，禁止暴力操作，强行“推端”，以避免将周围软组织铰链进一步破坏，导致破口增大，软组织无法有效约束骨干，最终导致复位后不稳定而造成固定失败。

3. 药物治疗

（1）内治法：按骨折三期辨证论治。

①早期：治宜活血化瘀、行气止痛，方用桃红四物汤加减或自制药竭七胶囊、自制药化瘀丸。

②中期：治宜祛瘀生新、接骨续筋，方用新伤续断汤加减或自制药正骨丸。

③后期：治宜补益肝肾、补气血、健脾胃，方用自制药筋骨行气丸、益肾壮腰丸。对年老体虚者，可用补肾壮筋汤加减。

（2）外治法：损伤早期，宜活血化瘀、消肿止痛，选用伤科搽剂、骨舒乳膏等外敷局部均可。损伤中后期关节功能受限，宜活血化瘀、舒筋通络，选用院内协定方熏洗 2 号方、正骨活络油外用。可配合中药烫熨、超声波等治疗。

四、预防与调护

1. 复位后夹板固定，要定期复查调整固定，以确保外固定的有效性。

2. 家属需要注意患者的心理状况，及时疏导。鼓励患者早期功能锻炼，如活动腕及手指各关节。2 周后骨折端相对稳定，可开始适当进行肘关节屈伸及肩关节功能训练。

3. 多吃蛋白质和维生素含量高的食物，促进软组织的修复。

五、典型病例

江某，男，5 岁，以摔伤致左上臂肿痛、活动受限半小时为主诉，于 2022 年 9 月 7 日就诊。

患儿因行走时不慎摔倒，左手掌着地，致左上臂肿痛、活动受限，并逐渐肿胀，无恶心、呕吐，无肢体麻木，在外未经诊治，遂来诊。

检查：神志清楚，舌暗红，苔薄白，脉弦。左上臂中段肿胀，环形压痛，可及明显骨擦感及异常活动，左肩、左肘关节活动功能障碍。左桡动脉搏动存在，左腕及左手各指活动良好，肢端感觉、血运良好。整复前后如图 5-3-2、图 5-3-3 所示。

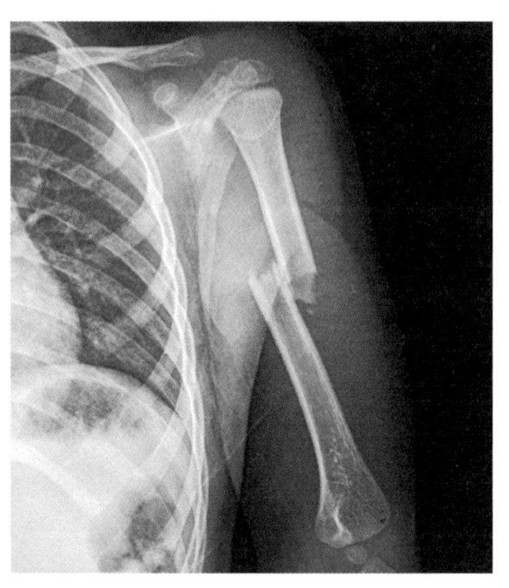

图5-3-2　锁指扣压法复位前

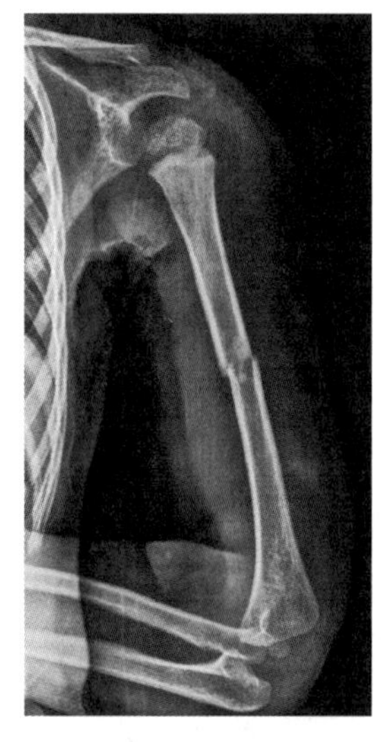

图5-3-3　锁指扣压法复位后

诊断：左肱骨中段骨折。

治则：接骨纳正，活血化瘀，消肿止痛。

治法：采用“锁指扣压法”复位，外敷伤科圣水，小夹板超肩超肘固定。早期桃红四物汤加减口服；中期新伤续断汤加减口服；6 周解除固定后行关节功能训练。

六、注意事项

1. 整复过程中注意手法动作协调，以巧力复位，切忌使用暴力过度牵引，导致骨折断端分离，出现骨不连及桡神经损伤。定期行 X 线检查，防止骨折断端分离，若发现断端分离，应加用弹性绷带上下缠绕肩、肘部，使断端受到纵向挤压而逐渐接近。

2. 若整复后出现桡神经损伤症状，应解除固定并观察，若不能自行恢复，则需要放弃保守治疗，立即行骨折切开复位内固定术及神经探查术。

3. 家属需要注意患者的心理状况，及时疏导。鼓励患者进行早期功能锻炼，如活动腕及手指各关节。2 周后骨折端相对稳定后可开始行肘关节及肩关节功能训练；解除固定后，应积极进行肩关节及肘关节功能训练。

4. 多食钙质含量比较高的食物，如牛奶、虾皮等。

第四节 肱骨髁上骨折

一、病因病理

肱骨髁上骨折是临床骨科常见病症，好发于 5—8 岁的儿童，发生率占儿童肘部骨折的 30%～40%，在儿童骨折中，其发生率排在前臂骨折之后，占儿童骨折的第 2 位。因髁上部为松质骨和密质骨交界，前后有冠状窝和鹰嘴窝，两窝间仅有一层薄骨片，较为薄弱，该部位又是骨骼形状移行部位，属于应力上的弱点，故极易出现骨折。

肱骨髁上骨折多为间接暴力所致，如高处跌下或者不慎滑倒等。摔倒时手掌撑地，肘关节过伸，损伤应力通过前臂传达到肘关节，再由尺骨鹰嘴作用于肱骨髁上骨质薄弱处，造成伸直型骨折。摔倒时肘关节后侧直接着地，损伤应力直接在肱骨髁上部位释放，造成屈曲型骨折。

二、诊断与鉴别诊断

1. 诊断

（1）临床表现与体征：有摔伤或直接暴力外伤史。表现为伤后肘关节出现肿胀、疼痛、活动受限，有移位的患者可见畸形改变。

查体见局部环形压痛、纵向叩击痛，可触及骨擦音及骨折端异常活动，伸直型骨折可呈“靴状”畸形，肘后三角关系正常。

有移位骨折容易并发血管、神经损伤，应注意检查桡动脉搏动及末梢血运情况，注意手指主动活动和皮肤感觉情况。

（2）影像学检查：根据骨折远端前后移位方向，分为伸直型和屈曲型，再根据骨折远端侧方移位方向，分为桡偏和尺偏型。

2. 鉴别诊断　常需与肱骨远端全骺分离、肱骨外髁骨折、肘关节脱位、髁间骨折相鉴别。

三、辨证论治

无移位的骨折不需要手法治疗，可以用“船形”夹板或石膏于屈肘 90° 位固定 3 周左右悬吊制动即可。

依据X线检查判断伸直型还是屈曲型，以及骨折的稳定程度、有移位的伸直型骨折还是屈曲型骨折。有移位骨折还可分为稳定性骨折、不稳定性骨折。有移位的伸直型骨折，可采用泉州正骨流派“回旋折顶法”进行复位，再行屈肘90°位石膏固定。稳定性骨折，可采用“苏氏三步法”手法复位，夹板或石膏外固定治疗；不稳定性骨折，可采用“苏氏四步法”手法复位，夹板或石膏外固定治疗。如患儿不能耐受手法，或复位后不稳定，建议麻醉下行手法复位，经皮穿针固定。

1. 操作方法

（1）回旋折顶法：主要运用于伸直型肱骨髁上骨折。

方法：患者取坐位或仰卧，前臂自然向下垂，肘关节呈反向半屈曲100°左右位，肘后部向上，肘窝向下，助手握住上臂，术者握住肘部顺势“拔伸”牵引，先采用“旋转”手法纠正断端尺桡侧和旋转移位，并防止肌腱筋膜嵌入断端，此时肱骨远折端在上，近折端在下，骨折端纠正成上下侧重叠移位，远端可稍桡偏。术者将双拇指置于断端上侧远端，余四指置于下侧近端，在持续拔伸下逐渐加大断端向下侧成角，双手四指从下将断端顶向上，当断端响起复位接触骨擦音时，迅速“反折”，使骨折复位（图5-4-1）。

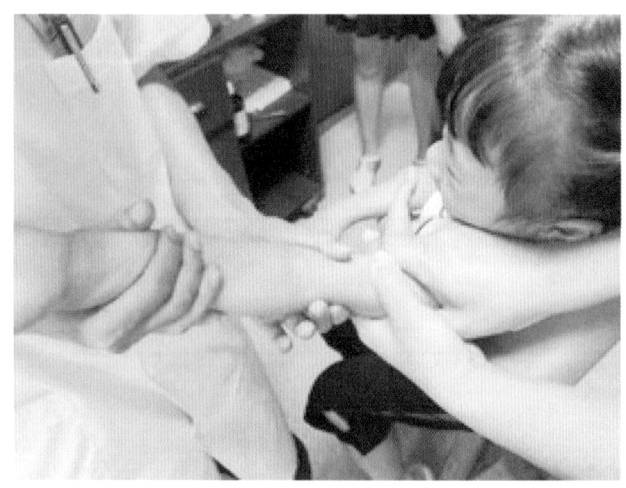

图5-4-1a

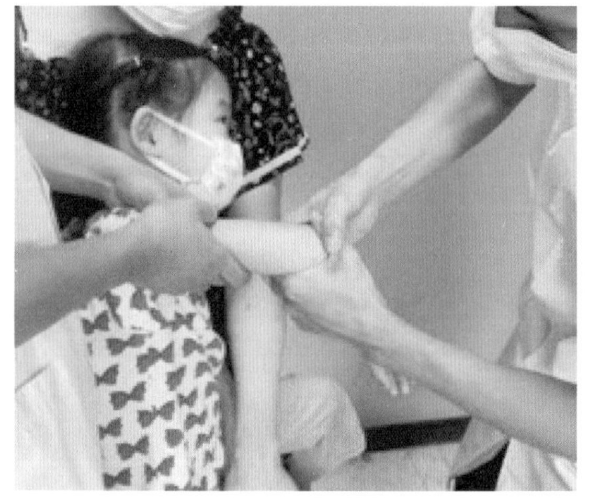

图5-4-1b

图5-4-1　回旋折顶法

（2）苏氏三步法：此手法来源于泉州正骨流派苏氏疗法。主要用于稳定性骨折伸直型髁上骨折。以右肱骨髁上骨折为例。

方法：患儿坐位或卧位，右上肢外展，术者左手握持患儿右腕，右手拇指顶于患儿尺骨鹰嘴后方，余指环抱于上臂下段前侧，术者左手提拉患儿右腕关节向上，并逐渐屈肘，右拇指同时顶推远折端向前复位，纠正前倾角，施术时需双手协调，发力均匀，切勿用力过猛，若后侧皮质全部断裂，稳定性差，外固定易发生移位（图 5-4-2）。

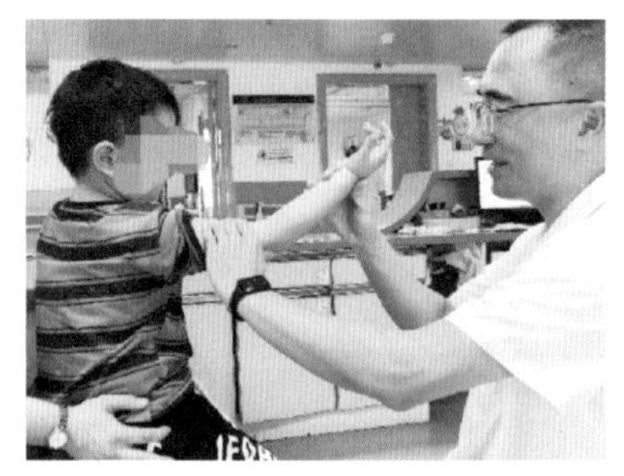

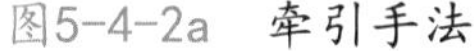
图5-4-2a　牵引手法

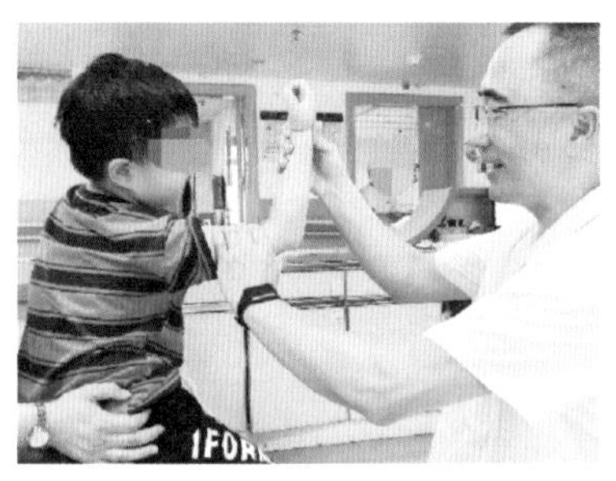
图5-4-2b　牵引下顶推手法

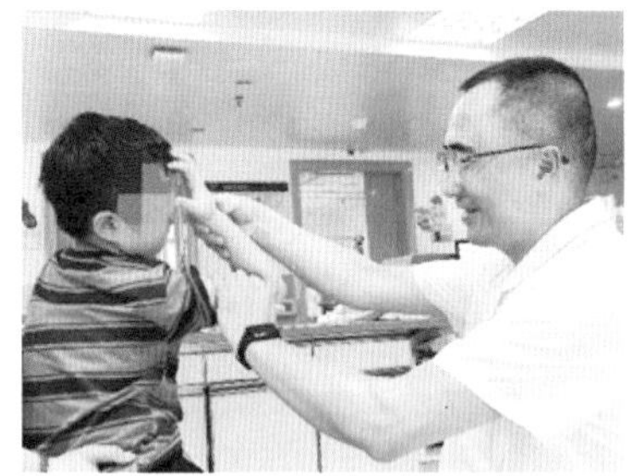
图5-4-2c　纠正前倾角

（3）苏氏四步法：此手法来源于泉州正骨流派苏氏疗法。主要应用于不稳定骨折伸直型肱骨髁上骨折。以右肱骨髁上骨折（伸直型）为例。

方法：患儿坐位或卧位，右上肢外展，术者左手握持患儿右腕，先在患肘后侧触摸到远折端的骨折面，用右手拇指轻轻顶住骨折面后缘，余指环抱于上臂下段前侧，术者左手牵拉患儿右腕关节逐渐将肘关节过伸，右手指顶推骨折面后缘加大骨折成角，即肘关节过伸不超过 15°为宜，以免挫伤肘前血管、神经。当感觉到骨折块向前滑移，同时术者左手提拉患儿右腕关节向上，并逐渐屈肘，纠正前后移位，若存在侧方移位，可用拇指顶推纠正，若存在旋转移位，可用“凤凰点头法”纠正，即术者右拇指置于骨折线前侧，余指扶于远折端后侧，对向夹挤骨折部，同时左手将患儿右前臂置于旋前位，腕关节屈曲，牵引下反复小幅度屈伸肘关节，即肘关节活动幅度控制在 45° 左右，形似“凤凰点头”，纠正旋转移位。复位满意后，可行“船形”夹板加压垫固定对抗侧方移位，上肢石膏后托固定，限制肘、前臂和腕关节活动，使骨折固定更牢靠。手法复位时需双手协调，发力均匀，切勿用力过猛，过度复位，造成后侧骨膜铰链断裂，则失去稳定骨折的依托，复位后不稳定，靠外固定很难维持复位（图 5-4-3）。

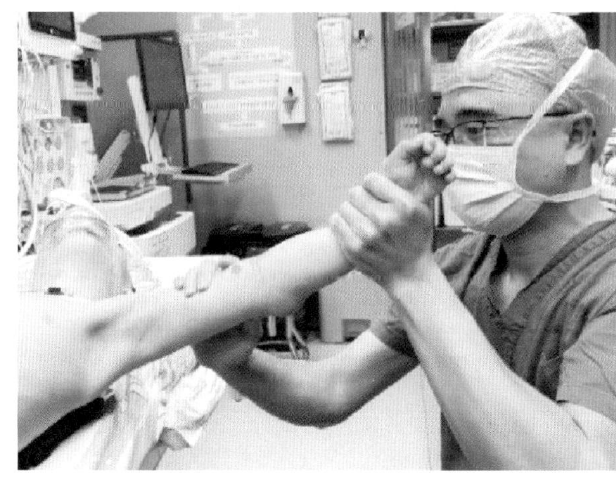
图5-4-3a　顺势牵引手法

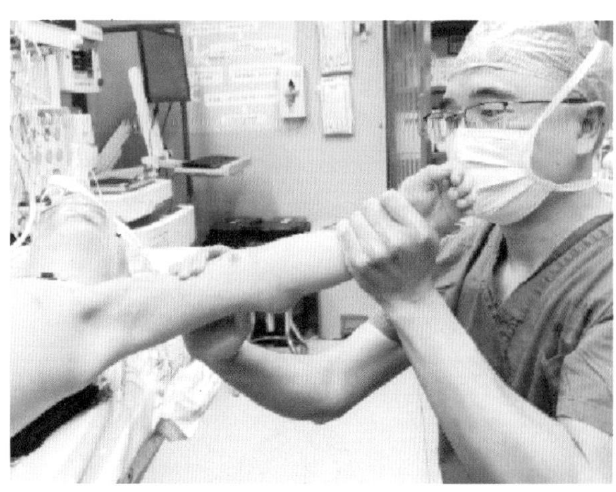
图5-4-3b　牵引下折顶手法

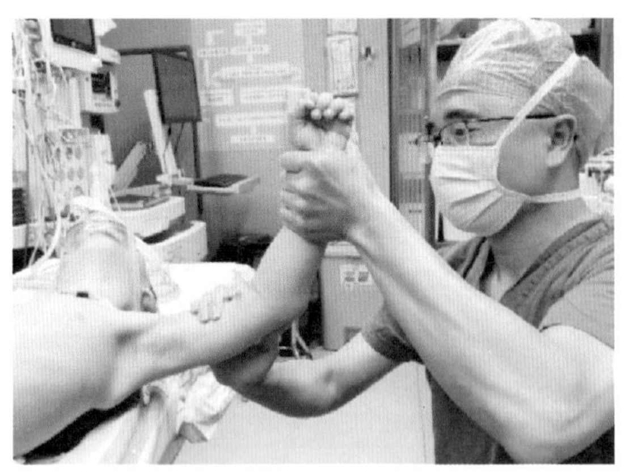
图5-4-3c　牵引下顶推手法

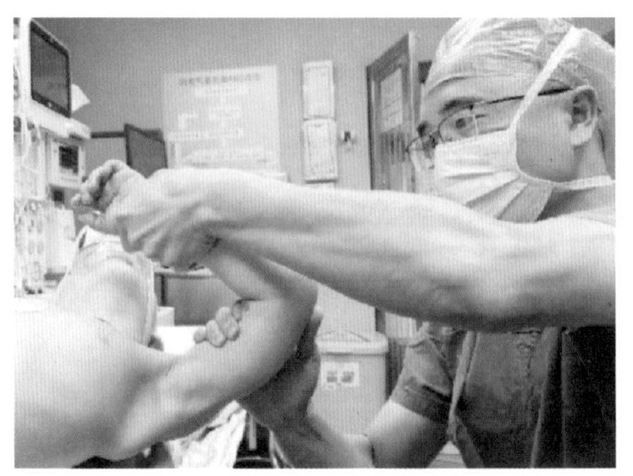
图5-4-3d　重复数次“凤凰点”手法

（4）翻扣抱腕法：此手法由南少林太祖拳“翻扣抱腕势”“太祖约客势”拳法演变而来。

方法：患者取卧位或者坐位，上肢外展并外旋。首先，术者和助手顺势行“牵引”手法，彻底纠正骨折端的短缩重叠移位；第二步“端挤”手法，维持牵引下，术者一拇指往外侧挤按内上髁，余四指向内侧端抵住外上髁，纠正侧方移位并纠正内侧塌陷移位；第三步“旋转”手法，根据骨折远折端旋转移位方向，将前臂向相反方向旋转即可纠正旋转移位，之后将患肢肩关节内旋，使肘后朝上；第四步“提按”手法，术者双手拇指扣住骨折远端往下按，其余四指在骨折近端向上提，纠正骨折断端前后残余移位，即可复位（图 5-4-4）

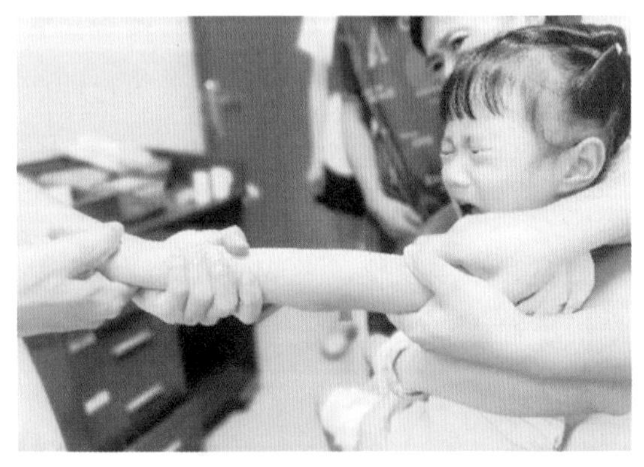
图5-4-4a　牵引手法

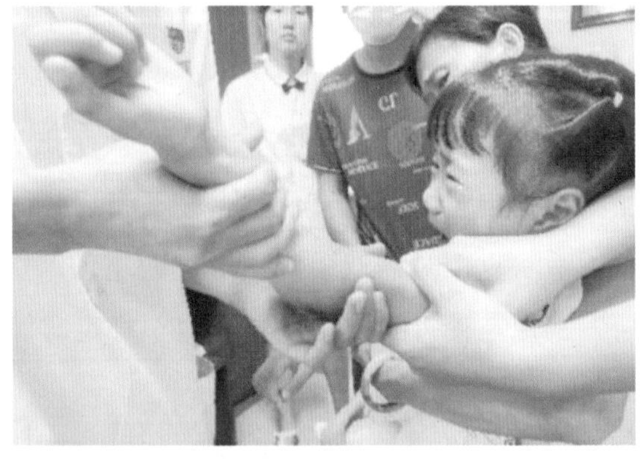
图5-4-4b　端挤手法

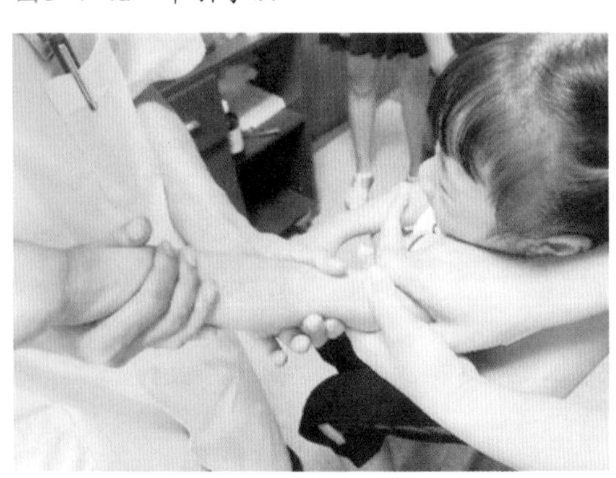
图5-4-4c　旋转手法

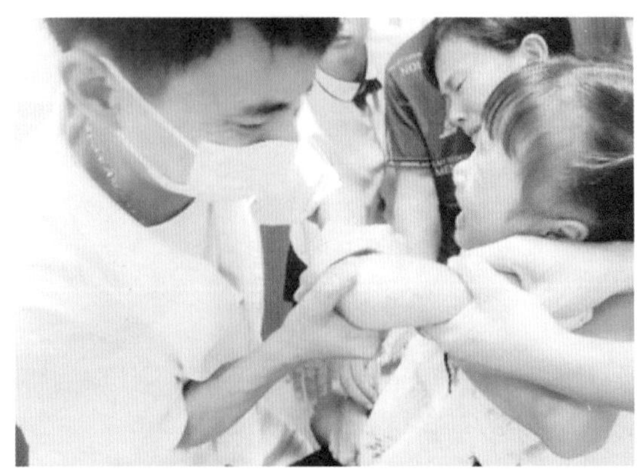
图5-4-4d　提按手法

2. 操作要点

（1）有移位的肱骨髁上骨折，血管、神经、骨骼并发症多，复位前需先确认是否有合并症。如有合并症，应明确损伤程度，选用合适的治疗方案。

（2）手法操作应轻柔，尽量一次性复位，禁止反复暴力复位；要点在于手法复位治疗过程时，要彻底纠正尺偏、尺倾、尺嵌和内旋畸形，力求达到解剖复位。

（3）夹板固定及压垫放置要准确，防止骨折再移位。禁止患者主动抬上肢对骨折的稳定也十分重要。

（4）治疗前如发现肿胀迅速，应密切观察，警惕骨筋膜室综合征，一旦出现，及时处理。

3. 药物治疗

（1）内治法：按骨折三期辨证论治。

①早期：治宜活血化瘀、行气止痛，方用桃红四物汤加减或自制药竭七胶囊、化瘀丸。

②中期：治宜祛瘀生新、接骨续筋，方用新伤续断汤加减或自制药正骨丸。

③后期：治宜补益肝肾、补气血、健脾胃，方用自制药筋骨行气丸、益肾壮腰丸。对年老体虚者，可用补肾壮筋汤加减。

（2）外治法：损伤早期，宜活血化瘀、消肿止痛，选用伤科擦剂、骨舒乳膏等外敷局部均可；损伤中后期关节功能受限，宜活血化瘀、舒筋通络，选用院内协定方熏洗 2 号方、正骨活络油外用，可配合中药烫熨、超声波等治疗。

四、预防与调护

1. 复位后夹板石膏固定，要定期复查，调整固定，以确保外固定的有效性。做好肘关节保护，以免再移位造成畸形愈合，不利于恢复；注意复查，避免出现肘内翻。

2. 家属需要注意患者的心理状况，及时疏导。鼓励患者进行早期功能锻炼，如活动腕及手指各关节。2 周后骨折端相对稳定，可开始适当进行肩肘关节功能训练，防止肘关节粘连、僵直等后遗症。

3. 多吃蛋白质和维生素含量高的食物，促进软组织的修复。

五、典型病例

林某，男，5 岁，以摔伤致右肘部疼痛、活动受限 2 小时为主诉，于 2022 年 8 月 19 日就诊。

因行走时不慎摔伤，出现右肘部疼痛，并逐渐肿胀，患肢活动不能，无伴皮破出血，无手指麻木，在外未经诊治，遂来诊。

检查：右肘部肿胀明显，无张力性水疱，无骨质外露，右肱骨髁上环形压痛，未及骨擦感及异常活动，右上肢纵向叩击痛阳性，右肘关节屈伸活动功能障碍，右前臂旋转活动好，右肘后三点关系正常，右桡动脉搏动存在，右手各指活动正常，肢端血运及感觉好。

X 线提示：右侧肱骨髁上骨皮质不连续，断端相互嵌插，并稍向掌侧成角。余肘关节诸骨骨质结构完整，骨皮质连续，未见明显异常，肘关节关系正常。

诊断：右肱骨髁上骨折（图 5-4-5）。

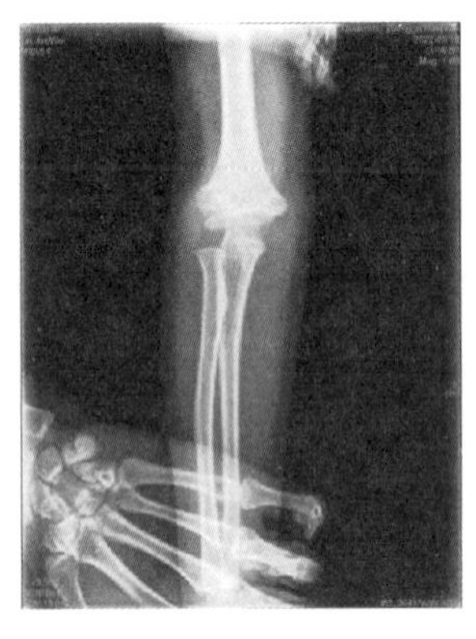

图5-4-5a　回旋折法复位前正位片

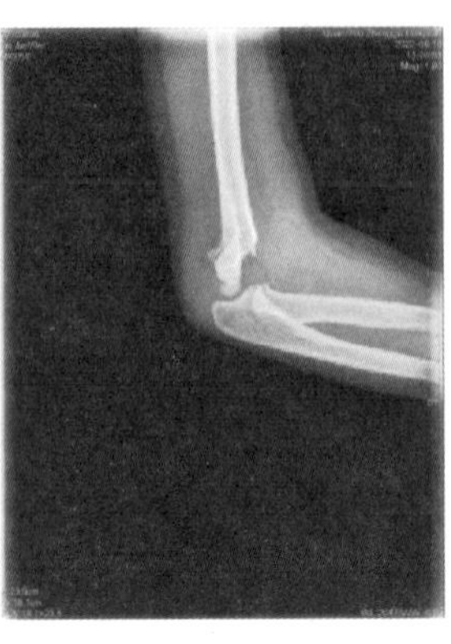

图5-4-5b　回旋折顶法复位前侧位片

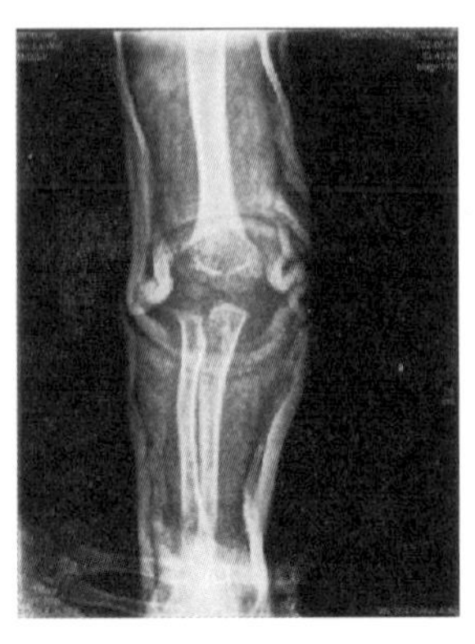

图5-4-6a　回旋折顶法复位后正位片

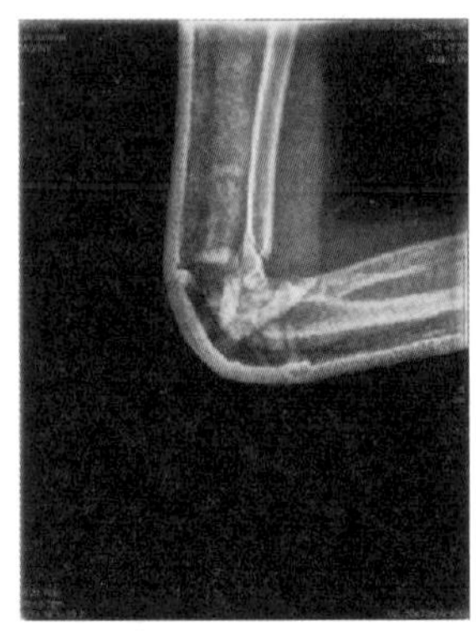

图5-4-6b　回旋折顶法复位后侧位片

诊断：右肱骨髁上骨折。

治则：活血化瘀，接骨纳正。

治法：采用“回旋折顶法”进行复位后（图 5-4-6），髁上骨折部位外敷伤科搽剂药纱，“船型”内外侧夹板结合压垫固定维持肘关节外翻趋势，屈肘 90°位石膏固定，指导未固定关节功能训练。早期自制药化瘀丸口服；中后期自制药正骨丸口服；4 周后解除固定，熏洗 2 号方外用，行右肩肘关节屈伸功能训练。

六、注意事项

1. 肱骨髁上骨折根据损伤情况选择合理的治疗方案，如果选择整复手法，泉州正骨流派正骨十法是不错的治疗选择，它经由本院几代人对医武结合理念理解总结应用于临床，心法手技迭代流传，乃本院治疗肱骨髁上骨折之特色。

复位前，手摸心会，了解骨折复位前的位置，对于移位严重，骨折近端刺入软组织顶于皮下，形成皮肤凹陷征者，用按法和摩法，使骨折端还纳，利于接下来的复位。用提法将向后移位的远折端向前复位，恢复骨折位置；用端法，将侧方移位的骨折远端复位，纠正侧方移位，避免或减少肘内翻的发生；再用接法，使两骨折端紧密接触。此时复位完成，应用“摸法”体会骨折复位情况，确认复位满意后立即进行固定。对于不稳定的骨折，应密切观察，以减少骨筋膜室综合征及缺血性肌挛缩的发生。

2. 患儿骨折整复的过程中，应该先对侧方位移进行矫正，然后再对前位移与后位移实施矫正。对于尺偏型患儿，在为患儿实施矫正之后，可以保持轻度的桡偏，予以恢复患儿肘关节的携带角；对于存在明显位移骨折的患儿，应该及早为患儿开展闭合复位处理，整复操作对于改进患儿的血液循环、消除肿胀具有积极的作用，尤其是对于末梢血供不良、桡动脉搏动减弱的患儿来说，应该尽早为患儿实施闭合复位；对于存在血管、神经损伤的患儿，应该尽早考虑为患儿行手术探查，以便解除对血管的压迫，并对血管进行修复，同时可以对骨折进行整复。对于小开放伤口污染不严重、手法复位失败的骨折患儿，可以选择手术治疗。无论是何种类型的患儿，在实施手法复位的时候，一定要注意防止出现肘内翻。

第五节 肱骨小头骨折

一、病因病理

肱骨小头为肱骨远端向前突起，呈半球形光滑的骨性结构，肘关节以此为轴的屈伸范围在0°～140°。肱骨小头骨折是临床中不常见的骨折，仅占肘关节损伤的0.5%～1%，好发于青少年，临床上极易漏诊或延误治疗，应引起注意。

肱骨小头骨折，多为间接暴力所致。多由于摔倒时，手臂伸直，手掌着地，桡骨头撞击肱骨小头关节面所致。手掌着地后身体摔倒的方向会导致骨折块移位方向不同。若身体向后摔倒，会使肘关节呈现过伸状态，桡骨小头可将骨折块向肘关节前侧推顶，致使骨块向前上方翻转移位，骨折断端面向关节间隙。若身体向前摔倒，会使肘关节呈现屈曲状态，桡骨小头则会将骨折块向肱骨侧推顶，骨折块进一步向上移位，且骨折块断端面向肱骨端。

二、诊断与鉴别诊断

1. 诊断

（1）临床表现与体征：肘关节肿胀，呈半屈曲位畸型。肘外侧可触及明显压痛，有移位的骨折，在肘外侧可触及移位的骨块及骨擦感，肘关节活动受限。

（2）影像学检查：根据骨折的严重程度，Bryan-Morrey 分型将肱骨小头骨折分为以下四型。

Ⅰ型（Hahn-Steintha 损伤）：完全性肱骨小头骨折，即发生在肱骨小头基底部的骨折。

Ⅱ型（Kocher-Lorenz 损伤）：骨折块涉及冠状面的关节面，其附着的骨质很少。

Ⅲ型：粉碎性肱骨小头骨折。

Ⅳ型：涉及滑车的肱骨小头骨折。

2. 鉴别诊断　肱骨小头骨折需要与肱骨外髁骨折、肱骨外上髁骨折等进行鉴别。

三、辨证论治

无移位的肱骨小头骨折可采用石膏固定。有移位的骨折则根据不同类型，可采用泉州正骨“过伸按压法”及“推挤屈伸法”手法复位治疗。

1. 操作方法

（1）过伸按压法：主要用于Ⅰ、Ⅲ、Ⅳ型的肱骨小头骨折，骨折块翻转移位，断面朝向关节间隙。

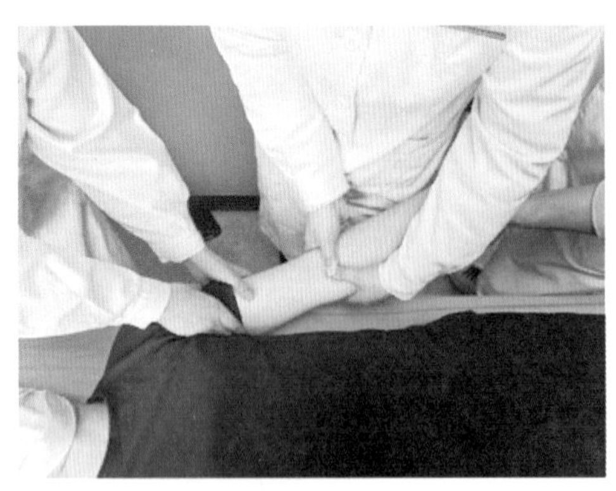
图5-5-1　过伸按压法

方法：患者取仰卧位，患肩外展。一助手握住上臂上段，另一助手握住腕部，两助手对抗牵引，保持前臂旋后、肘关节伸直。术者用拇指在肘关节前侧触摸骨折块，触及极度压痛点后，将双手拇指重叠，采用泉州正骨流派的“按法”，由前上方向后下方按压，翻转骨折块；余指采用泉州正骨流派的“提法”，上提肘关节至过伸位，同时将骨折块向肱骨端按压；感到滑动入臼感或拇指下的骨块消失，表明骨折复位（图 5-5-1）。复位后肘部外敷伤科搽剂药纱，石膏固定屈肘 90° 前臂旋后位。

（2）推挤屈伸法：主要用于Ⅰ、Ⅲ、Ⅳ型的肱骨小头骨折，骨折块向上移位明显、骨折块断端与肱骨端发生嵌顿者。

方法：患者取仰卧位，患肩外展。一助手握住上臂上段，另一助手握住腕部，先将肘关节置于屈曲位。术者触及极度压痛点后，采用泉州正骨流派的“推挤”（图 5-5-2）、“屈伸”（图 5-5-3）手法，先自上而下推挤骨折块使其到达肱骨断端，并适当伸直肘关节，再按压骨折块使其与肱骨断端对接，最后屈肘将骨折块复位。复位后肘部外敷伤科搽剂药纱，石膏固定极度屈肘位前臂旋后位。

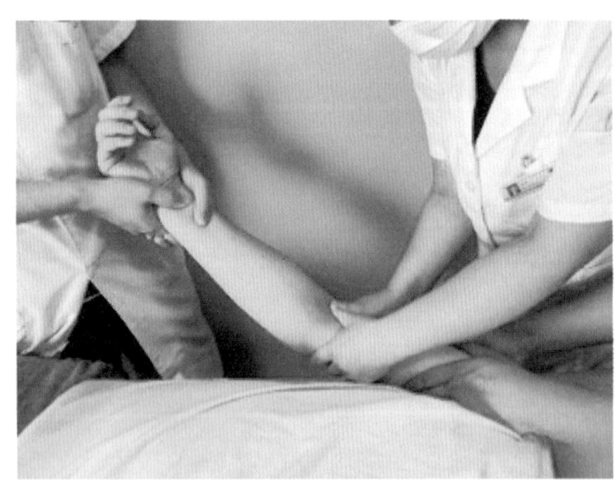
图5-5-2　推挤法

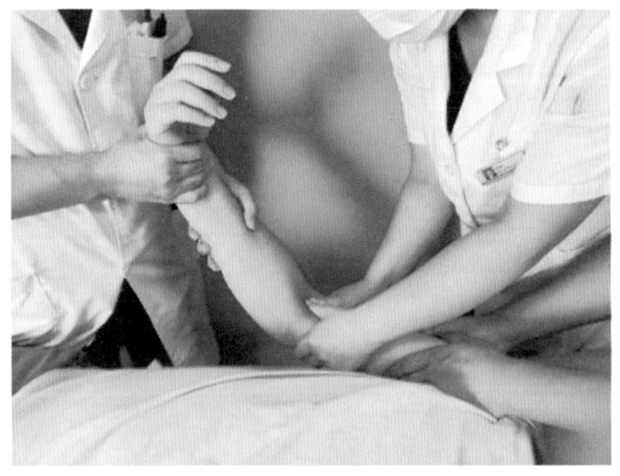
图5-5-3　屈伸法

2. 操作要点

（1）复位前需先确认是否合并有神经、血管损伤。

（2）有小的开放性伤口应该先清创；伤口在复位过程中可能发生开裂，则不宜采用手法治疗；有开放性伤口，禁止使用伤科搽剂药纱。

（3）复位前需明确骨折分型，选用合适的特色手法进行复位，禁止反复暴力复位。

3. 药物治疗

（1）内治法：按骨折三期辨证论治。

①早期：治宜活血化瘀、消肿止痛；方用桃红四物汤加减或自制药竭七胶囊。

②中期：治宜祛瘀生新、接骨续筋，方用新伤续断汤加减或自制药正骨丸。

③后期：治宜补益肝肾、补气血、强壮筋骨，方用肢伤三方加减或自制药筋骨行气丸、益肾壮腰丸内服。

（2）外治法：损伤早期，宜活血化瘀、消肿止痛；选用伤科搽剂药纱外敷局部；损伤中后期肘关节功能受限，宜活血化瘀、舒筋通络，选用院内协定方熏洗 2 号方或丹香酒药纱外用，可配合理疗。

四、预防与调护

1. 心理调护　意外事故造成骨折，患者会很紧张，尤其对功能锻炼会有顾虑，因此护理人员要仔细观察患者的情志变化，耐心讲解功能锻炼的重要性、方法，并指导患者正确锻炼，以解除其顾虑，使其能积极锻炼以配合治疗。

2. 家庭护理　合理安排饮食，以富含维生素及钙质的饮食为好。可适当补充维生素 D 或鱼肝油，以促进钙质吸收。注意患肢夹板的位置及松紧度，如有异常应及时就医。注意患肢血运情况，如发现患肢夹板压迫的部位疼痛，或暴露在远端的手指发绀或发白，均应及时就医。

五、典型病例

【病例一】

史某，男，21 岁，以摔伤致左肘部肿痛 7 天为主诉，于 2016 年 6 月 7 日就诊。

因行走时不慎摔伤，手掌撑地导致左肘部疼痛、逐渐肿胀，肘关节活动受限，无伴皮破出血，无手指麻木，在外院建议手术治疗，后转诊至我院治疗。

检查：左肘部悬吊制动，肘关节呈半屈曲位畸形，中度肿胀，皮纹变浅，无伴皮破出血及骨质外露，左肘外侧可触及轻微骨擦感，左肘关节屈伸活动受限，肘关节外翻试验阳性，桡动脉搏动正常，各手指活动稍受限，肢端感觉及血运正常。

X 线提示：左肱骨小头骨皮质不连续，骨折块向掌侧翻转移位，肘关节关系正常（图 5-5-4）。

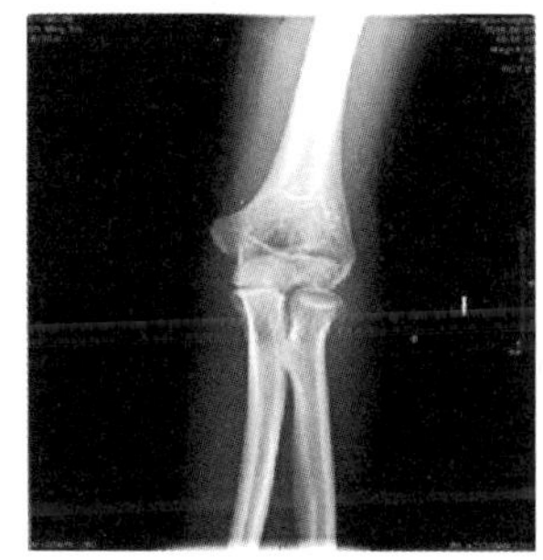

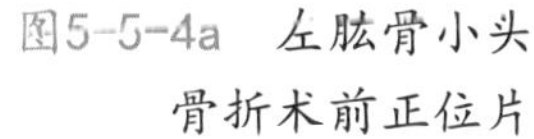

图5-5-4a　左肱骨小头骨折术前正位片

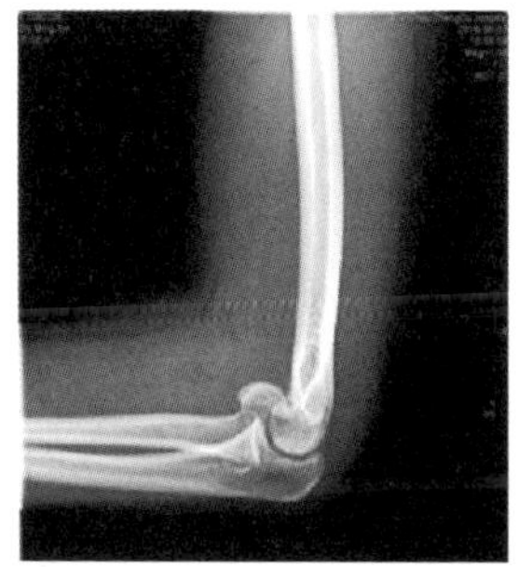

图5-5-4b　左肱骨小头骨折术前侧位片

CT 提示：左肱骨远端粉碎性骨折，骨折线波及关节面，肱骨小头伴部分滑车骨块向掌侧翻转移位（图 5-5-5）。

诊断：左肱骨小头骨折（Ⅳ型）。

治则：活血化瘀，接骨纳正。

治法：采用“过伸按压法”进行复位后（图 5-5-6），肘部伤科擦剂药纱外敷局部，石膏固定肘关节于屈肘 90° 前臂旋后位，指导未固定关节功能训练。早期桃红四物汤加减口服；中期自拟方口服；6 周解除固定后，熏洗 2 号方加味外用，行功能训练。

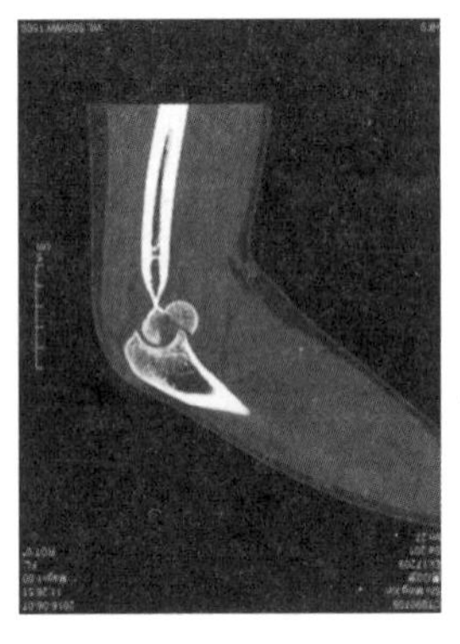

图5-5-5a　左肱骨小头骨折术前CT

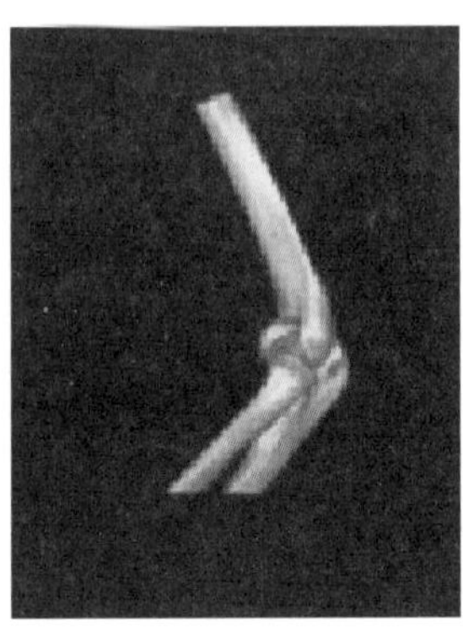

图5-5-5b　左肱骨小头骨折术前重建CT

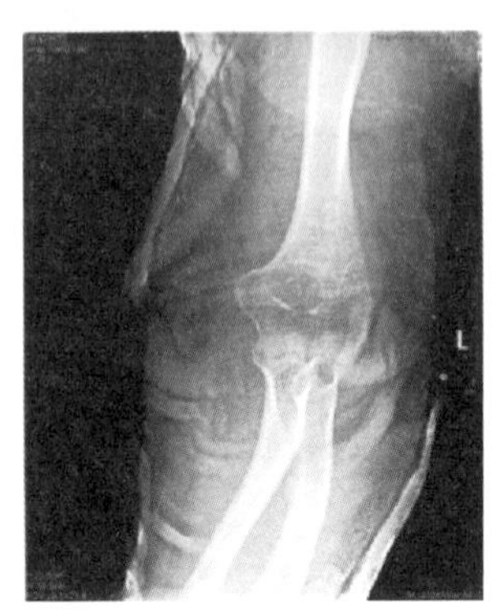

图5-5-6a　左肱骨小头骨折术后正位片

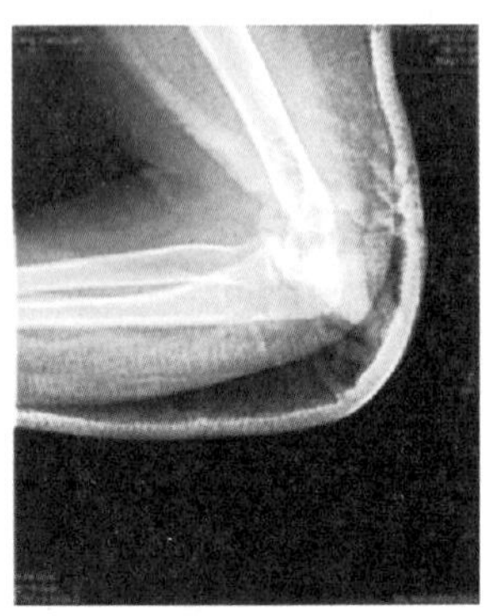

图5-5-6b　左肱骨小头骨折术后侧位片

【病例二】

向某，男，15 岁，以摔伤致左肘部肿痛伴活动受限 1 小时余为主诉，于 2017 年 7 月 7 日就诊。

因骑车时不慎摔伤，手掌撑地导致左肘部疼痛、逐渐肿胀，肘关节活动受限，无伴皮破出血，无手指麻木，在外未经诊治，来诊。

检查：左肘关节呈半屈曲位畸形，肘外侧中度肿胀，皮纹正常，无伴皮破出血及骨质外露，左肘外侧可触及明显骨擦感，左肘关节屈伸活动受限，肘关节外翻试验阳性，桡动脉搏动正常，各手指活动稍受限，肢端感觉及血运正常。

X 线片提示：左肱骨小头骨皮质不连续，骨折块向前上方移位，肘关节关系正常（图 5-5-7）。

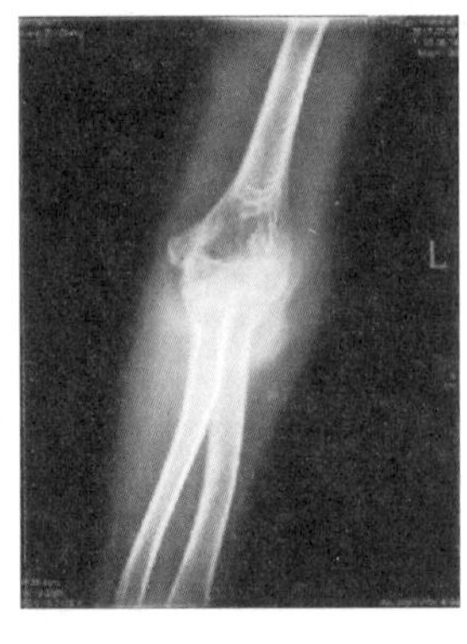

图5-5-7a　左肱骨小头骨折整复前正位片

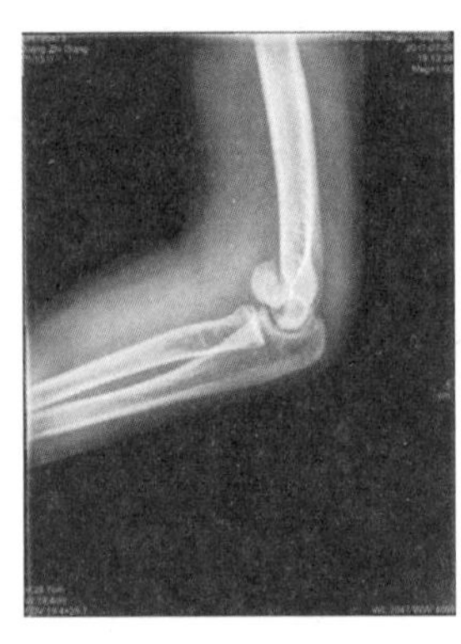

图5-5-7b　左肱骨小头骨折整复前侧位片

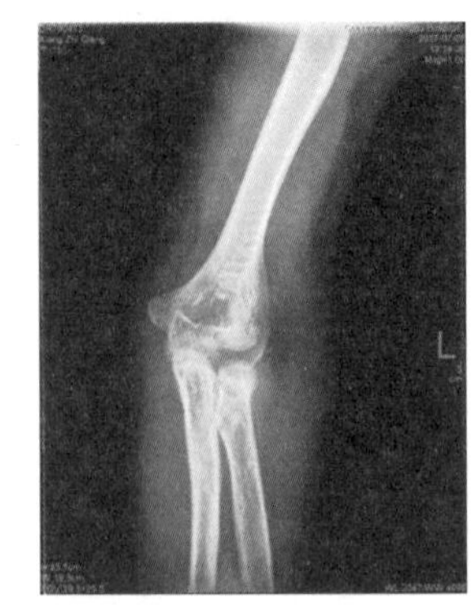

图5-5-8a　左肱骨小头骨折整复后正位片

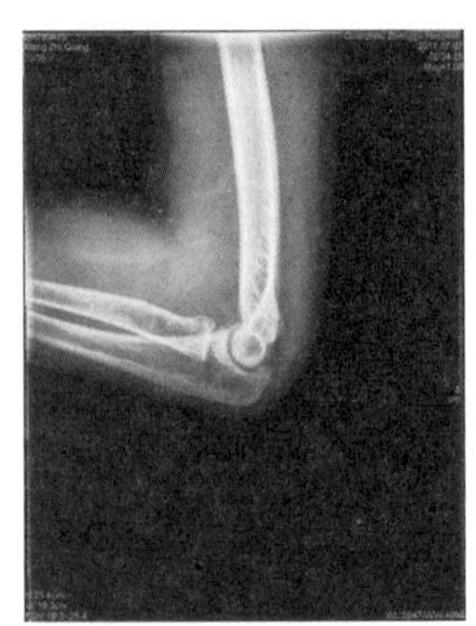

图5-5-8b　左肱骨小头骨折整复后侧位片

诊断：左肱骨小头骨折（Ⅳ型）。

治则：活血化瘀，接骨纳正。

治法：采用“推挤屈伸法”进行复位后（图 5-5-8），肘部伤科搽剂药纱外敷，夹板固定肘关节极度屈肘前臂旋后位，指导未固定关节功能训练。早期桃红四物汤加减口服；中期新伤续断汤加减口服；6 周解除固定后熏洗 2 号方外用，行肘关节功能训练。

六、注意事项

1. 伸直型骨折，骨折块向前上方翻转移位，骨折块断端面向关节间隙。此类骨折复位时，术者用拇指在肘关节前侧触摸骨折块，触及极度压痛点后，将双手拇指重叠，采用“按法”，由前上方向后下方按压，翻转骨折块；同时在“拔伸”的前提下，余指采用“提法”，上提肘关节使其过伸，将复位空间让出，同时将骨折块向肱骨端按压从而达到复位的目的。手法操作轻柔，切忌暴力复位，

2. 屈曲型骨折，肱骨小头合并部分滑车骨折，骨折块向前上方移位，骨折块断面向着肱骨远端。此类骨折复位时，要在屈肘位先自上而下“推挤”骨折块使其到达肱骨断端，并适当伸直肘关节，再自前向后按压骨折块，使其与肱骨断端对接，然后再屈曲肘关节将骨块复位固定，加强断端的接触，同时为避免骨块再次上移，需要将肘关节极度屈曲，通过桡骨头从肱骨小头前上方向后下方施压，从而增加骨折端的稳定性。复位时，一定是先自上而下推骨折块，而非自前向后直接按压骨折，否则将会导致断端嵌顿，使骨折块无法完全复位。

第六节　尺桡骨干骨折

一、病因病理

尺桡骨骨折是临床常见骨折之一，占全身骨折的 6.18%，占上肢骨折的 15%，主要发生在青少年时期。骨折的位置一般在中 1/3 或下 1/3 的位置处，在骨折处的位置会出现不同程度的重叠、旋转、成角或侧方移位等，治疗难度相对较大。致尺桡骨骨折的因素有摔伤、交通事故、高处坠落和机器损伤等，根据暴力作用方式，可分为直接暴力、间接暴力及旋转暴力。直接暴力，骨折多为横形、蝶形、粉碎骨折或开放骨折；间接暴力，骨折多为斜形、短斜形骨折，骨折水平多为桡骨高于尺骨；绞压扭转等暴力，多见尺桡骨多段骨折，易合并手、腕、肘、上臂等损伤。常见于开放性损伤，软组织损伤严重，应注意是否合并血管、神经、肌腱损伤。

二、诊断与鉴别诊断

1. 诊断

（1）临床表现与体征：伤后前臂出现肿胀、疼痛、活动受限，有移位的患者可见畸形改变。

前臂骨折断端压痛明显、环形压痛，可触及骨擦音及骨折端异常活动，纵向叩击痛阳性。有移位的骨折容易并发血管、神经损伤，应注意检查桡动脉搏动及末梢血运情况，注意腕关节及手指主动活动和皮肤感觉情况。

（2）影像学检查：根据骨折损伤部位分型，可分为尺桡骨近端骨折、中段骨折、下段骨折。

2. 鉴别诊断　注意需与尺桡骨病理性骨折等相鉴别。

三、辨证论治

无移位的尺桡骨骨折可直接小夹板外固定。有移位的骨折则根据不同类型采用泉州正骨流派整骨手法“分骨捏挤法”治疗，再行小夹板固定。

1. 操作方法

分骨捏挤法：患者取仰卧位，肩关节外展 60°～80°，肘关节屈曲 90°，中下段骨折取前臂中立位，上段骨折取前臂置于旋后位。尺桡骨双骨折均不稳定时，如骨折在上段，先整复尺骨；如骨折在下段，则先整复桡骨；骨折在中段，应根据桡骨、尺骨骨折的相对稳定性来决定。术者双手拇指置于骨折远端背侧，握紧患肢，助手紧握患肢肘部，持续拔伸牵引骨折端，尽量纠正骨折端的重叠移位。维持牵引，术者双手拇指紧紧扣住骨折远端使骨折端成角 90°，当感到骨折两端对顶时，骤然将骨折远端反折，使骨折端的成角伸直。再用拇指触摸检查骨折复位情况，双手分别捏住骨折两端，左右旋转，进一步纠正骨折移位。若骨折为斜形骨折或锯齿形骨折，且有背向侧方移位时，应用回旋手法进行复位。若尺桡骨骨折断端相互靠拢时，应用分骨捏挤手法进行复位。骨折复位满意后，在骨突部位放置压垫，依次放置掌、背、桡、尺侧夹板固定，掌侧板由肘横纹至腕横纹，背侧板由尺骨鹰嘴至腕关节，桡侧板由桡骨头至桡骨茎突，尺侧板由肱骨内上髁下至尺骨茎突，扎带固定后，超肘、腕关节石膏托固定患肢于中立位或旋后位，并用三角巾屈肘 90°位悬吊固定。

2. 操作要点

（1）前臂周围有许多肌肉附着，由于肌肉的牵拉，在不同平面的骨折就会造成不同方向的移位。桡骨上段骨折，即旋后肌止点以远、旋前圆肌止点以近时，因肱二头肌和旋后肌的作用使骨折近端旋后，因旋前圆肌的作用使骨折远端旋前；桡骨中段和下段骨折，即旋前圆肌止点以远时，因肱二头肌和旋后肌的旋后力量与旋前圆肌的旋前力量产生一定的中和作用，桡骨骨折近端常在轻度旋后位和中立位。另外，对于起于前臂尺侧而止于腕关节及手部桡侧的肌肉，如桡侧腕屈肌可产生使前臂旋前的力量；起于尺骨和骨间膜背侧的肌肉，如拇长伸肌、拇长展肌、拇短展肌可产生使前臂旋后的力量。因此，在对前臂骨折进行手法复位时，应根据桡骨骨折的部位进行旋转矫正，固定体位。

（2）复位前需先确认是否合并有神经、血管损伤，有小的开放性伤口应该先清创，若伤口在复位过程中可能发生开裂，不宜采用手法治疗，有开放性伤口则禁止使用伤科搽剂药纱。

（3）整复过程中注意手法动作协调，以巧力复位，切忌反复暴力复位。定期行 X 线检查，防止骨折移位，若发现移位应重新调整，避免骨折端畸形愈合或不愈合。

3. 药物治疗

（1）内治法：按骨折三期辨证论治。

①早期：治宜活血化瘀、行气止痛，方用桃红四物汤加减或本院自制药竭七胶囊、化瘀丸。

②中期：治宜活血化瘀、接骨续筋，方用肢伤二方加减或正骨丸。

③后期：治宜补肝肾、强筋骨，方用肢伤三方加减或筋骨行气丸。

（2）外治法：损伤早期，宜活血化瘀、消肿止痛，选用伤科搽剂药纱外敷；损伤中后期，肩肘关节功能受限，宜活血化瘀、舒筋通络，选用自制药丹香酒药纱外敷、熏洗 2 号方外洗，可配合中药烫熨、中药离子导入、超声波、蜡疗等治疗。

四、预防与调护

1. 定期复查，调整外固定松紧度，注意局部压疮的预防。

2. 应尽早介入康复治疗，骨折复位后立即指导患者行抓握拳训练，以利肿胀消退；在保护骨折端复位情况下行肘、腕关节被动训练，X 线检查提示骨折断端明显骨痂生长时间可能较长，在判断骨折端稳定的情况下，尽早拆除石膏固定，行肘、腕关节活动功能锻炼。

3. 平时应加强体育锻炼，使肌肉、韧带、关节囊经常处于健康良好状态。注意劳逸结合，避免寒湿、湿热侵袭及在不良体位下劳动时间过长。

五、典型病例

林某，男，55 岁，以摔伤致右前臂肿痛、活动受限 3 天为主诉，于 2013 年 4 月 5 日就诊。

检查：神志清楚，舌暗红，苔薄白，脉弦。右前臂肿胀，未见张力性水疱，未见皮破出血及骨质外露，右前臂中段压痛明显，可及骨擦音及异常活动，右前臂纵向叩击痛阳性，右前臂旋转活动受限，下尺桡关节轻压痛，右手诸指活动正常，指端感觉及血运正常。X 线提示右桡骨中下段骨折，断端向尺背侧移位、断端短缩重叠（图 5-6-1）。

诊断：右桡骨中下段骨折。

治则：活血化瘀，消肿止痛。

治法：“分骨捏挤法”手法复位（图 5-6-2），伤科圣水外敷局部，屈肘 90°，前臂中立位，小夹板外固定。

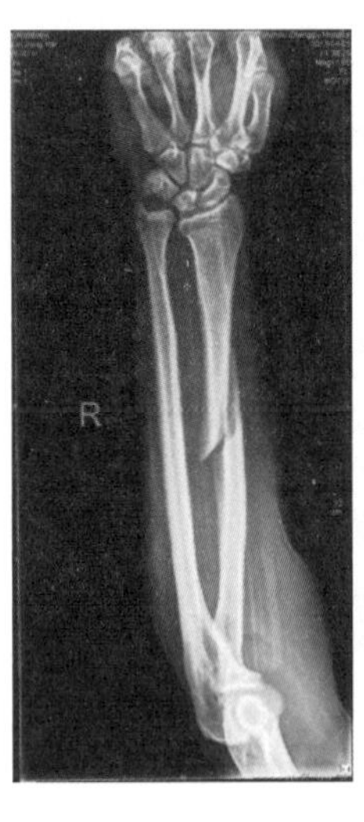

图5-6-1a 右桡骨骨折整复前正位片

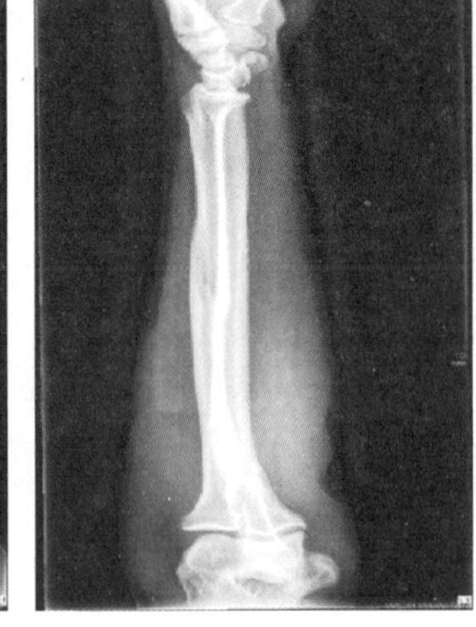

图5-6-1b 右桡骨骨折整复前侧位片

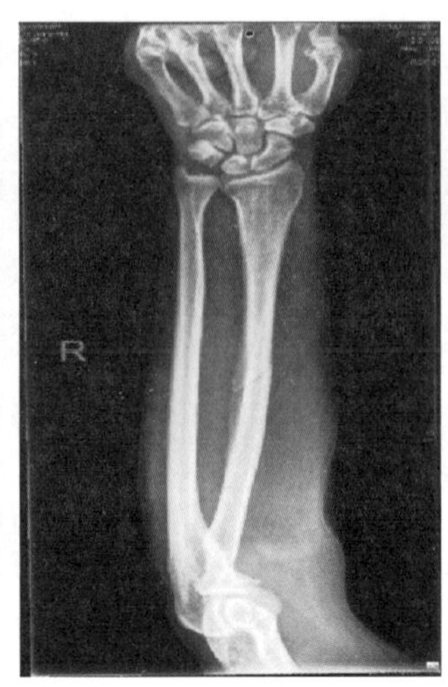

图5-6-2a 右桡骨骨折整复后正位片

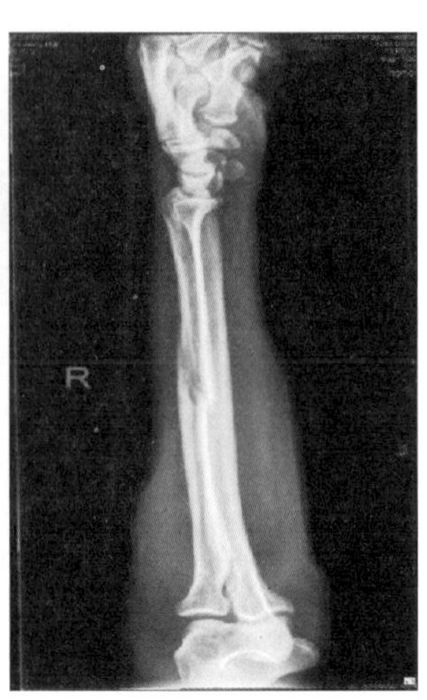

图5-6-2b 右桡骨骨折整复后侧位片

六、注意事项

1. 尺桡骨骨折相对复杂，骨折的位置一般在中 1/3 或下 1/3 处，在患者骨折处的位置会出现不同程度的重叠、成角及旋转性移位等相关情况，所以，治疗难度相对较大，临床上应综合考虑患者年龄及需求、骨折损伤类型及合并损伤、术者技术条件等各方面情况，选择适宜的治疗方案，方能达到良好疗效。

2. 泉州整骨手法以中医骨伤理论与医武结合相结合，步法与手法相融合，“站桩”与“技击”相结合，主张意念统率身体，即“手随心转，法从手出”，操作过程中，要注意身体“内轻虚，而外脱化，松和自然”，讲究“意、气、形”有效结合，提高操作者身体协调性和准确性，并根据尺桡骨骨折的不同类型选用不同泉州正骨特色手法治疗，以达到良好的效果。

第七节　桡骨颈骨折

一、病因病理

桡骨颈骨折大多发生于骨骺尚未闭合的少年和儿童。桡骨头受到垂直外翻暴力作用，使桡骨头关节面向外侧倾斜，其关节面水平线与肱骨小头关节面水平线夹角在 30°～60°，因此又称“歪戴帽”型骨折，属于倾斜移位骨折，临床并不少见，占儿童肘部骨折的 5%～8.5%。

患者跌倒时肘关节处于屈曲位，前壁处于旋前位，自下而上和自上而下的暴力聚集于肘部，导致肱骨小头和桡骨小头相互撞击，并由内向前外侧产生剪切力，引起桡骨颈骨折，甚至桡骨头骨骺分离。

二、诊断与鉴别诊断

1. 诊断

（1）临床表现与体征：有摔伤或直接暴力外伤史。表现为伤后肘部疼痛，肘外侧明显肿胀，患肢前臂常处于旋前位，肘关节微屈。

查体见桡骨头局部触及明显压痛，前臂旋转及肘关节屈伸活动均受限，前臂旋转时桡骨颈疼痛加剧，以旋后为甚，移位明显者可见皮下青紫瘀斑，有些可以扪及骨擦音或骨擦感，有移位骨折容易并发神经损伤，应注意检查桡神经情况。

（2）影像学检查：常规拍摄肘关节 X 线正侧位片即可确诊骨折类型及移位程度。

（3）分型：O'Brien 根据骨折成角大小，将其分为三型。

Ⅰ型：成角≤ 30°。

Ⅱ型：成角＞ 30°而≤ 60°。

Ⅲ型：成角＞ 60°。

2. 鉴别诊断　注意与肱骨小头骨折、肱骨外上髁骨折相鉴别。

三、辨证论治

无移位或者成角≤ 30°，可采用屈肘 90°旋后位石膏固定。有移位＞ 30°的骨折，可采用泉州正骨手法中“拔伸推挤法”“抱扣展收法”进行复位，再行屈肘 90°旋后位石膏外固定。

1. 操作方法

（1）拔伸推挤法：患者卧位，患肢外展前臂旋后，掌心朝上，两助手分别持患肢上臂和腕部进行对抗牵引，并保持肘内翻，增加肘外侧间隙。术者双拇指按压桡骨头前外侧，其余四指置于前臂上端内侧，用力外扳，增加肘外侧间隙。术者拇指同时向内上推压桡骨头，使骨折复位，固定方法同无移位骨折（图 5-7-1）。

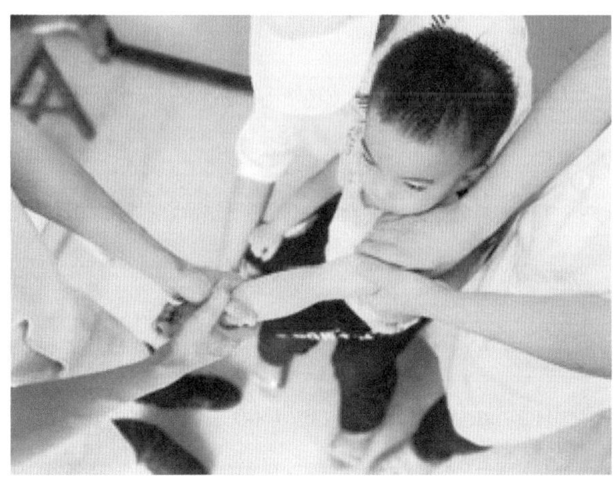

图5-7-1a　对抗拔伸

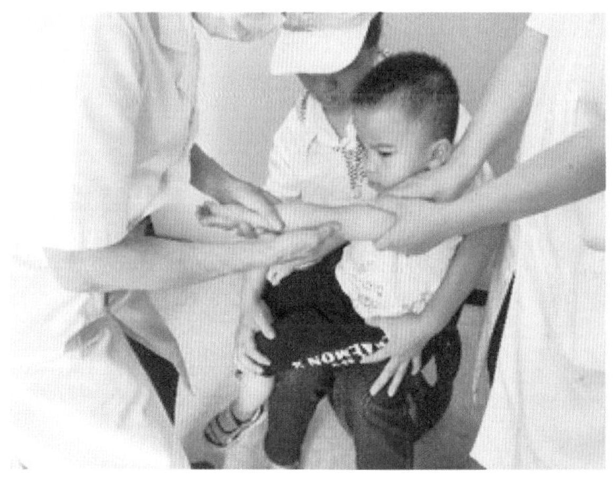

图5-7-1b　牵引推挤

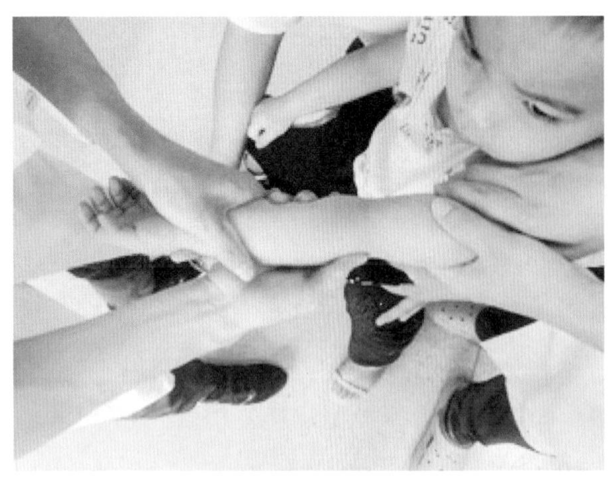

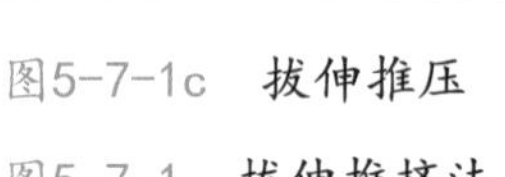

图5-7-1c　拔伸推压

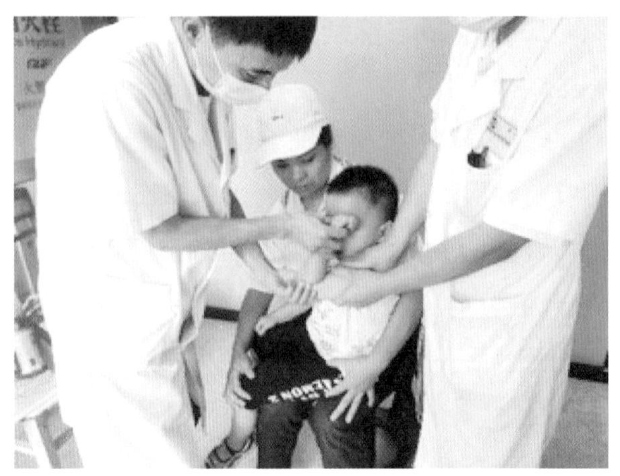

图5-7-1d　屈曲推按

图5-7-1　拔伸推挤法

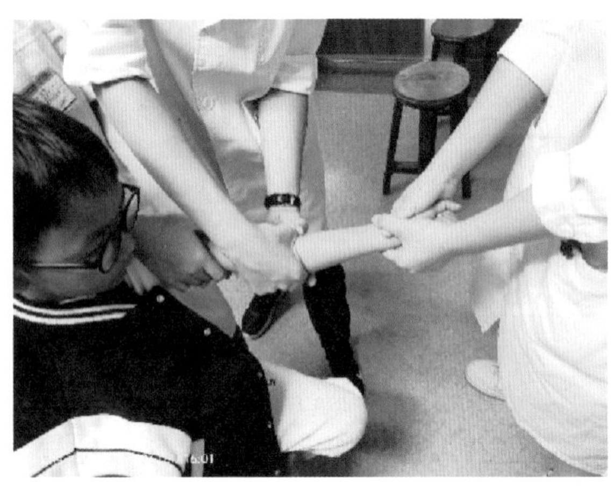

图5-7-2　抱扣展收法

（2）抱扣展收法：此手法来源于泉州正骨流派正骨十法，主要运用于桡骨颈（歪戴帽型）骨折。

方法：患者卧位，患肢外展，前臂旋后，掌心朝上，两助手分别持患肢上臂和腕部进行对向“拔伸”。术者双拇指扣压桡骨头前外侧，其余四指环抱置于前臂上端内侧，用力外扳，和远端牵引助手配合将肘关节内翻，增加肘外侧间隙，术者拇指同时向内上扣压桡骨头，使骨折复位（图5-7-2）。

2. 操作要点

（1）复位前先确认是否合并神经、血管损伤，如有，应明确神经、血管损伤的程度，选用合适的治疗方案。

（2）此手法操作轻柔，禁止暴力复位，要点在于准确定位，否则会因定位不准确，加重骨折端的嵌插。复位时切忌反复多次旋转，导致骨折端磨平，增加骨折端的不稳定，容易引起再移位。

（3）用“抱扣展收法”整复骨折近端时，远端助手牵引下要内翻肘关节，使肘关节外侧间隙有效打开，利于桡骨头的复位。

3. 药物治疗

（1）内治法：根据骨折三期辨证论治。

①早期：治宜活血化瘀、行气止痛，方用桃红四物汤加减或自制药竭七胶囊、化瘀丸。

②中期：治宜祛瘀生新、接骨续筋，方用新伤续断汤加减或自制药正骨丸。

③后期：治宜补益肝肾、补气血、健脾胃，方用自制药筋骨行气丸、益肾壮腰丸。对年老

体虚者，可用补肾壮筋汤加减。

（2）外治法：损伤早期，宜活血化瘀、消肿止痛，选用院内伤科搽剂、自制药骨舒乳膏等外敷局部均可；损伤中后期关节功能受限，宜活血化瘀、舒筋通络，选用院内协定方熏洗 2 号方、正骨活络油外用，可配合中药烫熨、超声波等治疗。

四、预防与调护

1. 复位后石膏旋后位固定，要定期复查，调整固定，以确保外固定的有效性。

2. 家属需要注意患者的心理状况，及时疏导。鼓励患者早期进行功能锻炼，如活动腕及手指各关节。2 周后骨折端相对稳定，可开始适当进行肘关节屈伸及肩关节功能训练。

3. 多吃蛋白质和维生素含量高的食物，促进软组织的修复。

五、典型病例

苏某，男，11 岁，以摔伤致右肘肿痛、活动受限 4 小时为主诉，于 2019 年 3 月 14 日就诊。

患者因行走时不慎摔伤，手掌撑地，导致右肘部疼痛、活动受限，并逐渐肿胀，在外院摄片后建议手术治疗，遂来诊。

查体：右肘部中度肿胀，右桡骨头处压痛明显，可及骨擦感及异常活动，右肘关节屈伸及右前臂旋转活动受限，右桡动脉搏动正常，右手诸指活动正常，肢端感觉及血运正常。

X 线提示：右侧桡骨近端骨折，成角＞60°（图 5-7-3）。

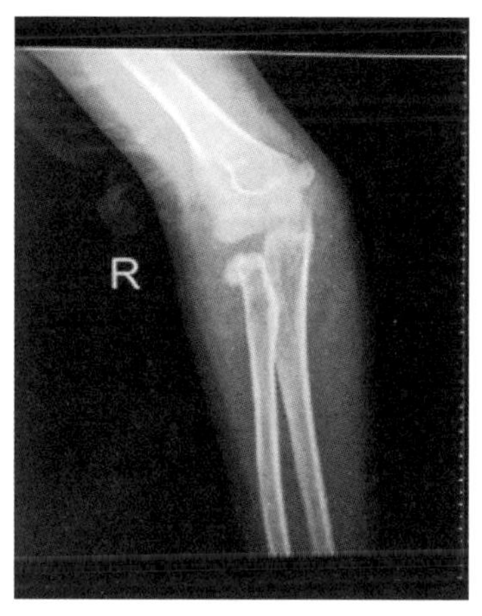

图5-7-3a 右桡骨颈骨折整复前正位片

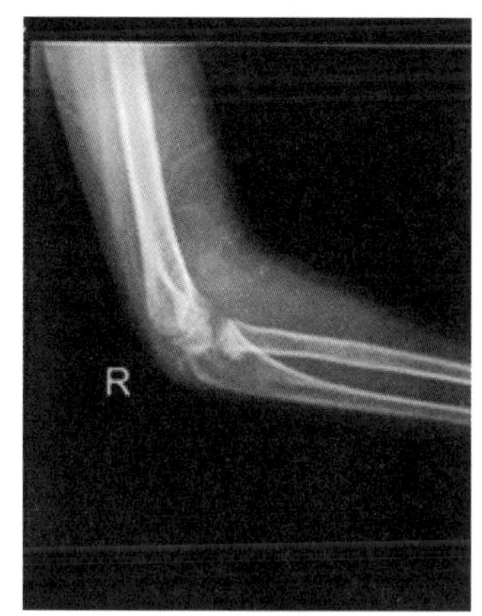

图5-7-3b 右桡骨颈骨折整复前侧位片

诊断：右桡骨颈骨折。

治则：活血化瘀，接骨纳正。

治法：采用泉州正骨手法进行复位后（图 5-7-4），肘部伤科搽剂药纱外敷；石膏固定肘关节屈曲 90° 前臂旋后位，指导未固定关节功能训练。早期自制药化瘀丸口服；中期自制药正骨丸口服，外用丹香酒；5 周解除固定后，外用熏洗 2 号方，并行肘关节功能训练。

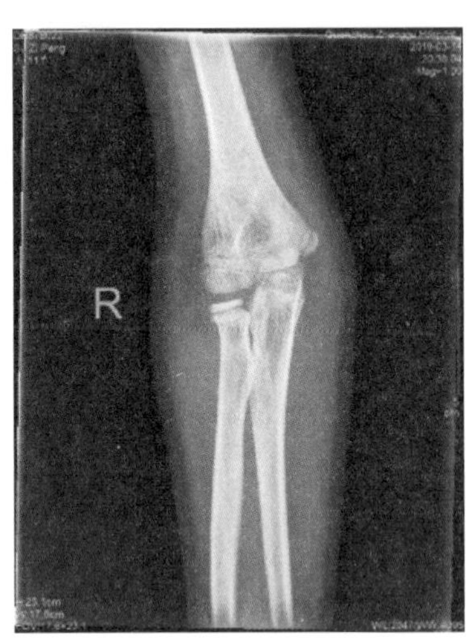

图5-7-4a　右桡骨颈骨折整复后正位片

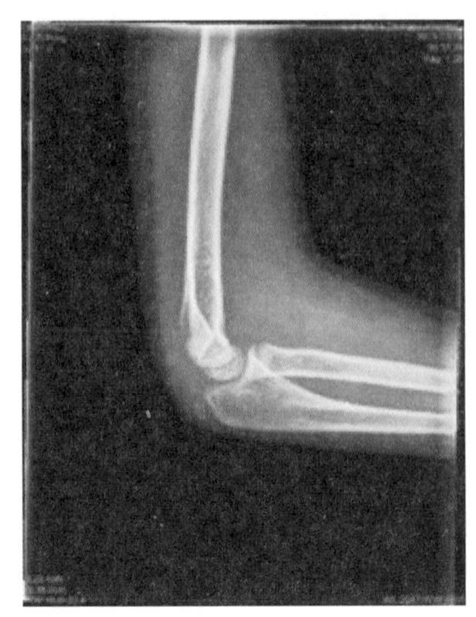

图5-7-4b　右桡骨颈骨折整复后侧位片

六、注意事项

1. 复位时采用以远端就近端的原则，考虑如何使骨折有足够的空间复位。在手法治疗的过程中，通过拔伸牵引，并将肘关节极度内翻，使骨折间隙足够宽，同时从外侧推挤桡骨小头，旋转前臂及屈肘内收肘关节，从而达到骨折复位。

2. 辨证施治是中医学治疗疾病的核心，在骨折方面亦然。暴力作用除了会诱发骨折，还会导致脉络受损及血瘀气滞，不通则痛则肿。伤后日久，体弱，从而导致寒湿气等侵袭，由此导致关节僵硬及肌肉萎缩等情况。因此，临床上常采用内外兼治原则，治疗时要注重活血化瘀、消肿止痛、舒筋通络之法。

第八节　孟氏骨折

一、病因病理

孟氏骨折是指尺骨上 1/3 骨折合并桡骨头脱位，是上肢最常见、最复杂的骨折合并脱位，占全身骨折的 1.7%。孟氏骨折可发生于各种年龄，但多发生于儿童。因其损伤的类型较为特殊，往往易被忽视，如对桡骨头脱位要加以注意。临床上常因漏诊、误诊或处理不当，造成陈旧性损伤。直接暴力和间接暴力均可造成尺骨上 1/3 骨折合并桡骨头脱位，以间接暴力所致者为多。

二、诊断与鉴别诊断

1. 诊断

（1）临床表现与体征：伤后肘部和前臂疼痛、肿胀，前臂旋转功能及肘关节功能障碍，移位明显者，前臂背侧可见尺骨成角畸形。在肘关节外、后外或外侧可扪及脱出的桡骨头；骨折和脱位处压痛明显，被动旋转前臂时有锐痛，在尺骨上 1/3 处可扪及骨擦音和异常活动。

（2）影像学检查：根据暴力作用的方向、骨折移位的情况及桡骨头脱位的方向，临床上可分为伸直型、屈曲型、内收型和特殊型 4 种类型。

2. 鉴别诊断 需与单纯的尺骨鹰嘴骨折相鉴别。

三、辨证论治

无移位的孟氏骨折，桡骨头无脱位，采用石膏（前臂旋后位）固定即可。有移位的骨折，可采用泉州正骨流派“推山倒石法”“金刚送客法”及分骨、按捺、端提、折顶、捺正、摇晃、旋转等手法。

1. 操作方法

（1）推山倒石法：此手法由南少林太极拳演变而来，主要用于伸直型孟氏骨折。

①整复桡骨头脱位：以左侧患肢为例，患者平卧，肩外展 60° ～ 80° ，肘关节伸直，前臂中立位。一助手双手握持上臂下段，术者手握持腕部，行拔伸牵引，持续 2 ～ 3 分钟，以利于尺骨的成角纠正及桡骨头的复位。施术者以左手握持患肢前臂下 1/3 处，右手拇指置于桡骨头外侧和前侧，向尺侧、背侧推挤按捺，同时牵引的左手将肘关节缓慢屈曲至 130° ～ 150° ，使桡骨头复位。此动作可重复 2 ～ 3 次，以确保桡骨头完全复位（图 5-8-1）。

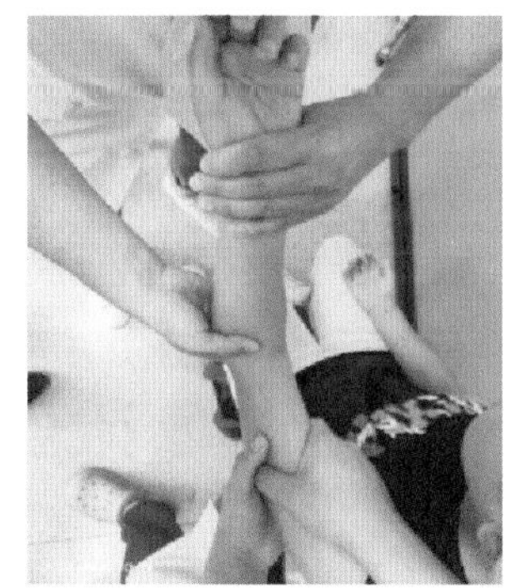

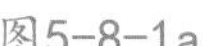
图5-8-1a

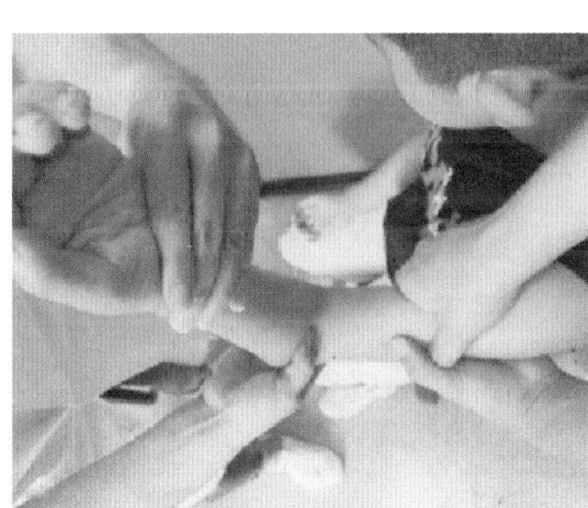

图5-8-1b

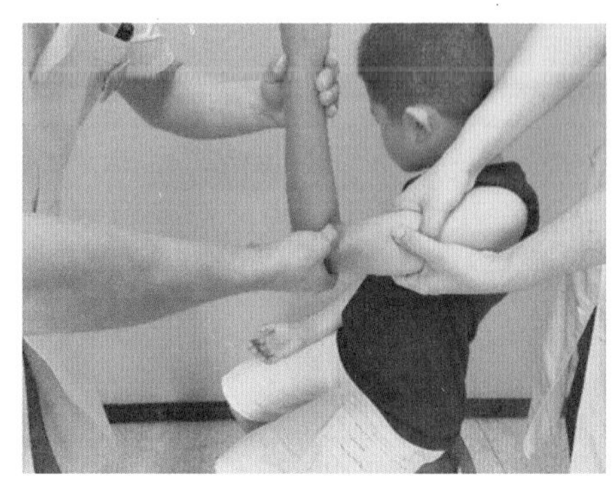

图5-8-1c

图5-8-1 推山倒石法整复桡骨头脱位

②整复尺骨骨折：a. 分骨、旋转、屈肘：施术者右手拇指与其余四指分别在掌背侧紧捏尺骨骨折断端，保持分骨手法，左手握持腕部在牵引下来回小幅度旋转前臂，并逐渐屈曲肘关节至 120° ～ 130° ，利用已复位的桡骨的支撑作用使尺骨对位，以恢复骨间隙，矫正骨折端向掌侧、桡侧成角移位。b. 分骨按捺：若仍有向掌侧、桡侧成角移位，施术者可先在尺骨骨折端施行分骨手法，然后一手维持分骨，另一手行前后方向的端提捺正。c. 折顶：若向掌侧成角移位较重，断端掌背侧方移位明显，施术者可行折顶法。d. 摇晃：若仍有残余侧方移位，施术者或远端助手可用摇晃手法加以矫正。

（2）金刚送客法：由南少林金刚掌演变而来，主要用于屈曲型孟氏骨折（图 5-8-2）。

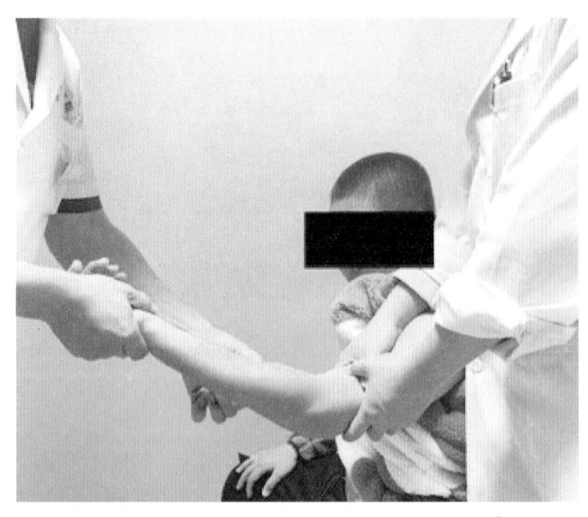

图5-8-2a

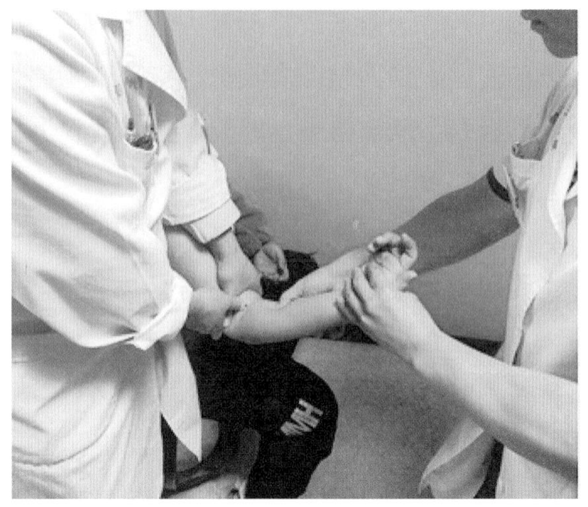

图5-8-2b

图5-8-2　金刚送客法

①整复桡骨头脱位：患者平卧，肩外展 70°～90°，肘关节半伸半屈位，一助手握持上臂下段，术者手握腕部，进行拔伸牵引。施术者右手拇指在背侧、桡侧按住桡骨头并向掌侧、尺侧推按，同时左手握持患肢前臂下段将肘关节缓慢伸直，使桡骨头复位，有时还可听到或感觉到桡骨头复位的滑动声。此动作可重复 2～3 次，确保桡骨头复位。

②整复尺骨骨折：a. 夹挤分骨：施术者在尺、桡骨间隙挤捏分骨，以矫正尺骨向桡侧移位及恢复桡、尺骨之间间隙。b. 施术者将分骨后的尺骨端提捺正：即将尺骨骨折远近端向掌侧、背侧按捺，矫正尺骨断端掌背侧移位，使尺骨复位。c. 分骨折顶：若向背侧成角移位较重，断端掌背侧方移位明显，施术者可在分骨手法下行折顶法。

（3）冲击手法：由泉州正骨流派正骨十法的“对冲展收法”演化而来。主要运用于内收型孟氏骨折。

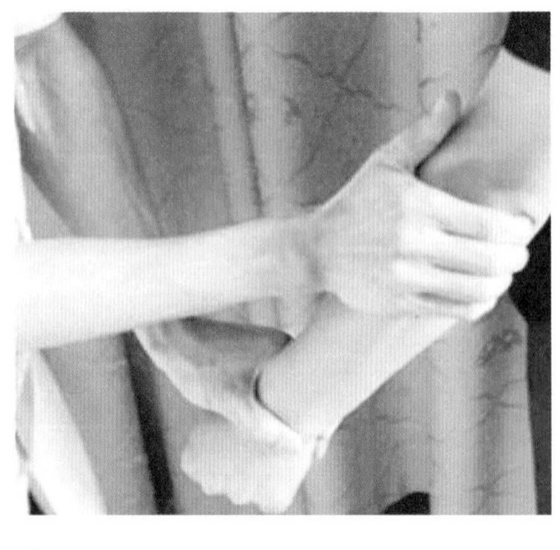

图5-8-3a

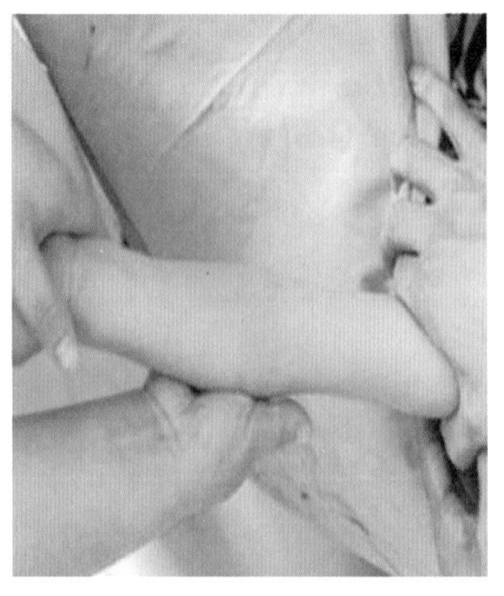

图5-8-3b

图5-8-3　冲击手法

方法：患者取坐位，以右上肢为例，患肢呈肩部外展肘关节伸直位，由一助手握住上臂，术者右手握住患肢的腕部，左手握住患肘，掌根部对准桡骨头的外侧，余四指扣住尺骨鹰嘴，在“拔伸”下，术者右手将肘部瞬间外翻的同时，左手掌根部向内侧“对冲”推顶桡骨头，反复数次后检查患肢前臂旋后无阻抗，再将拇指按压于尺桡骨近端，牵引下将肘关节极度屈曲。复位后检查前臂可以无阻抗旋后，肘关节可以极度屈曲，则说明复位满意（图 5-8-3）。

2. 操作要点

（1）桡骨头移位严重的孟氏骨折，复位前要特别注意是否合并神经损伤。

（2）若桡骨头脱位总是无法完全复位，或复位出现严重的不稳定现象，应注意是否存在环状韧带或桡神经嵌顿的可能，可行彩超检查进一步排除，禁止反复多次操作，加重损伤。

（3）孟氏骨折复位后次日，通常肿胀十分严重，应尽量避免极度屈曲位固定，要注意观察是否存在筋膜间室综合征。

3. 药物治疗

（1）内治法：根据骨折三期辨证论治。

①早期：治宜活血化瘀、行气止痛，方用桃红四物汤加减或自制药竭七胶囊、化瘀丸。

②中期：治宜祛瘀生新、接骨续筋，方用新伤续断汤加减或自制药正骨丸。

③后期：治宜补益肝肾、补气血、健脾胃，方用自制药筋骨行气丸、益肾壮腰丸。对年老体虚者，可用补肾壮筋汤加减。（注：幼儿不方便内服可不用）

（2）外治法：损伤早期，宜活血化瘀、消肿止痛，选用伤科擦剂、骨舒乳膏等外敷局部均可；损伤中后期关节功能受限，宜活血化瘀、舒筋通络，选用院内协定方熏洗 2 号方、正骨活络油外用，可配合中药烫熨、超声波等治疗。

四、预防与调护

1. 复位后夹板加石膏固定，要定期复查，调整固定，以确保外固定的有效性。

2. 患者睡觉时保持平卧，避免压到患肢。骨折的儿童与老人适当补充钙质、多晒太阳。需要注意患者的心理状况，及时疏导。鼓励患者早期功能锻炼，如活动肩及手指各关节。

3. 骨折患者饮食要均衡搭配，多选择蛋类、奶类、瘦肉等含优质蛋白质的食物，以促进软组织的修复。

五、典型病例

【病例一】

林某，女，8 岁，以外伤致左肘肿痛、活动受限 3 小时为主诉，于 2021 年 2 月 12 日就诊。

患儿因外伤，伤后当即出现左肘部疼痛、活动受限，并逐渐肿胀，无伴局部皮破出血及骨质外露。伤时神志清楚，无头痛头晕、恶心呕吐、胸闷胸痛、呼吸气促、腹痛腹胀、腰背部疼痛、二便失禁、四肢冰冷、麻木、抽搐等不适。伤后急诊入我院。

检查：舌淡红，苔薄白，脉弦。左肘部肿胀，未见张力性水疱，无伴皮破出血及骨质外露，左尺骨上段及桡骨头可及明显压痛，尺骨可及骨擦感及异常活动，左肱骨髁上、内上髁未及明显压痛，左肘后三角关系正常，左肘关节屈伸活动及左前臂旋转活动受限，左桡动脉搏动正常，诸指活动正常，肢端感觉及血运正常。

X线提示：左尺骨中段骨皮质不连续，断端错位，向掌侧成角改变，周围软组织肿胀；桡骨近端中轴线未通过肱骨小头中心，向掌侧移位，呈脱位状改变；肱尺关节关系未见明显异常（图5-8-4）。

诊断：左孟氏骨折（伸直型）。

治则：活血化瘀，接骨纳正。

治法：采用“推山倒石法”与“金刚送客法”相结合进行复位（图5-8-5）。肘部伤科擦剂药纱外敷；夹板配合石膏固定，将肘关节屈曲90°，前臂旋后位固定，指导未固定关节功能训练。早期自制药化瘀丸口服；中期自制药正骨丸口服；6周解除固定后，熏洗2号方外用，行肘肩关节功能训练。

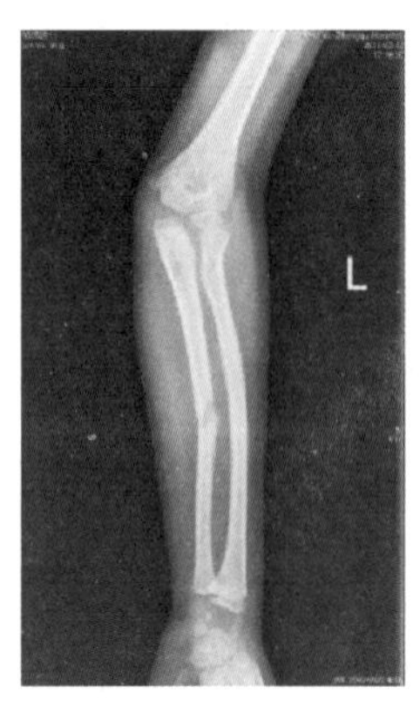

图5-8-4a　左孟氏骨折伸直型整复前正位片

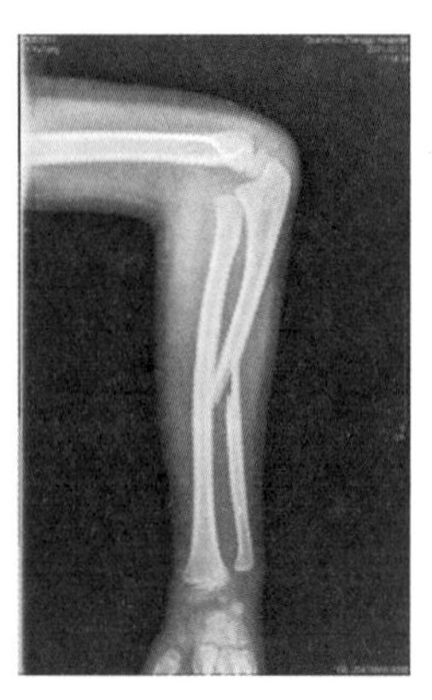

图5-8-4b　左孟氏骨折伸直型整复前侧位片

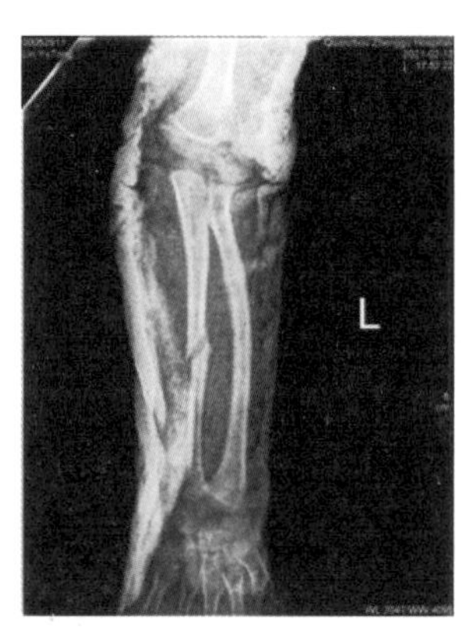

图5-8-5a　左孟氏骨折伸直型整复后正位片

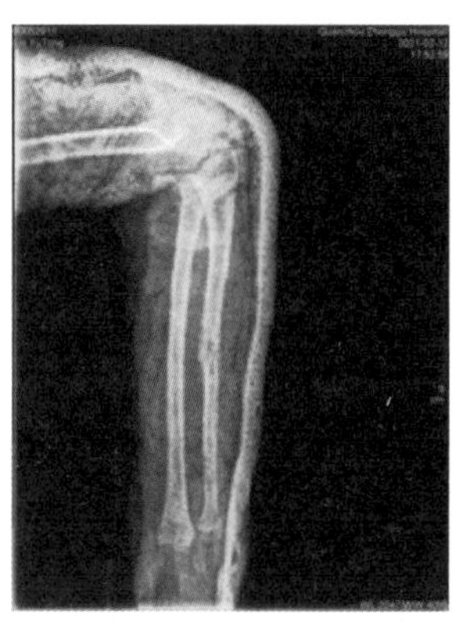

图5-8-5b　左孟氏骨折伸直型整复后侧位片

【病例二】

林某，男，4岁，以摔伤致左肘肿痛、活动受限3小时为主诉，于2021年2月27日就诊。

患儿摔倒致伤，伤后当即出现左肘部及左前臂疼痛、活动受限，并逐渐肿胀，无伴局部皮破出血及骨质外露。伤时神志清楚，无畏冷发热、口渴、头痛头晕、恶心呕吐、胸闷胸痛、呼吸气促、二便失禁、四肢冰冷、麻木、抽搐等不适。伤后在当地医院行石膏固定后转诊我院。

检查：舌淡红，苔薄白，脉弦，神清。左肘石膏固定，揭开石膏后见肘部及左前臂上段肿胀，左尺骨近端及桡骨头可及明显压痛，尺骨可及骨擦感及异常活动，左肱骨髁上、内上髁未及明显压痛，左肘关节屈伸活动及左前臂旋转活动受限，左桡动脉搏动正常，诸指活动不配合检查，肢端感觉检查不配合，肢端血运正常。

X线提示：左尺骨中上段骨质不连续，可见骨折线贯穿骨皮质，断端向桡掌侧成角；余尺桡骨中上段骨质结构完整，未见明显骨折征。桡骨近端相对向桡掌侧移位；肱尺关节关系未见明显异常（图 5-8-6）。

诊断：左孟氏骨折（屈曲型）。

治则：活血化瘀，接骨纳正。

治法：采用“推山倒石法”与“金刚送客法”结合进行复位（图 5-8-7）。肘部伤科擦剂药纱外敷；夹板配合石膏固定，将肘关节屈曲 90°，前臂旋后位固定，指导未固定关节功能训练。6 周后确认骨痂已生长，肱桡关系正常后解除石膏固定。

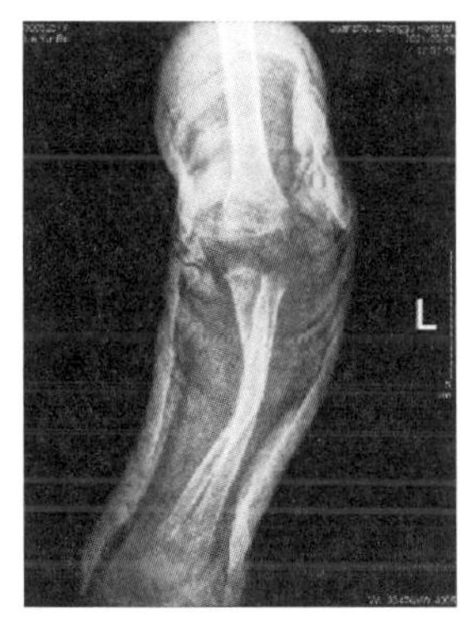

图5-8-6a 左孟氏骨折屈曲型整复前正位片

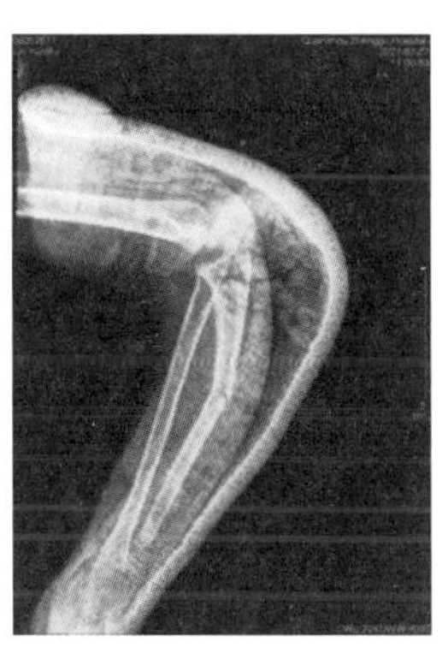
图5-8-6b 左孟氏骨折屈曲型整复前侧位片

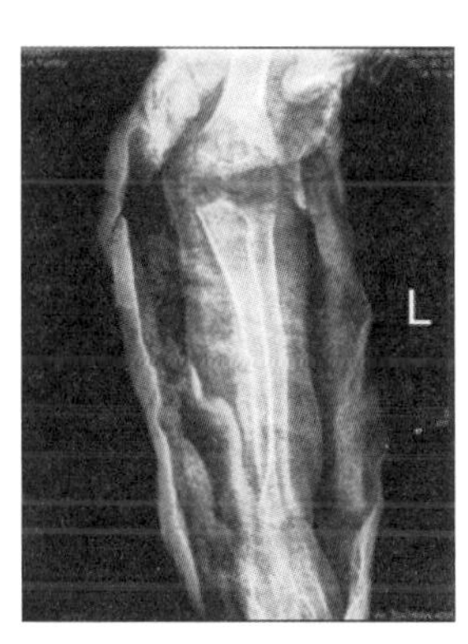

图5-8-7a 左孟氏骨折屈曲型整复后正位片

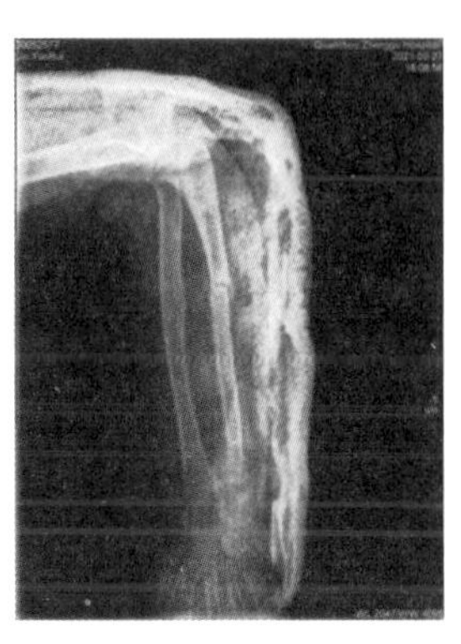
图5-8-7b 左孟氏骨折屈曲型整复后侧位片

【病例三】

李某，男，4岁，以摔倒致左前臂肿痛、活动受限1小时为主诉，于2021年1月18日就诊。

患儿因摔伤，左肘部疼痛，并见肘部进行性肿胀，局部无皮破出血及骨质外露，伤时神清，无伴头晕头痛、恶心呕吐，无胸闷气促、呼吸困难，无伴肢体冰凉麻木，伤后急诊入我院。

检查：神志清楚，舌淡红，苔薄白，脉弦。左前臂肿胀、畸形，左尺骨近端及桡骨头处按压时疼痛，未及明显骨擦感及异常活动，左肘关节活动及左前臂旋转活动受限，左肱骨髁上环形按压时未及疼痛，肘后三点关系正常，左上肢纵向叩击痛阳性，左手各指活动正常，肢端血运、感觉良好。余肢体关节检查无异常。

X 线提示：左尺骨中上段骨皮质不连续，可见低密度线影贯穿骨质，断端向桡掌侧成角，肱桡关节关系不良，桡骨头向桡掌侧脱出，周围软组织肿胀明显（图 5-8-8）。

诊断：左孟氏骨折（内收型）。

治则：活血化瘀，接骨纳正。

治法：采用“冲击手法”进行复位后（图 5-8-9），肘部伤科擦剂药纱外敷，夹板配合石膏固定，将肘关节屈曲 90°，前臂旋后位固定，指导未固定关节功能训练。因患儿不能配合，未予服用药物，6 周后拍片确认骨痂生长，肱桡关系正常后解除石膏固定，予熏洗 2 号方外用，行功能训练。

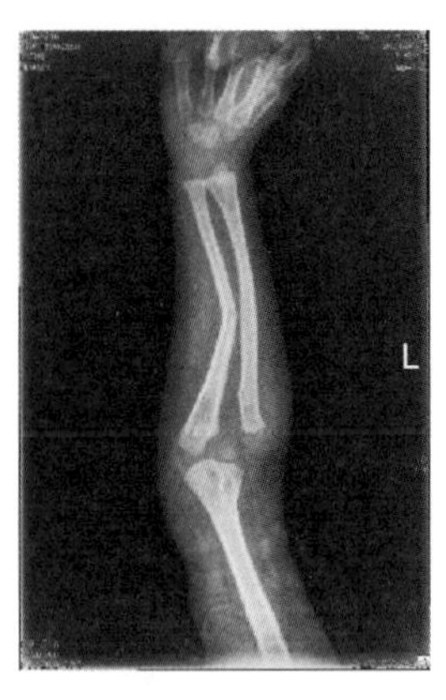

图5-8-8a　左孟氏骨折内收型复位前正位片

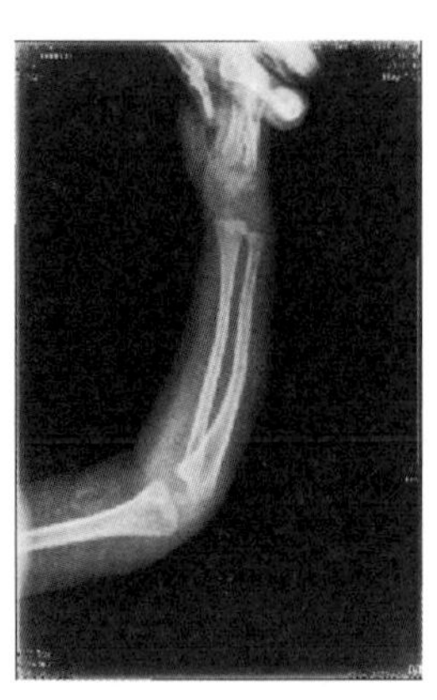

图5-8-8b　左孟氏骨折内收型复位前侧位片

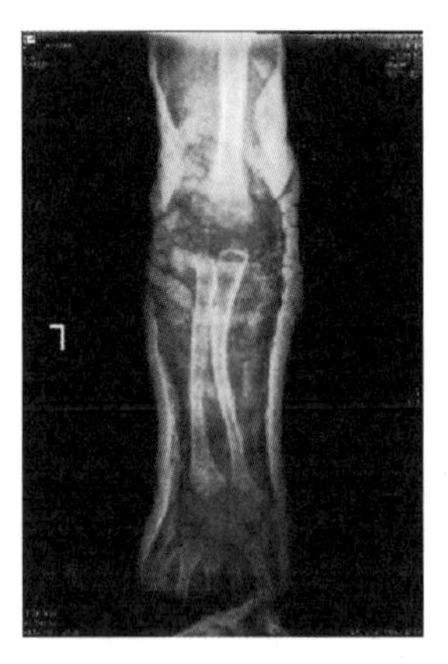

图5-8-9a　左孟氏骨折内收型复位后正位片

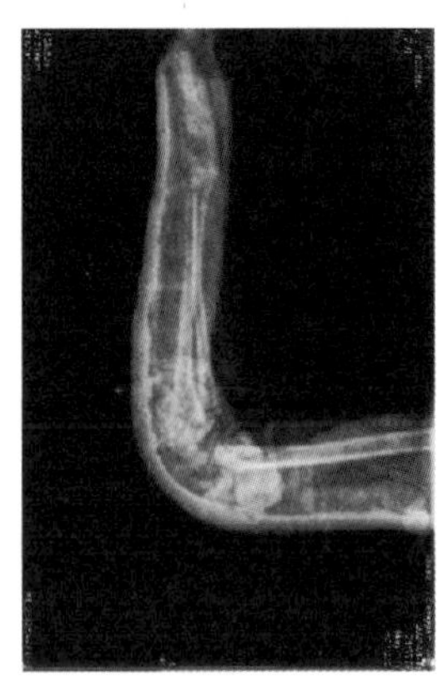

图5-8-9b　左孟氏骨折内收型复位后侧位片

六、注意事项

1. 伸直型孟氏骨折中，尺骨骨折向前成角移位，桡骨头向前脱位，此类骨折最常见。复位中最常出现的是尺骨骨折向前成角容易纠正，而桡骨头向前脱位却未能达到完全复位，容易造成陈旧性的孟氏骨折。手法整复过程中，助手只是起到固定上臂的作用，术者利用“推山倒石法”，一手拇指按压桡骨头使之回位，一手握住前臂推压使肘关节屈曲，犹如一手推山、一手倒石。此手法可反复操作几次，以确保桡骨头完全复位。复位后再看尺骨骨折对位对线情况，如骨折端不理想，可再行手法为其纠正。

2. 屈曲型孟氏骨折中，尺骨骨折向后成角移位，桡骨头向后脱位，此类骨折发生率仅次于伸直型。虽然骨折端移位方向和脱位方向与伸直型不一样，但整复手法大同小异。不同之处在于复位桡骨头时，伸直型需将前臂屈曲，而屈曲型需将前臂伸直；需注意的是桡骨头复位后，还需将肘关节固定于屈曲位，前臂屈曲时，一定要防止尺骨再次向背侧成角畸形改变。

3. 内收型孟氏骨折的患儿，整复手法亦大同小异，区别在于骨折断端成角与桡骨头脱位方向不同，故使用“推山倒石法”时所用的力道方向不同。

总之，对于孟氏骨折保守治疗，“推山倒石法”可灵活应用于各个类型，但需强调的是，不管哪个类型的骨折，整复后必须确保桡骨头脱位完全复位。

第九节　桡骨远端骨折

一、病因病理

桡骨远端骨折是指桡骨远侧端 3cm 范围内的骨折，是临床上最常见的骨折之一，约占全身骨折的 10%，多发生于青壮年和老年人，女性多于男性，是最常见的骨质疏松性骨折之一。

直接暴力或间接暴力均可导致桡骨远端骨折，多为间接暴力，如外伤后手掌或手背撑地，近排腕骨撞击桡远端关节面，导致桡骨远端骨折。

二、诊断与鉴别诊断

1. 诊断

（1）临床表现与体征：腕部迅速肿胀，无移位的骨折可触及环形压痛，有移位的骨折呈“餐叉样”或“锅铲样”畸形，腕部压痛明显，可触及骨擦感及异常活动，腕关节活动受限。根据受伤时手着地的角度不同，骨折的移位情况，可分为伸直型和屈曲型两大类型，再根据骨折端是否粉碎、是否波及关节面，分为波及关节面的非粉碎性骨折、未波及关节的非粉碎性骨折、波及关节面的粉碎性骨折、未波及关节面的粉碎性骨折 4 种亚型。

（2）影像学检查：桡骨远端骨折，骨折端粉碎，骨折线未波及桡腕关节面，骨折远端向桡背侧移位；尺骨茎突撕脱性骨折，骨折块向桡侧分离移位，下尺桡关节分离移位。

2. 鉴别诊断 无移位的骨折需要与腕舟骨骨折、三角纤维复合体损伤进行鉴别。

三、辨证论治

无移位的桡骨远端骨折可采用石膏固定或自制杉树板固定。有移位的骨折则根据不同类型的骨折采用不同的特色手法治疗。

1. 操作方法

（1）力士推墙法：此手法由南少林五祖拳中的“力士推墙”演变而来。主要运用于骨折线未波及关节面的桡骨远端骨折，或有波及关节面，但关节面尚平整者，尤其是未波及关节面的粉碎性骨折。

方法：患者取坐位或卧位，以左桡骨远端伸直型骨折为例，一助手扶住患肢前臂上段，术者呈左脚在前的“不丁不八步”，右手“擒握”住左腕部，左手呈倒立“姜母拳”，掌根置于骨折端，术者利用腰部的扭转力，在右手将桡骨远端向掌尺侧“拔伸”的同时，左手掌向桡背侧推顶骨折端，一气呵成，从而达到复位目的（图 5-9-1）。

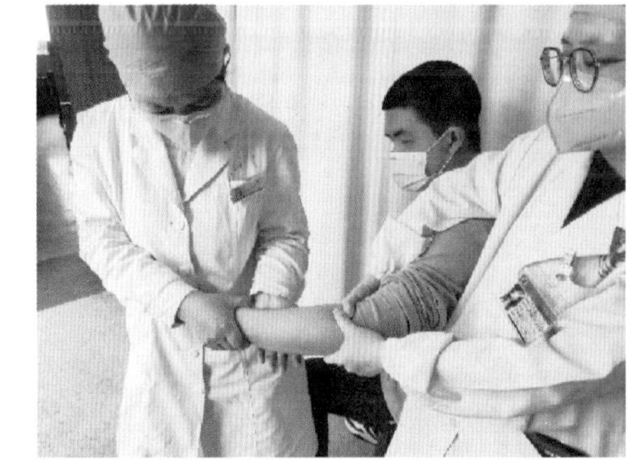

图5-9-1 力士推墙法

（2）点状扣压法：主要运用于波及关节面的粉碎性骨折，关节尚平整，骨折线呈倒“T”形或倒“Y”形。

方法：患者取坐位或卧位，以左桡骨远端伸直型骨折为例，将患肢屈曲 90°，一助手扶住患肢前臂上段，一助手扣住腕部，对向“拔伸”，术者下肢呈“平行站步”，双掌呈“虎爪样”，双手拇指及食指对向“扣压”在骨折远端的近端，将崩开的骨折块对扣，再令助手徐徐“拔伸”，“拔伸”过程中“扣压”力量不断加大，直致崩开的骨块对合，并做小幅度的“摇晃”，使之与近折端嵌顿，从而达到稳定复位效果的目的（图 5-9-2）。

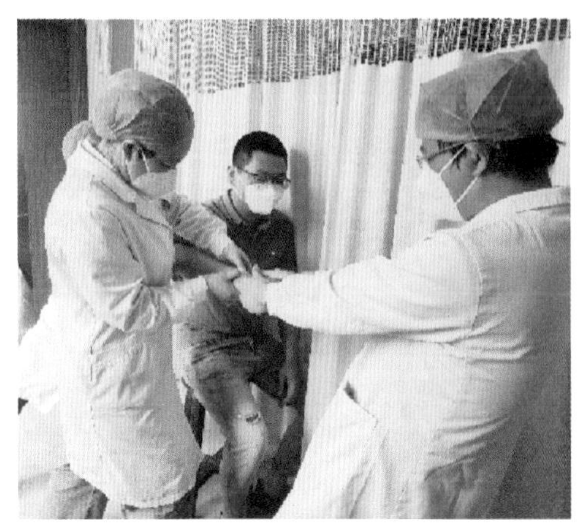

图5-9-2 点状扣压法

（3）双鹰牵折法：此手法是泉州正骨流派苏氏疗法以南拳象形为势，模仿双鹰叼食的形象而创立的手法。主要适用于尺桡骨下段骨折、未波及关节面的桡骨远端骨折，骨折端重叠明显，或患肢肌肉丰厚，需要较大的牵引力。

方法：以右桡骨端伸直型骨折为例，患者取坐位或卧位，屈肘 90°，前臂旋前位，一助手握持肘上部，使肘关节有放松感，有利于弹性复位。术者双下肢呈“四平马步”，双手呈“鹰爪样”握住腕部，拇指横放于骨折远端背部，食、中指置于骨折近端掌侧为支点，双手拇指扣紧腕部骨折远端，在拔伸牵引的同时向掌侧下“沉”，然后食、中指托举骨折近端掌侧上“浮”即可复位。有严重桡偏移位者在牵折时可将方向调整为向掌尺侧下“沉”，向桡背侧“浮”托（图 5-9-3）。复位后，患腕部外敷伤科擦剂药纱，于骨折近端掌尺侧放置一压垫，骨折远端桡背侧放置一压垫，采用自制一侧有弯曲弧度的水杉木板固定腕关节于掌屈尺偏位。

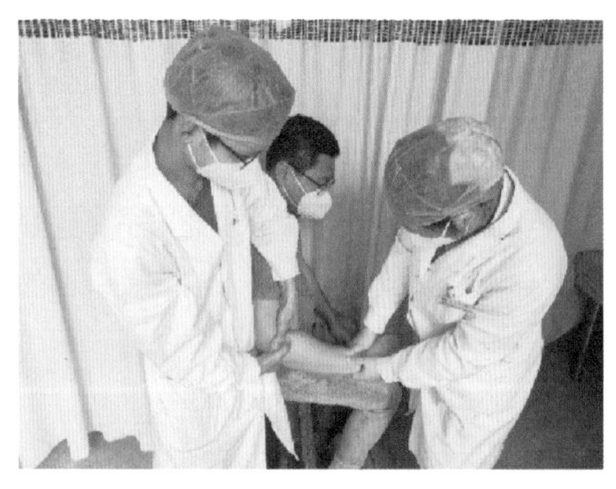

图5-9-3a

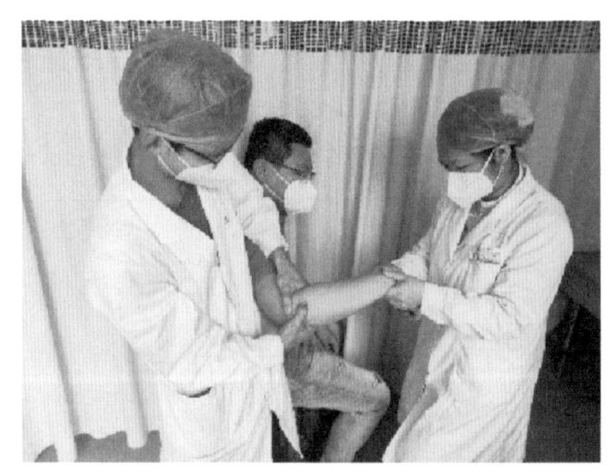

图5-9-3b

图5-9-3　双鹰牵折法

（4）牧童牵牛法：由南少林五祖拳中的“牧童牵牛”招式演化而来。主要适用于未波及关节面的桡骨远端骨折，骨折远端相对完整，患者肌力较单薄，不需要太大的牵引力。

方法：以右桡骨端伸直型骨折为例，患者取坐位或卧位，屈肘 90°，前臂中立位后稍旋前位，一助手握住患者前臂上段，术者双下肢呈“四平马步”，右手“擒握”住右腕部，左手拇指按压于桡骨远端的桡背侧，余四指握住骨折近端的掌尺侧，向右倾斜，从“四平马步”变为“平马弓箭步”，利用身体重力牵引右手的同时，左拇指将桡骨远端向掌尺侧推顶，余四指将骨折近端掌尺侧向背桡侧扣压，瞬间达到复位目的（图 5-9-4）。复位后，患腕部外敷伤科擦剂药纱，于骨折近端掌尺侧放置一压垫，骨折远端桡背侧放置一压垫，采用自制一侧有弯曲弧度的

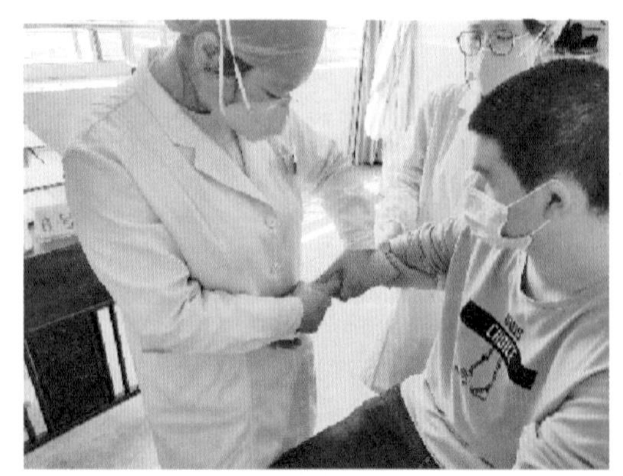

图5-9-4　牧童牵牛法

水杉木板固定腕关节于掌屈尺偏位。

2. 操作要点

（1）采用“力士推墙法”时，需要摆好患者的体位，使患肢前臂适当稍旋后，才能确保复位时推拉方向的准确。另外必须根据骨折的具体情况决定掌根部是放置在骨折端还是骨折近端。

（2）使用“点状扣压法”时，必须精确定位扣压的骨块，以确保复位的有效性。

（3）复位前应根据不同的骨折类型选择合适的复位方法，禁止暴力复位。

3. 药物治疗

（1）内治法：根据骨折三期辨证论治。

①早期：治宜活血化瘀、行气止痛，方用桃红四物汤加减或自制药化瘀丸、竭七胶囊。

②中期：治宜祛瘀生新、接骨续筋，方用自制药正骨丸。

③后期：治宜补益肝肾、补气血、强壮筋骨，方用肢伤三方加减或自制药筋骨行气丸、益肾壮腰丸。

（2）外治法：损伤早期，宜活血化瘀、消肿止痛，用伤科擦剂药纱外敷局部；损伤中期，宜活血化瘀、接骨续筋，外敷丹香酒药纱；后期解除固定后宜舒筋活络、强壮筋骨，用熏洗2号方外用，可配合中药烫熨、中药离子导入等治疗。

四、预防与调护

1. 复位后初期可进行冰敷，即使用毛巾包裹冰袋进行冰敷，直到疼痛缓解。几天后可进行热敷，帮助肌肉松弛，缓解疼痛。在关节囊修复以后，还要早期进行康复锻炼，避免出现关节粘连，影响关节功能。

2. 家属需要注意患者的心理状况，及时疏导。

3. 多吃蛋白质、维生素及钙含量较高的食物，促进骨折愈合及软组织的修复。

五、典型病例

【病例一】

翁某，女，46岁，以摔伤致左腕部肿痛、畸形，活动受限半小时为主诉，于2021年1月15日就诊。

患者因行走时不慎摔伤，手掌撑地导致左腕部疼痛、畸形，逐渐肿胀，腕关节活动受限，在外未经诊治，遂来诊。

检查：左腕部呈“餐叉样”畸形，中度肿胀，皮纹变浅，无伴皮破出血及骨质外露，左桡骨远端可触及明显骨擦感及异常活动，尺骨茎突压痛明显，左腕纵向挤压痛阳性，左腕关节活动受限，桡动脉搏动正常，各手指活动稍受限，肢端感觉及血运正常。整复前后X线片见图5-9-5。

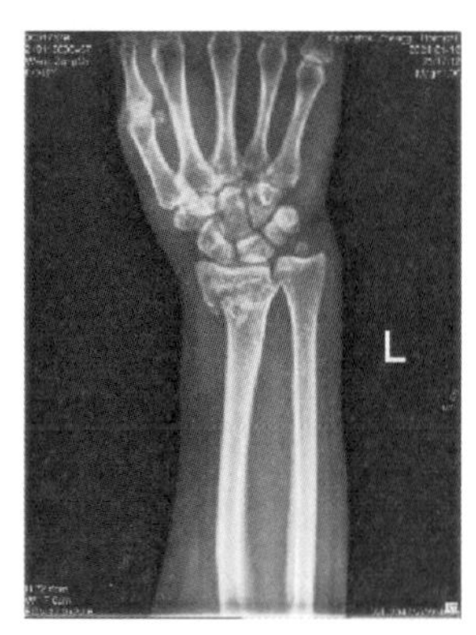

图5-9-5a　左桡骨远端并尺骨茎突骨折复位前正位片

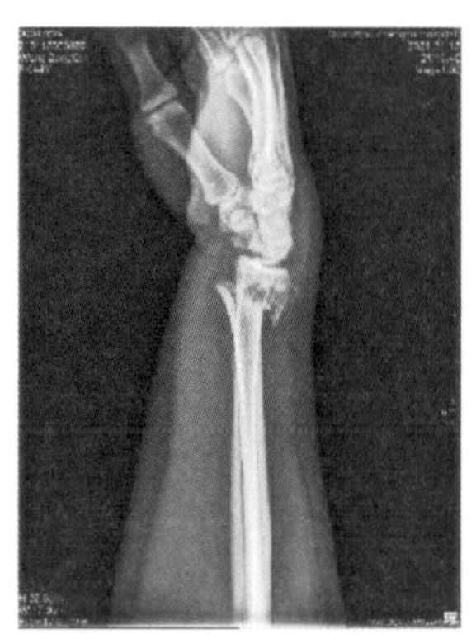
图5-9-5b　左桡骨远端并尺骨茎突骨折复位前侧位片

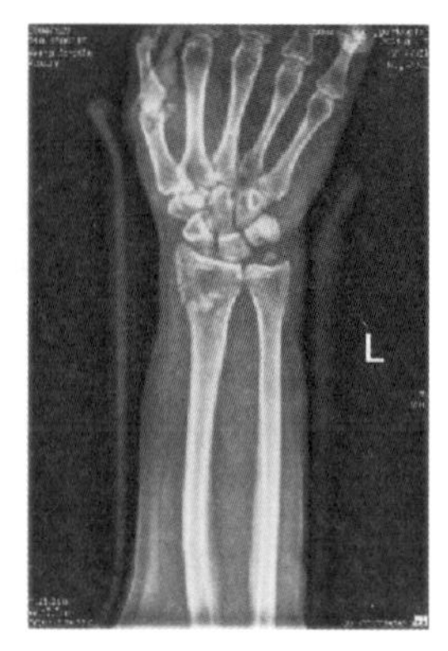

图5-9-5c　左桡骨远端并尺骨茎突骨折复位后正位片

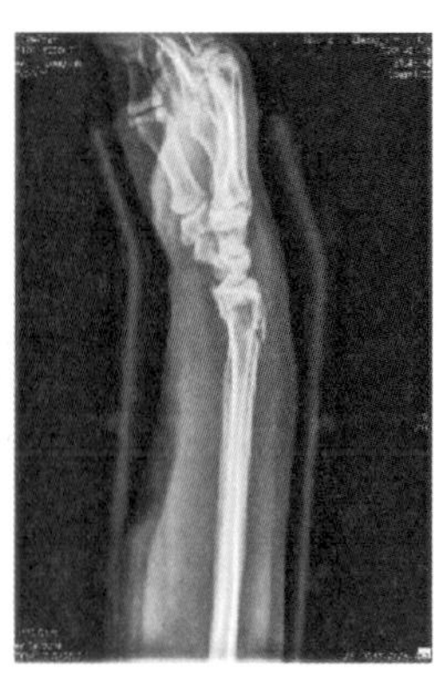
图5-9-5d　左桡骨远端并尺骨茎突骨折复位后侧位片

诊断：左桡骨远端粉碎性骨折合并尺骨茎突骨折。

治则：活血化瘀，接骨纳正。

治法：采用“力士推墙法”进行复位后，腕部伤科擦剂药纱外敷，夹板固定腕关节于掌屈尺偏位，指导患者行未固定关节功能训练。早期自制药化瘀丸口服、中期自制药正骨丸口服，8周解除固定后熏洗2号方外用，行功能训练。

【病例二】

曾某，男，51岁，以摔伤致右腕部肿痛、畸形，活动受限2小时，于2020年6月2日就诊。

患者因行走时不慎摔伤，手掌撑地导致右腕部疼痛、畸形，逐渐肿胀，腕关节活动受限，无伴皮破出血，无手指麻木，在外未经诊治，遂来诊。

检查：右腕部呈“枪刺样”畸形，轻度肿胀，无伴皮破出血及骨质外露，右桡骨远端可触及明显骨擦感及异常活动，尺骨茎突无压痛，右腕纵向挤压痛阳性，右腕关节活动受限，桡动脉搏动正常，各手诸指活动正常，肢端感觉及血运正常。整复前后X线片见图5-9-6。

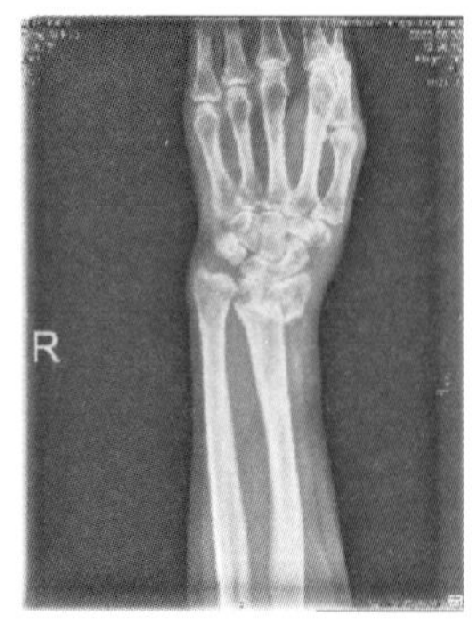

图5-9-6a　右桡骨远端骨折复位前正位片

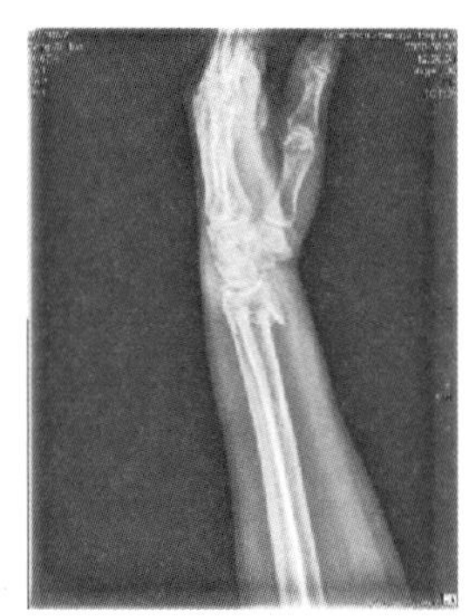
图5-9-6b　右桡骨远端骨折复位前侧位片

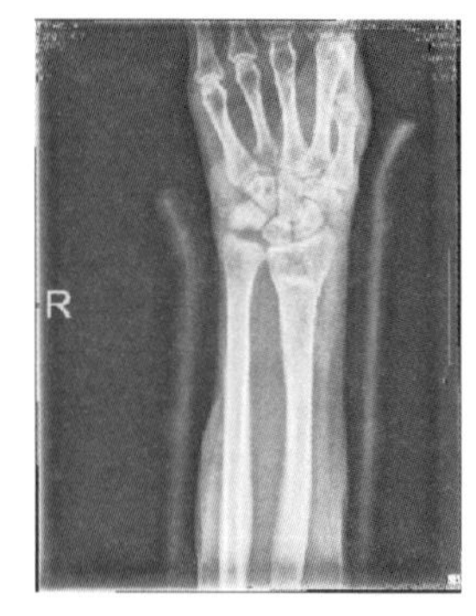

图5-9-6c　右桡骨远端骨折复位后正位片

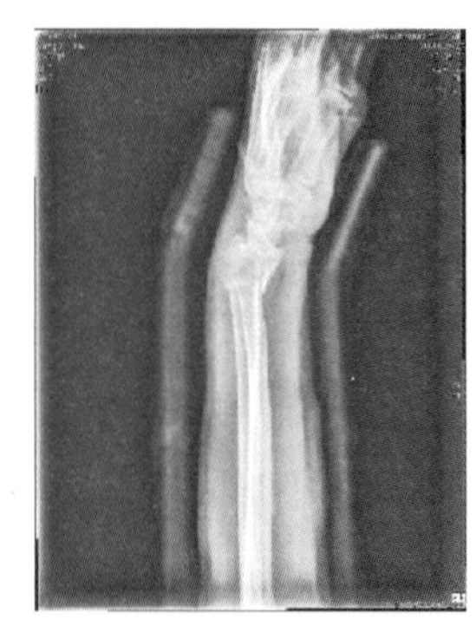
图5-9-6d　右桡骨远端骨折复位后侧位片

诊断：右尺桡骨远端骨折。

治则：活血化瘀，接骨纳正。

治法：采用“点状扣压法”进行复位后，腕部伤科擦剂药纱外敷，夹板固定腕关节于中立位，指导未固定关节功能训练。复位后腕部外敷伤科擦剂药纱，掌侧塔型垫放置于骨折端，背侧平垫放置于骨折端，采用自制无弧度的掌背侧直形杉木板固定腕关节于中立位。早期自制药化瘀丸口服，中期自制药正骨丸口服，6 周解除固定后熏洗 2 号方外用，行功能训练。

【病例三】

谢某，女，6 岁，以摔伤致左腕部肿痛、畸形，活动受限半小时为主诉，于 2020 年 4 月 30 日就诊。

患者因自高处摔下，手掌撑地导致左腕部疼痛、畸形，逐渐肿胀，腕关节活动受限，无伴腕部皮破出血，无手指麻木，伴有左前额皮破出血，在外未经诊治，遂来诊。

检查：生命体征平稳，头颅无畸形，左前额处可见一约 2cm×2cm 皮肤隆起，伴皮破出血；双侧瞳孔等大等圆，直径约 3.0mm，对光反射灵敏；颈软，无抵抗，左前臂下段肿胀明显，未见张力性水疱，未见皮破出血及骨质外露，左尺桡骨远端可及明显骨擦感及异常活动，左前臂纵向叩击痛（+），左前臂旋转活动受限，腕关节屈伸活动受限，左手诸指活动正常，肢端感觉及血运正常。整复前后 X 线片见图 5-9-7。

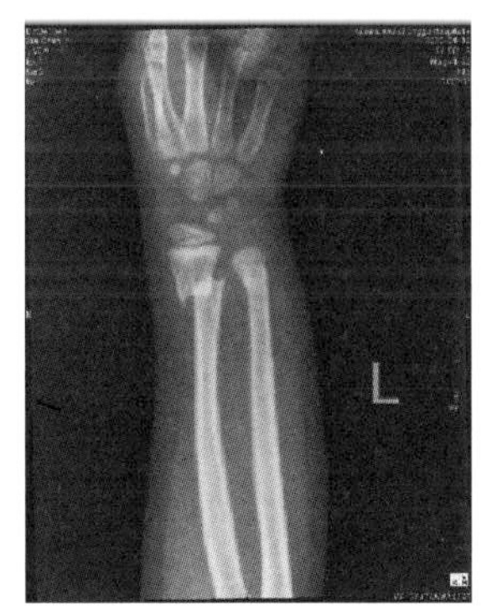

图5-9-7a　左尺桡骨远端骨折复位前正位片

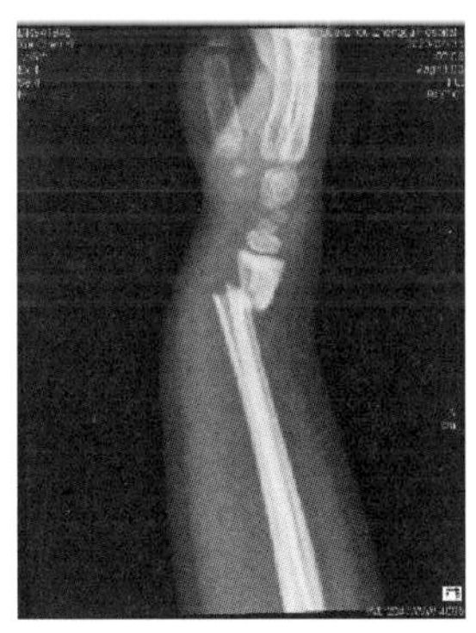

图5-9-7b　左尺桡骨远端骨折复位前侧位片

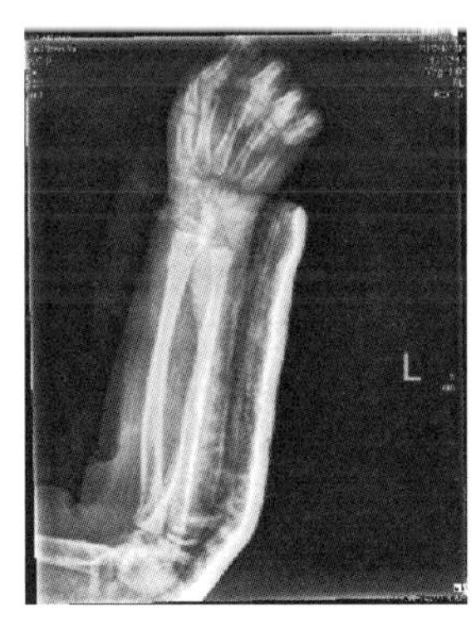

图5-9-7c　左尺桡骨远端骨折复位后正位片

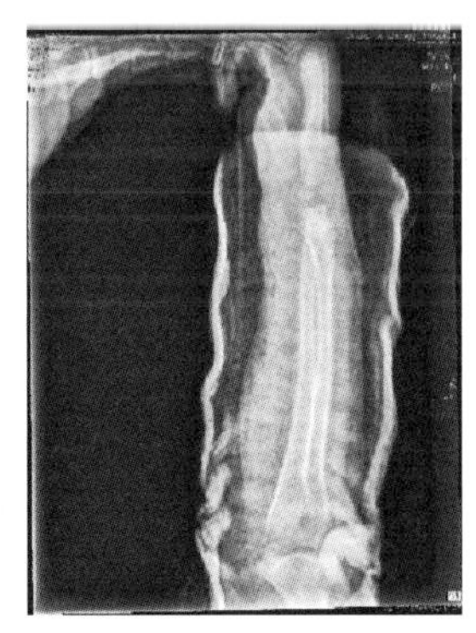

图5-9-7d　左尺桡骨远端骨折复位后侧位片

诊断：左尺桡骨远端骨折。

治则：活血化瘀，接骨纳正。

治法：采用“双鹰牵折法”进行复位后，腕部伤科擦剂药纱外敷，夹板结合石膏固定前臂及腕关节于中立位，指导未固定关节功能训练。因患儿不能配合，未予服用药物，1 个月解除石膏固定，近 2 个月解除夹板固定后熏洗 2 号方外用，行功能训练。

【病例四】

刘某，男，57 岁，以摔伤致左腕部肿痛、活动受限半小时为主诉，于2020年4月18日就诊。

患者因行走时不慎摔伤，手掌撑地导致左腕部疼痛，逐渐肿胀，腕关节活动受限，无伴皮破出血，无手指麻木，在外未经诊治，遂来诊。

检查：左腕部轻度向掌侧成角畸形，轻度肿胀，无伴皮破出血及骨质外露，左桡骨远端可触及骨擦感及异常活动，尺骨茎突压痛明显，未及明显骨擦感及异常活动，左腕纵向挤压痛阳性，左腕关节活动受限，桡动脉搏动正常，各手指活动稍受限，肢端感觉及血运正常。整复前后 X 线片见图 5-9-8。

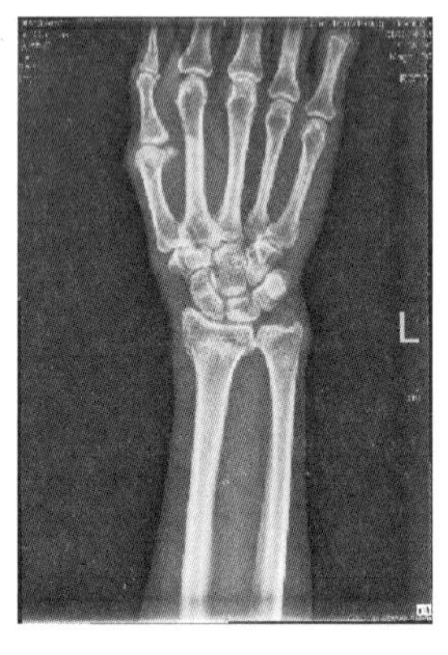

图5-9-8a　左桡骨远端并尺骨茎突骨折复位前正位片

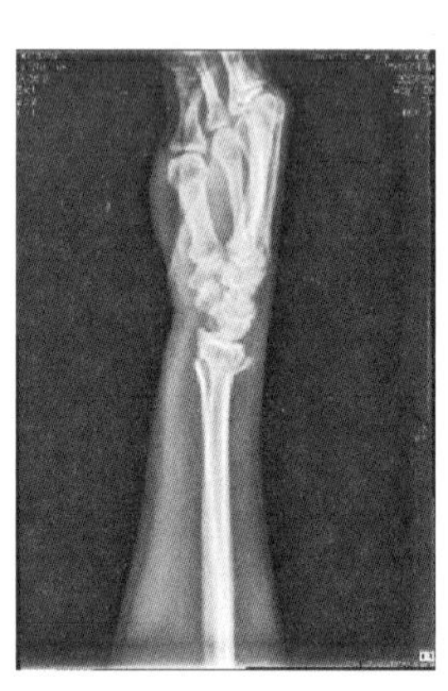

图5-9-8b　左桡骨远端并尺骨茎突骨折复位前侧位片

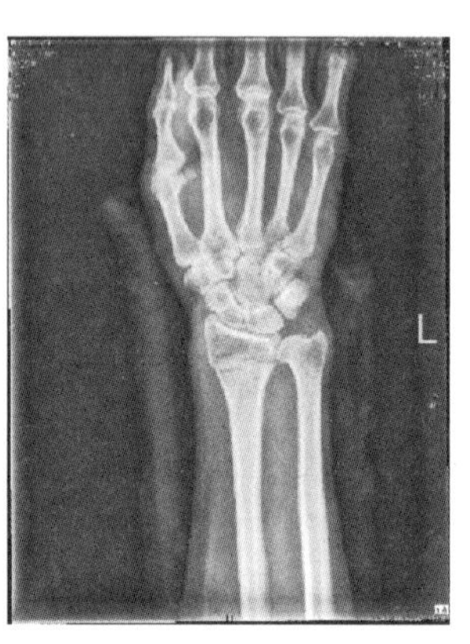

图5-9-8c　左桡骨远端并尺骨茎突骨折复位后正位片

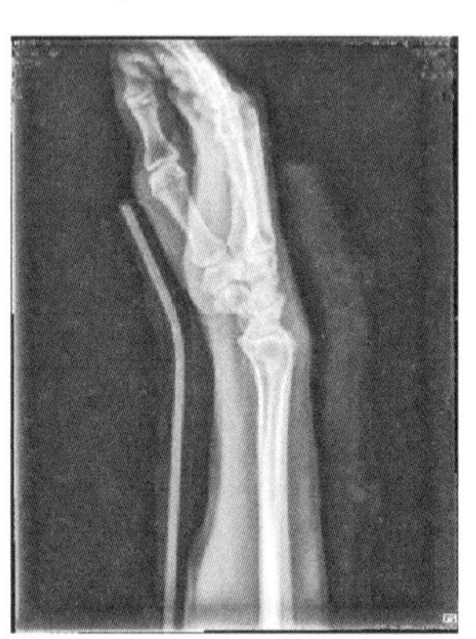

图5-9-8d　左桡骨远端并尺骨茎突骨折复位后侧位片

诊断：左桡骨远端粉碎性骨折合并尺骨茎突骨折。

治则：活血化瘀，接骨纳正。

治法：采用“牧童牵牛法”进行复位，腕部伤科擦剂药纱外敷，夹板固定腕关节于掌屈尺偏位，指导未固定关节功能训练。早期自制药化瘀丸口服，中期自制药正骨丸口服，6 周解除固定后熏洗 2 号方外用，行功能训练。

六、注意事项

1. 病例一，桡骨远端粉碎性骨折未波及关节面，此类骨折复位中最常出现的情况是因为断端粉碎，导致筋束骨的功能下降，矫枉过正，断端骨块前移。“力士推墙法”因助手只是起到固定前臂的作用，而施术者作为作用力的主导者，用多大力、向哪个方向用力，均在术者的手上把握。术者双下肢呈“不丁不八步”，稳住下盘，一手以“擒握”为主固定腕部，牵引的力量以腰部扭转力为主，“推与牵”同时进行，另一手握成“姜母拳”蓄力于掌根部，以倒立“姜母拳”的掌根部阻挡骨折端的粉碎骨块，以防止骨折远端向掌侧移位，固定时再以棉垫放置于骨折端代替掌根支撑，从而维持良好的复位效果。

2. 病例二，桡骨远端粉碎性骨折，骨折线呈倒“Y”形且波及关节面时，桡骨远端掌背侧约束骨骼的筋脉损伤严重，复位时难以通过筋束骨来达到复位的目的，故采用“点状扣压法”，即施术者双下肢呈“四平马步”，稳住下盘，便于最后“浮沉”手法的实施，双手呈“鹰爪样”利用拇食指的点状扣压，将失于约束的骨折块合二为一，然后以远端就近端，在手部扣压骨折端“浮沉”的同时，以骨折近端断面作为约束住移位骨块的卡口，从而达到维持复位效果的目的。

3. 病例三，桡骨远端骨折，骨折端相对完整，骨折线未及关节面，故选用了“双鹰牵折法”进行复位，此手法通过牵引纠正部分短缩后，通过手部的“浮沉”压折，将骨折远端向掌侧“下沉”按压，使其越过重叠的骨折近端，当背侧相对时再“上浮”反折回来，从而达到复位的目的，同时压折过程中亦可将部分粉碎的骨块捺正。

4. 病例四，老年患者，肌肉消瘦，为未波及关节面的桡骨远端骨折，选用“牧童牵牛法”。此手法主要是将复位的作用力直接集中于桡骨远端，同时利用“四平马步”到“平马弓箭步”转换过程中产生的身体重心移位进行瞬间的牵引，故而对手臂的力量要求相对较低，但因作用力直接作用于骨折远端，故骨折远端所承受的力量较大，若是粉碎性骨折，可能会使骨折块粉碎进一步加重，甚至破坏关节面，故只适用于骨折端相对完整的桡骨远端骨折。

第十节　股骨粗隆间骨折

一、病因病理

股骨粗隆间骨折，是指发生于股骨颈基底至小粗隆水平以上部位的骨折。多见于老年人，女性多于男性，以跌倒和室内活动损伤最为常见，呈老龄化趋势，合并较多内科基础疾病，其病死率及病残率较高。

老年人骨质疏松，肢体不灵活，当下肢突然扭转、跌倒或使大粗隆直接触地致伤，极易造成骨折，由于粗隆部受到内翻及向前成角的复合应力，引起髋内翻畸形和以小粗隆为支点的嵌压，形成小粗隆蝶形骨折，亦可由髂腰肌突然收缩造成小粗隆撕脱骨折，粗隆部骨质松脆，故骨折常为粉碎性。

二、诊断与鉴别诊断

1. 诊断

（1）临床表现与体征：一般有明显外伤史。伤后患髋疼痛，肿胀明显，拒绝活动患肢，患者不能站立或行走。髋关节活动受限，搬动时疼痛加剧。局部瘀斑明显，下肢短缩、内收、外旋畸形；患侧大粗隆升高，局部叩痛明显，患肢纵向叩击痛阳性。

（2）影像学检查：根据 X 线髋关节正侧位片可明确骨折性质、类型及移位情况；采用 Evans 分型，共 5 型。

Evans Ⅰ型：顺粗隆间骨折，骨折线的走行方向大致与粗隆间线平行，骨折呈两部分，无移位，稳定骨折。

Evans Ⅱ型：顺粗隆间骨折，骨折呈两部分，有移位，复位后内侧皮质恢复良好，稳定骨折。

Evans Ⅲ型：顺粗隆间骨折，小粗隆劈裂，骨折后内侧皮质缺损，复位后内侧皮质不连续，不稳定骨折。

Evans Ⅳ型：在Ⅲ型的基础上，大粗隆劈裂，不稳定骨折。

Evans Ⅴ型：逆粗隆间骨折，骨折线的走向与粗隆间线或粗隆间嵴大致垂直，与粗隆间移位截骨术的方向大致相同。小粗隆亦可成为游离骨片。如 X 线无法确定骨折，可行 CT 扫描或 MRI 检查以确诊。

2. 鉴别诊断　需与股骨颈骨折、髋臼骨折、髋关节脱位及髋部软组织损伤等疾病相鉴别。

三、辨证论治

治疗总则：降低病死率、减少髋内翻。综合分析病情，根据患者的年龄、身体状况、骨折类型及损伤程度，与患者及家属充分沟通治法。

如无明显手术禁忌证，可尽快采用泉州正骨手法结合微创手术治疗，即施行“千钧拔锭法”闭合复位结合防旋髓内钉（PFNA）内固定，或“千钧拔锭法”闭合复位结合外支架固定治疗，早期介入功能训练，减少卧床并发症，最大限度恢复患肢的功能。“千钧拔锭法”为泉州正骨庄氏疗法之一。

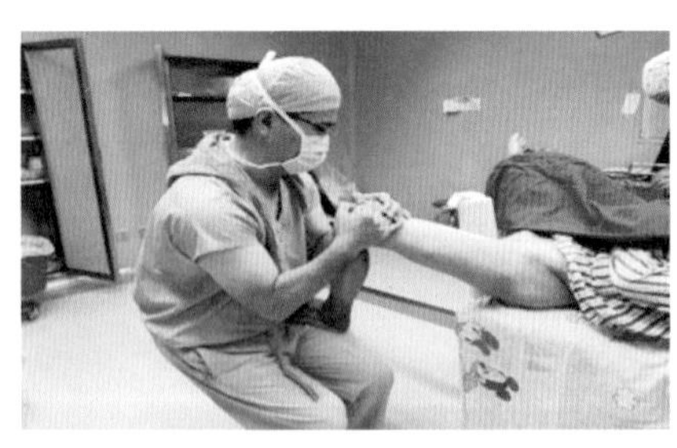

图5-10-1a

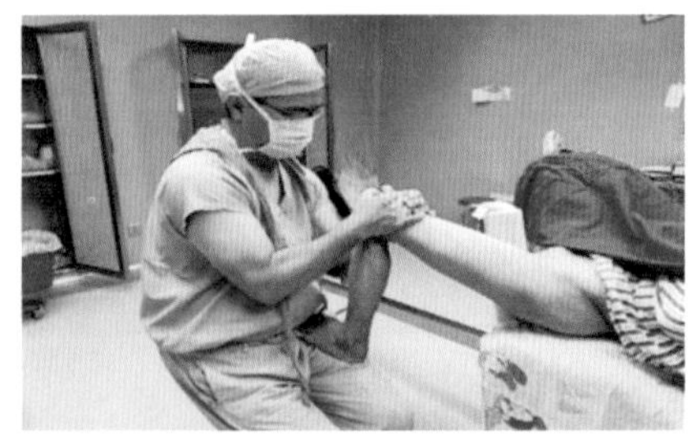

图5-10-1b

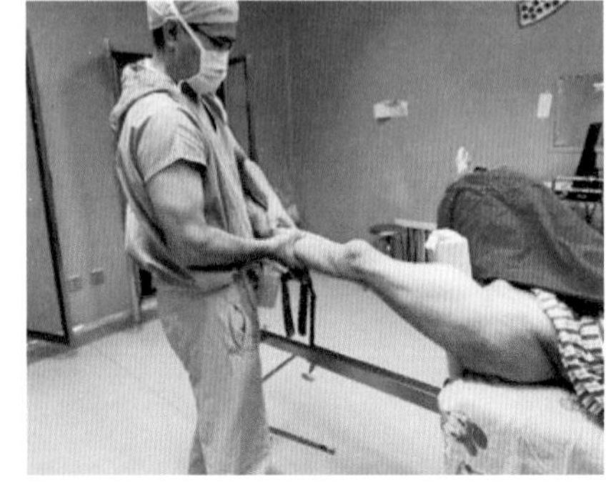

图5-10-1c

图5-10-1　庄氏千钧法

1. 操作方法　“千钧拔锭法”配合三维外支架固定术：麻醉成功后，患肢置于牵引床前，应用庄氏“千钧拔锭法”进行闭合复位，具体步骤如下。

首先，患者取仰卧位于牵引床上，将牵引床下降至合适高度，会阴部安一顶棒，健侧半截石位外展固定；术者“蹲马步”状，将患肢轻轻托起，足背置于术者一侧大腿上，屈膝 90°，患髋呈外展外旋位，术者双手抱住患侧大腿下端，用力牵引扳拉，在持续牵引下，将患肢内收内旋至中立位，维持牵引并将患肢中立位固定于牵引架上，C 型臂 X 线透视机确认骨折端复位满意后。接下来完成安装三维外支架固定。若手法闭合复位不满意，术中可根据具体情况配合经皮器械协助复位（图 5-10-1）。

2. 操作要点　此骨折常见于 65 岁以上老年患者，常合并较多内科疾患，存在严重骨质疏松，易出现相关并发症，病死率高，给护理及治疗带来巨大挑战。因此，必须注重医患沟通，加强围手术期患者安全管理，及时请相关科室会诊，及时处理；注意综合评估病情，制订合适的治疗方案。

3. 药物治疗

（1）内治法：按骨折三期辨证论治。

①早期：治宜活血化瘀，方用桃红四物汤加减或自制药竭七胶囊。

②中期：治宜去瘀生新、接骨续筋，方用新伤续断汤加减或自制药正骨丸。

③后期：治宜补益肝肾、补气血，方用肢伤三方加减及自制药益肾骨康丸系列。

（2）外治法：可配合中药烫熨、中药离子导入、超声波、蜡疗等治疗。

四、预防与调护

1. 注意健康教育，防止再次跌仆损伤及再骨折。

2. 注重规范的抗凝、抗骨质疏松治疗，积极预防肺部感染，纠正电解质紊乱，防止便秘等卧床并发症。

五、典型病例

黄者，女性，85 岁，摔伤致左髋部疼痛、活动受限 1 天为主诉，于 2022 年 8 月 21 日入院。

因行走时不慎摔倒，左髋部着地导致左髋部疼痛、逐渐肿胀，关节活动受限，无伴皮破出血，遂来急诊。

查体：左髋关节活动受限，搬动时疼痛加剧。局部瘀斑明显，下肢短缩、内收、外旋畸形；左股骨大粗隆升高，局部叩痛明显，左下肢纵向叩击痛阳性。

X 线提示：左股骨粗隆间骨折（Evans Ⅳ型）（图 5-10-2）。

诊断：左股骨粗隆间骨折。

治则：活血化瘀，接骨固定。

治法：采用庄氏“千钧拔锭法”配合三维外支架固定术（图 5-10-3），指导未固定关节功能训练。早期自制药化瘀丸口服，中期自制药正骨丸口服，后期益肾骨康丸口服，3 个月后解除外固定，行关节功能训练。

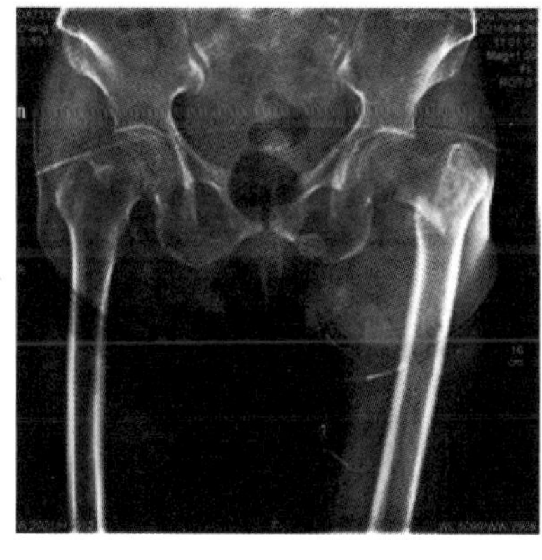

图5-10-2a　正位片

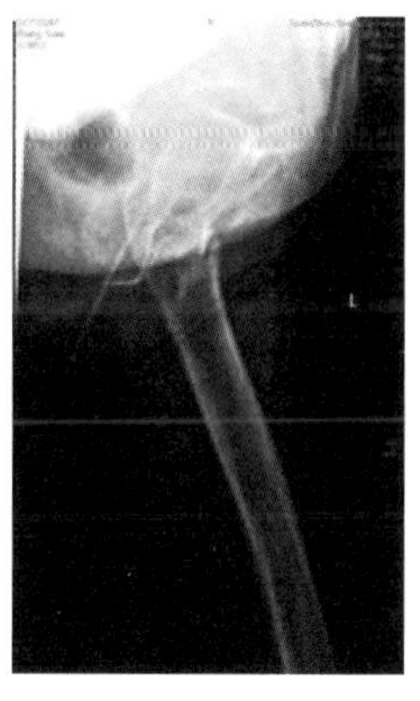

图5-10-2b　侧位片

图5-10-2　左股骨粗隆间骨折术前X线片

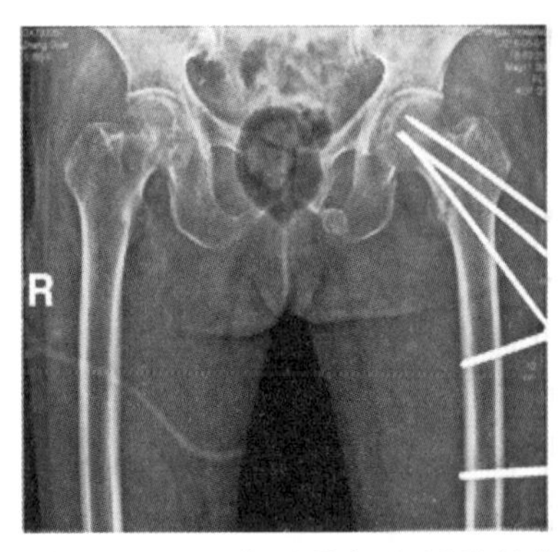

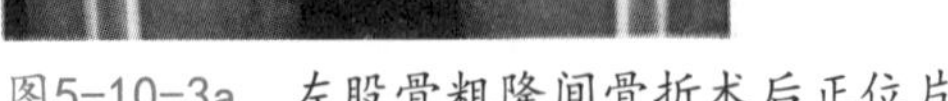

图5-10-3a　左股骨粗隆间骨折术后正位片

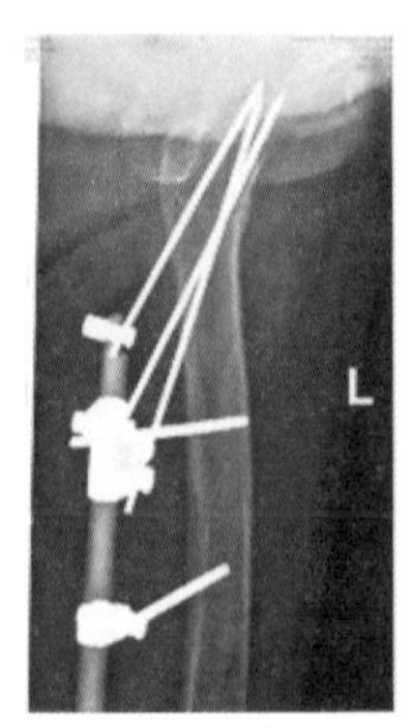

图5-10-3b　左股骨粗隆间骨折术后侧位片

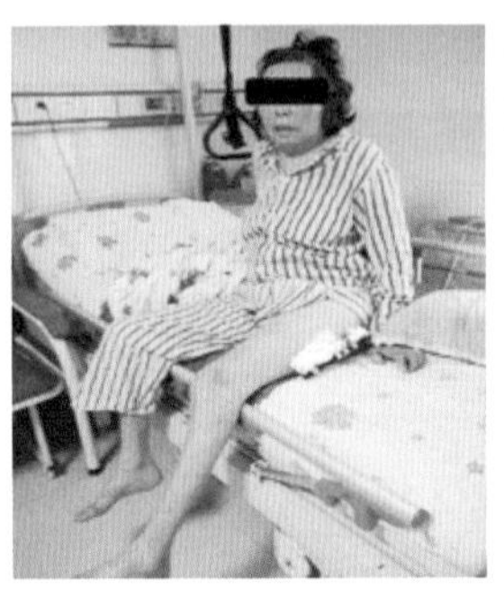

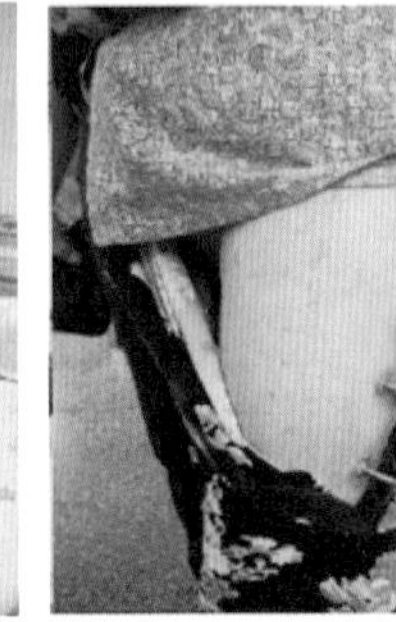

图5-10-3c　术后坐位相

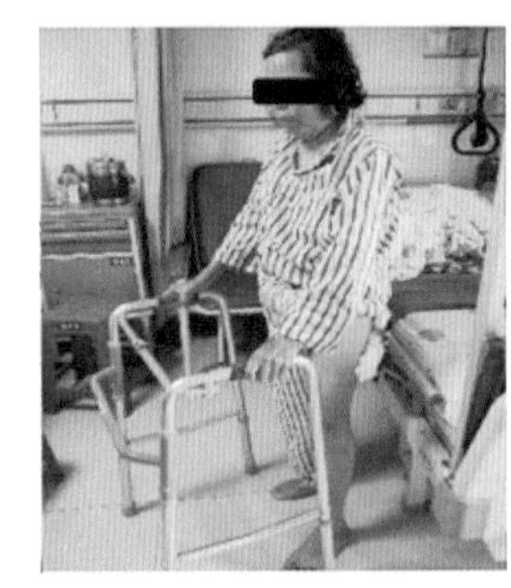

图5-10-3d　术后站立位相

图5-10-3　庄氏千钧拔锭手法闭合复位配合三维外支架固定

六、注意事项

1. 股骨近端解剖特殊而复杂，由于股骨近端存在颈干角和前倾角，因此下肢承重力线与股骨纵轴线不一致，从而出现了股骨内侧皮质传导压应力，而外侧相应地承受张应力。同时髋部周围有强大、丰富的肌肉群附着，因此股骨近端还承受了较大的拉伸、剪切和扭转应力。由于该部位肌肉强大、骨结构分布特异，因此一旦骨折，受上述各种应力的综合作用，可导致骨折端明显移位，常见为短缩、分离、侧方或旋转移位。所幸中医骨伤科在骨折手法闭合整复方面，其理论系统、手法讲究、疗效确切，具有独特的优势。

2. 庄氏千钧拔锭法为泉州正骨疗法庄子深老先生首创，将南少林武术理论与正骨手法进行有机结合，最早用于整复髋关节后脱位。但是在临床诊疗过程中发现，根据股骨粗隆间骨折的解剖特点，也适合应用千钧拔锭法，该手法能对抗股骨近端的各种肌肉牵拉力及不良应力，并符合远端就近端的复位原则。

该手法具有如下优点：运用南少林武术理论结合正骨手法，利用屈膝 90° 作为支点牵引扳拉，巧借杠杆的作用，用巧劲达到较大的牵引力，寓意“千钧拔锭”之功。欲合先离，先在患髋外展外旋位解锁骨折端，用力牵引扳拉后纠正短缩移位，再改中立位达到内收内旋的目的，从而轻松复位骨折端。

该手法操作简单，利用支点牵引扳拉，用劲小，牵力大，一次闭合复位成功率高，避免多次反复整复，创伤小，用于整复股骨粗隆间骨折可获得满意的复位效果，为后续开展微创手术奠定良好的基础，可明显缩短手术时间。

3. 通过连接杆将骨折近端钢针与骨折远端钢针连接起来，可形成多种固定形式，使骨与外支架形成稳定固定系统，因此三维外支架对于治疗股骨粗隆间骨折具有一定的优势：①该三维外支架近端参考股骨颈骨折空心钉固定原理，三枚斯氏针呈品字形分布，远端参考起重机架理念，近侧支架螺钉尽量靠近骨折端，两枚螺钉呈上下平行分布；利用斯氏针及支架螺钉的特殊分布，组合后在股骨近端形成几何不变力学结构，在符合解剖结构及生物力学固定原理的情况下有效地维持了骨折端的稳定性，有效克服了内翻剪力，在股骨近端外侧起到张力带的作用，为骨折端的愈合创造了一个优良的力学环境。②该手术相当于骨牵引术的延伸，对手术器械要求低，操作步骤极其简单，对术者手术技能要求低。③不需切开复位及内固定，避免对骨折端血运情况的干扰及破坏，骨折愈合快。④仅进行斯氏针及螺钉的简单固定，无须扩髓，术中出血量极少，术后隐性失血不明显，因此术前无须备血。⑤该三维外支架较短，固定于大腿上段的外侧，减少了对髂胫束的影响，有利于术后患肢功能锻炼。⑥对麻醉要求不高，可采用股神经加股外侧皮神经或坐骨神经加腰丛神经阻滞麻醉等麻醉方式，麻醉风险下降，手术安全性也随之提高。麻醉消退后即可在床上活动，早期进行功能锻炼及扶助行器下地部分负重行走，因此术后并发症少。⑦骨折愈合后，该外支架拆除简单，门诊即可拆除，无须二次手术，无须抽血检查，更不必住院治疗，不仅费用便宜，还可降低麻醉及手术风险。

第十一节　股骨干骨折

一、病因病理

股骨是人体最大的骨骼，股骨干骨折是指股骨小转子下3cm至股骨髁上6cm范围内的骨折。股骨干骨折好发于儿童和青壮年，约占全身骨折的5.0%。

股骨皮质厚且致密，力学刚性好，致伤原因一般为高能量暴力损伤。由于股骨干周围肌肉群丰富，断端受肌肉牵拉移位明显，骨折后容易出现骨折端成角、短缩畸形，复位及固定均有一定难度，若治疗不当将会严重影响下肢的功能。

股骨干骨折多为直接暴力造成，以股骨中段骨折居多，骨折类型多为横断、斜形和粉碎性骨折。间接传导暴力和扭转暴力亦能引起骨折，间接暴力引起的骨折类型多为斜形或螺旋形骨折。由于受到股骨干周围不同肌肉群的牵拉，骨折后断端通常移位明显。由于受到不同肌肉群的牵拉，以及外伤的暴力方向不同，股骨干上段骨折、中段骨折及下段骨折移位的方向各有特点。

股骨干上1/3骨折，骨折近端因受髂腰肌、臀中肌、臀小肌，以及其他外旋肌群的牵拉，通常骨折近端呈外展外旋和屈曲畸形，加上远端内收肌的牵拉，骨折端常出现短缩和内翻；股骨干中1/3骨折，因股四头肌的牵拉，骨折端呈短缩畸形外，骨折端移位的方向通常因致伤暴力的不同而不同。但通常近端呈外展屈曲，远端因内收肌的作用向内上方移位；股骨干下1/3骨折，因腓肠肌的牵拉，骨折远端往往向后移位明显，此种类型骨折容易出现腘动静脉和坐骨神经损伤，且容易合并下肢深静脉血栓形成。

二、诊断与鉴别诊断

1. 诊断

（1）临床表现与体征：大腿肿胀、畸形，患肢外旋短缩畸形。大腿压痛明显，可触及骨擦音及骨折端异常活动。股骨下段骨折，膝关节屈伸活动受限。股骨下 1/3 骨折容易并发血管、神经损伤，应注意检查足背动脉搏动、胫后动脉及末梢血运情况，注意足趾及踝关节主动活动和皮肤感觉情况。股骨干骨折，尤其是粉碎性骨折、多段骨折及多发伤的患者，容易合并失血性休克、脂肪栓塞综合征等并发症，临床上应注意排查。

（2）影像学检查：根据骨折发生的部位可分三型，即股骨干上 1/3 骨折、股骨干中 1/3 骨折、股骨干下 1/3 骨折。另外，股骨干骨折的患者易合并同侧股骨颈骨折，X 线检查应包髋关节及膝关节，必要时行髋关节 CT 检查，以防漏诊。

2. 鉴别诊断 股骨干骨折需要同股骨周围肌肉软组织损伤相鉴别，股骨干上段骨折应同股骨粗隆间骨折相鉴别。

三、辨证论治

由于大腿肌肉丰厚，股骨骨折端受到各肌肉群的牵拉，骨折后骨折端往往移位明显，牵引和石膏固定等非手术治疗方法临床疗效差，目前通常采用手术治疗股骨干骨折，髓内钉固定是股骨干骨折治疗的金标准，但术中复位技术是手术治疗的主要方法。因此，我院在术中常根据不同类型的骨折采用不同的正骨手法。

1. 操作方法

（1）经皮钳夹复位法：适用于股骨上 1/3 螺旋形和斜形骨折。

方法：麻醉成功后，患者仰卧于可透 X 线的普通手术床上。一助手的双手按压患者双侧髂前上棘固定骨盆，利用正骨手法屈伸和拔伸，另一助手于患者屈髋屈膝位放松肌肉对骨折近端的牵拉，使用拔伸牵引手法纠正骨折端短缩移位，再使用旋转手法外旋外展髋关节，纠正骨折端旋转移位；最后，术者用端提挤按手法纠正骨折侧方和上下移位。复位过程中仔细体会骨折端骨擦音，并判断骨折端接触情况。然后在骨折端外侧面切开长约 3cm 切口，在切口内用持骨器钳夹维持骨折对位。经 X 线透视证实骨折端对位对线良好后，行股骨顺行髓内钉固定（略）。

（2）经皮钢丝环扎复位法：适用于股骨上 1/3 和股骨下 1/3 螺旋形和斜形骨折。

方法：麻醉成功后，股骨上 1/3 骨折患者仰卧于可透 X 线的普通牵引床上，股骨下 1/3 螺旋形和斜形骨折患者仰卧于可透 X 线木质手术床上。术中透视下用克氏针体外定位捆扎钢丝的位置，在患肢大腿远端前外侧需要捆钢丝处切长约 3cm 的皮肤切口，钝性分开股外侧肌，牵引纠正骨折端短缩畸形，在捆钢丝位置紧贴股骨骨质分别在股骨前侧和后侧置入半环形钢丝导向器，在导向器孔内置入直径 1.0mm 钢丝。根据骨折复位“子对母”的原则，一助手牵引骨折近端，另一助手利用正骨十法中拔伸牵引法纠正骨折端短缩，牵引过程中注意患肢肢体轴线，边牵引边摇晃旋转骨折端。术者提拉钢丝使骨折端靠拢，边拧紧钢丝边用食指钩拉骨折端协助骨折复位。透视确认骨折复位满意后，股骨上 1/3 骨折行股骨顺行髓内钉固定，股骨下 1/3 骨折行逆行髓内钉固定（略）。

（3）克氏针复位法：适用于股骨中 1/3 骨折，存在手法复位困难的患者，尤其是肥胖及大腿肌肉壮实者。

方法：麻醉成功后，患者仰卧于可透 X 线的牵引床上，患肢置于牵引架轻度内收位固定，健侧下肢呈半截石位固定。常规消毒铺巾，于骨折远端距离断端 2cm 处，大腿前内侧垂直骨干方向并与纵轴呈 45° 角，半旋转式插入 1 枚直径 2.5mm 的克氏针，探及股骨干后，钻透骨皮质并从大腿后外侧皮肤穿出，皮肤两端克氏针长度保留对等。然后于股骨大转子顶点上方做一长约 3cm 的切口，透视下定位进针点，开孔、扩髓后，插入 1 枚导针至骨折近端附近。助手固定骨折近端，术者用双手握持克氏针两端，结合术前 X 线片及术中透视的骨折端对位情况，采用旋转、提按、端挤及折顶等中医正骨手法整复骨折端，复位过程中仔细体会骨擦感，并判断骨折复位情况。待骨折复位良好后，嘱助手将导针插入骨折远端，通过导针与髓腔的摩擦感判断导针是否在髓腔内，并通过透视证实。在维持复位的情况下，用软质扩髓器扩髓后，置入大小和长度合适的股骨顺行髓内钉。安装瞄准装置，在瞄准器引导下于骨折远端置入 2 枚锁钉，近端置入 1 ～ 2 枚锁钉，最后安装尾帽。

2. 操作要点

（1）经皮钳夹复位法：对于股骨上 1/3 骨折，骨折近端多呈外展外旋前屈畸形，由于髂腰肌和外旋肌群的牵拉，单纯闭合复位难以成功，如反复尝试闭合复位，必将加重骨折端软组织损伤并延长手术时间。但单纯性切开复位，软组织创伤大，出血多，可能导致骨折不愈合和内固定失败。而我院利用正骨手法结合器械钳夹复位固定能有效维持骨折对位，手术中可以不需要特殊的牵引床，避免了摆放安装牵引床耗费的时间，且手术中不需要多次整复，不需要广泛剥离骨折端软组织。本法操作简单，对骨折端血运干扰小，骨折愈合率高，内固定失败率低，临床疗效满意，值得推荐。

（2）经皮钢丝环扎复位法：牵引过程中边牵引、边摇晃，主要目的是松解嵌入骨折端的软组织。复位过程中，不强求解剖对位，骨折块靠拢即可，不要求为达到解剖对位而扩大切口并广泛剥离软组织。术中先用经皮钢丝捆绑器行骨折端钢丝环扎固定，透视确认骨折端对位对线及钢丝位置良好后，再采用髓内钉固定，这项技术不仅能维持骨折端对位对线，增加骨折端固定的稳定性，且术中不需要反复透视，能明显减少术中骨折闭合复位时间和透视次数，且小切口不会增加术中出血量。目前使用骨折端钢丝环扎术存在争议，有学者认为钢丝环扎会影响骨折端血运，是导致骨折延迟愈合和不愈合的诱因，我们认为钢丝环扎不建议平行、过紧，一般可通过周围丰富的血管网进行代偿，金属环放置安全且对股骨血运影响有限。

（3）克氏针复位法：该方法无须切口，无须剥离骨膜，不会造成原始血肿流失，对骨折端干扰小，因此不会影响骨折端的骨痂生长愈合。克氏针横穿远折端，相当于完成一个骨牵引术，微创技术操作简单，不影响手术进程。克氏针与纵轴呈 45° 角由大腿前内向后外侧插入，可以避开重要的血管和神经。克氏针较细，对骨质破坏小，可允许髓腔内导针自由通过，且具有一定的强度和弹性，方便进行手法操作。弥补了单纯手法复位的不足，复位成功率高。

3. 药物治疗

（1）内治法：按骨折三期辨证论治。

①早期：治宜活血化瘀、行气止痛，方用桃红四物汤加减或自制药竭七胶囊。

②中期：治宜去瘀生新、接骨续筋，方用自制药正骨丸。

③后期：治宜补益肝肾、补气血，方用肢伤三方加减或自制药益肾壮腰丸，年长者可用自制药益肾骨康丸系列。

（2）外治法：损伤早期，宜活血化瘀、消肿止痛，选用伤科擦剂药纱外敷局部；损伤中后期进行股四头肌及关节屈曲的功能锻炼，宜活血化瘀、舒筋通络，选用院内协定方熏洗 2 号方外用，可配合中药烫熨、中药离子导入等治疗。

四、预防与调护

1. 早期病情评估，密切关注生命体征及是否合并颅脑、内脏的损伤，以及出血性休克的发生。
2. 观察患肢的肿胀、疼痛程度、骨折的部位及肢体移动情况。
3. 判断患者对骨折的认知程度及心理承受能力，遵医嘱及病情给予镇痛药物。
4. 术后患者应保持患肢外展位，抬高患肢，进行患肢四头肌及关节屈曲的功能锻炼。
5. 注意营养的摄入，合理搭配饮食，促进骨折的愈合。扶拐行走时，注意安全。

五、典型病例

张某，男，25 岁，以摔伤致左大腿肿痛、活动受限 1 小时为主诉，于 2021 年 2 月 15 日就诊。

检查：神志清楚，舌淡红，苔薄白，脉弦。左大腿肿胀、畸形，左大腿中段环形压痛，可及明显骨擦感及异常活动，左膝关节屈伸活动功能障碍，左下肢肢端感觉、血运正常。

X 线提示：股骨中 1/3 骨折，骨折移位（图 5-11-1）。

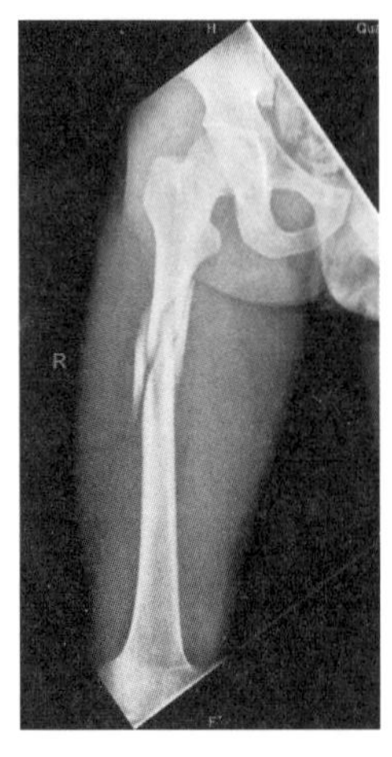

图5-11-1a　术前正位

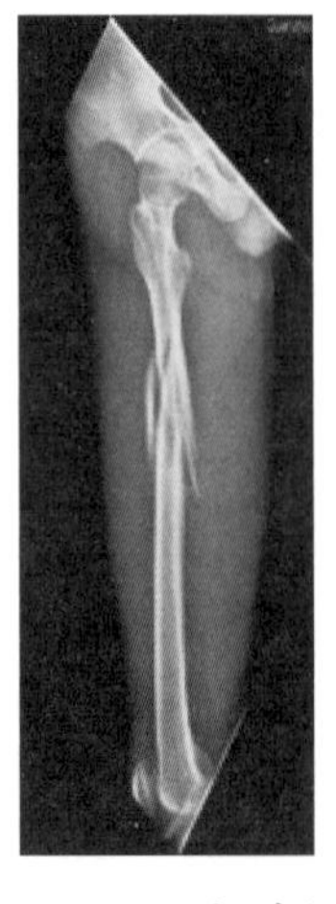

图5-11-1b　术前侧位

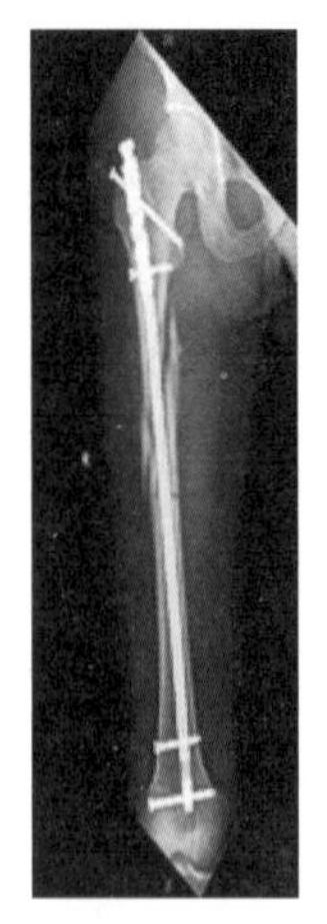

图5-11-2a　术后正位

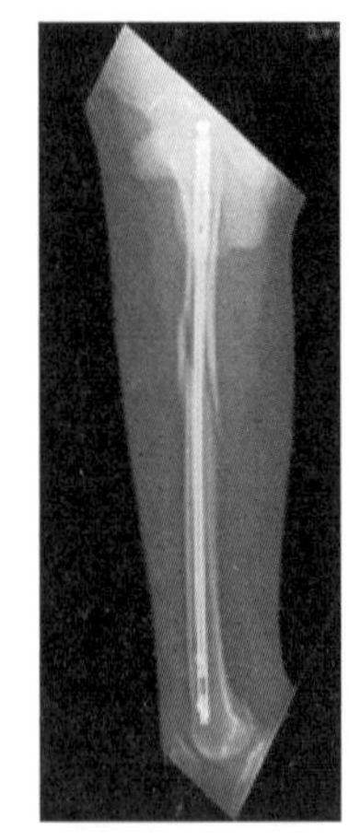

图5-11-2b　术后侧位

诊断：左股骨干粉碎性骨折。

治则：活血化瘀，消肿止痛。

治法：克氏针复位法结合股骨髓内钉固定治疗（图 5-11-2、图 5-11-3），按骨折三期辨证用药。

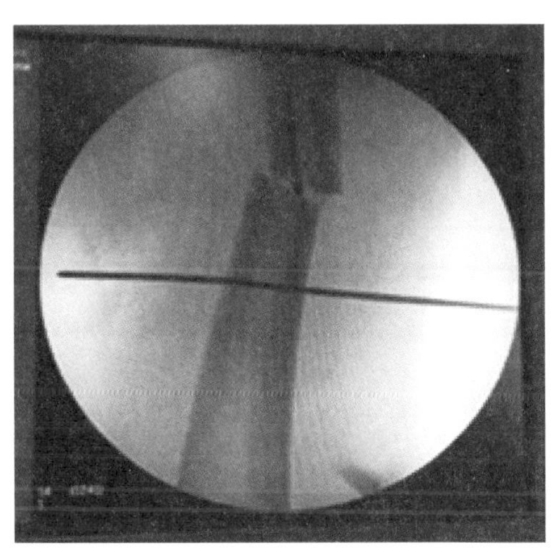

图5-11-3a　术中克氏针临时横穿协助手法复位

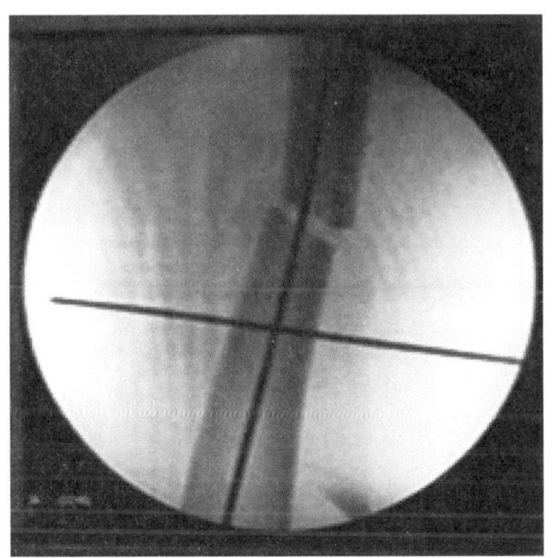

图5-11-3b　术中克氏针临时横穿与导针协助手法复位

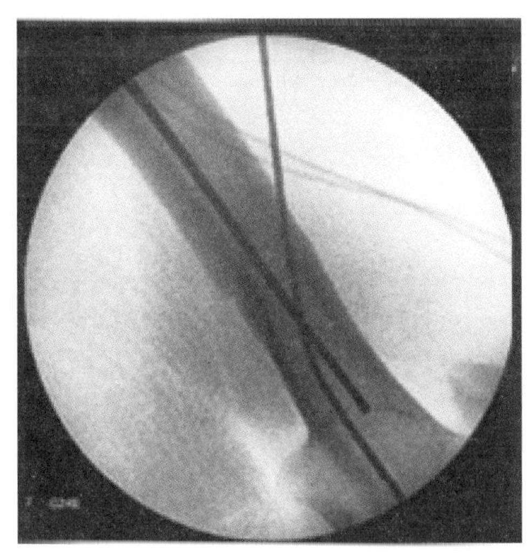

图5-11-3c　术中克氏针临时横穿协助手法复位

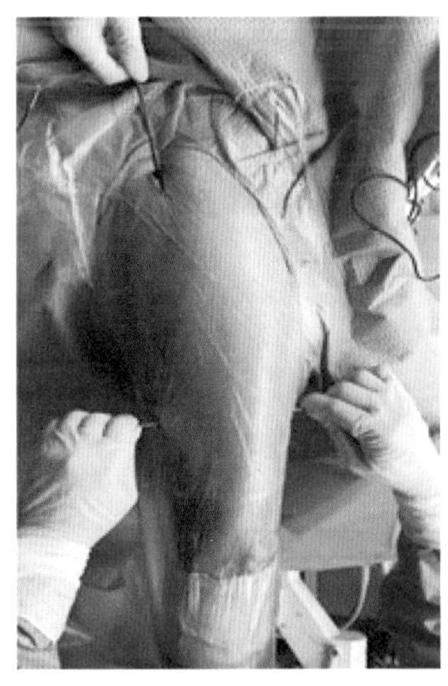

图5-11-3d　术中克氏针临时横穿协助手法复位体表相

图5-11-3　克氏针复位法结合股骨髓内钉固定

六、注意事项

1. 快速、有效地闭合复位，对开展股骨干骨折髓内钉微创术具有非常重要的作用，是手术能否顺利开展的重要前提。闭合复位能有效地保护骨折端骨膜、原始血肿及周围软组织，尽量减少术中创伤，有利于骨折的顺利愈合。然而由于股骨干骨折部位肌肉丰富且强大，单纯依靠手法复位存在一定的局限性，因此需要我们在临床中进行一定的改良，以利于手术顺利、有效的开展。

2. 根据股骨干骨折不同部位和不同骨折类型，我们采用正骨手法结合经皮钳夹复位法、经皮钢丝环扎复位法、克氏针复位法等特色复位方法。这几种方法均操作简单，对骨折端血运干扰小，骨折愈合率高，内固定失败率低，临床疗效满意。

第十二节　髌骨骨折

一、病因病理

髌骨系人体中最大的籽骨，呈三角形，底边在上而尖端在下，后面被有软骨，全部是关节面。股四头肌腱连接髌骨上部，并跨过其前面，移行为髌韧带，止于胫骨结节。髌骨有保护膝关节、增强股四头肌力量的作用。髌骨骨折约占全身骨折的 1%，多见于成年人和老年人，儿童极为少见。髌骨骨折多由直接暴力或间接暴力所造成，以后者多见。直接暴力所致者，髌骨多呈粉碎性骨折，髌骨两侧的股四头肌筋膜及关节囊一般尚完整，对伸膝功能影响较少；间接暴力所致者，由于膝关节在半屈曲位时跌倒，为了避免倒地，股四头肌强力收缩，髌骨与股骨滑车顶点密切接触成为支点，髌骨受到肌肉强力牵拉而骨折，骨折线多呈横形。髌骨两旁的股四头肌筋膜和关节囊破裂，两骨块分离移位，伸膝装置受到破坏，如不正确治疗，可影响伸膝功能。

二、诊断与鉴别诊断

1. 诊断

（1）临床表现与体征：局部疼痛、肿胀，膝关节不能自主伸直，常有皮下瘀斑及膝部皮肤擦伤。有分离移位时，可以摸到凹下呈沟状的骨折断端，可有骨擦音或异常活动。膝关节正侧位及轴位 X 线片可明确骨折的类型和移位情况。

（2）影像学检查：髌骨骨折根据其骨折部位和骨折线的走行方向，一般可分为以下几类。①横行骨折，包括上极、中部、下极横行骨折；②粉碎性骨折，包括上极、下极粉碎性骨折及星状骨折；③纵行骨折；④边缘骨折。其中纵行骨折及边缘骨折较少见。还可根据骨折是否移位分为无移位髌骨骨折和有移位髌骨骨折。

2. 鉴别诊断　需与胫骨结节撕脱性骨折相鉴别。与引起髌骨骨折的间接暴力相似，是在进行意外的屈膝动作时，由于股四头肌对抗性猛烈收缩而引起的牵拉性损伤，常和髌韧带一起将胫骨结节的一块骨块撕下。伤后膝部剧痛，伸膝功能障碍，与髌骨骨折相似。但此种损伤比较少见，常发生于儿童和青少年。疼痛、肿胀和压痛部位在髌骨下方及胫骨结节处，触及髌骨完整且无压痛，X 线片显示髌骨升高，这与小儿袖套状骨折相似。但髌骨侧位片显示小儿袖套状骨折，髌骨下方软组织阴影中有一片状密度增高区等，可资鉴别。

三、辨证论治

无移位的髌骨骨折，移位不大的裂纹骨折、星状骨折，可单纯采用泉州正骨疗法“抱膝圈”固定膝关节于伸直位；横断骨折若移位在1cm以内者，可采用正骨手法，结合“抱膝圈”固定膝关节于伸直位；如移位较大，手法整复有困难者，可采用“南少林太极圈”固定器固定。若骨折端有软组织嵌入则需切开复位内固定。

下面介绍泉州正骨流派“推挤抱扣法”结合“南少林太极圈”治疗髌骨骨折。

1. 操作方法

（1）推挤抱扣法：患者平卧位，先在无菌操作下抽吸关节腔及骨折断端间的血肿，并注入1%利多卡因溶液3～5mL行局部麻醉。术者以一手拇指及中指先捏挤远端向上推，并固定之，另一手拇指及中指捏挤近端上缘的内外两角，向下“推挤”，使骨折近端向远端对位，然后再以双手虎口“抱扣”住两端的骨折块，使其紧密接触，同时做水平方向的研磨，使关节面进一步平整（图5-12-1）。

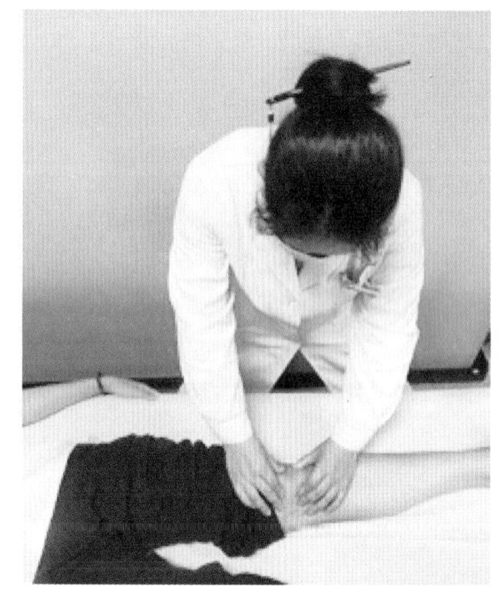

图5-12-1a　推挤

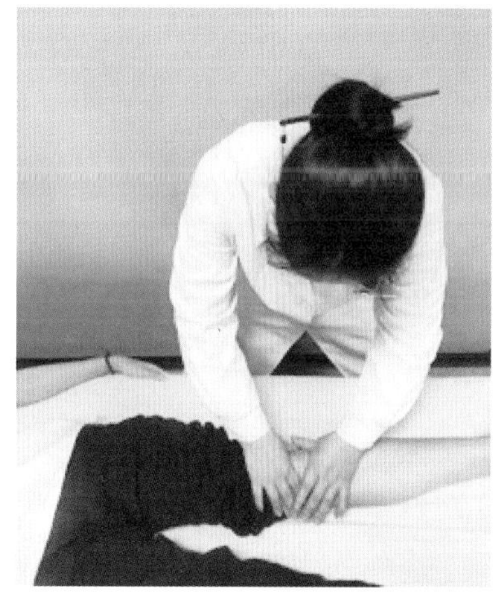

图5-12-1b　抱扣

图5-12-1　推挤抱扣法

（2）“南少林太极圈”固定法：用铅丝做一个较髌骨略大的太极圈，铅丝外缠以较厚的纱布绷带，并扎上6条布带，后侧板长度由大腿中部到小腿中部，宽13cm，厚1cm。手法复位满意后，外敷消肿药物，用“南少林太极圈”固定，腘窝部垫一棉垫，膝伸直位于后侧板上，太极圈的6条布带捆扎于后侧板固定，注意下肢及跟后血运，固定时间为4～6周（图5-12-2）。

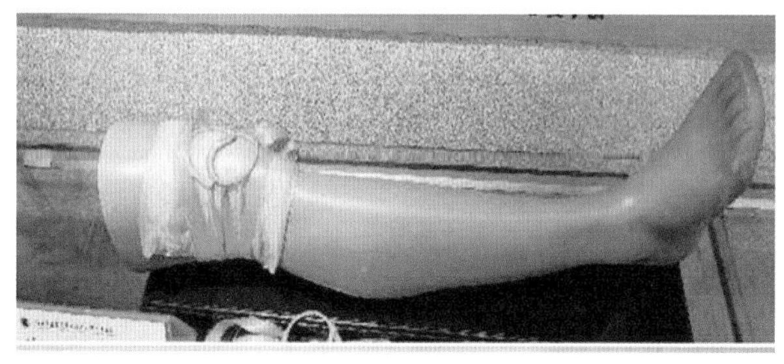

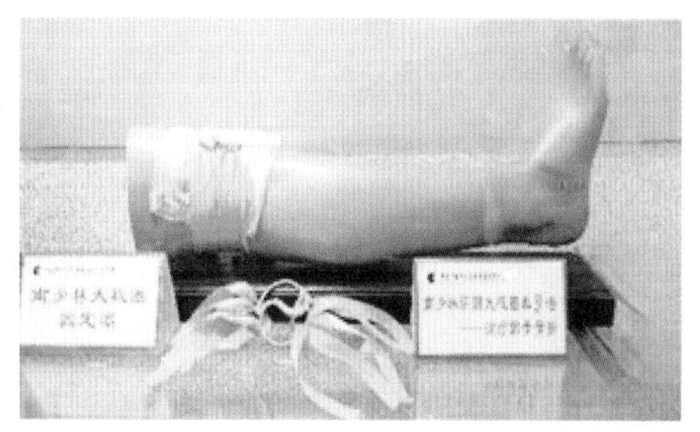

图5-12-2　南少林太极圈固定法

2. 操作要点

（1）髌骨骨折治疗时要最大限度地恢复关节面的形态，达到关节面平滑，整复骨折时，切忌盲目用力推挤骨折片或反复整复，以免使骨折端相互撞磨，使骨折端磨平，对位不稳，影响固定及愈合。

（2）中下 1/3 的横断骨折，骨折近端因受股四头肌的牵拉而向上移位，整复时因骨折块小，软组织肿胀，手指不易控制，故须耐心地以轻柔手法，根据不同的移位方向，采用不同的正骨手法整复。

（3）膝关节肿胀明显或就诊较迟者，伤后 2 ～ 3 天应先敷消肿膏药，待肿消后再行整复。

（4）患肢应置于中立位，膝关节伸直位，以使股四头肌肌力降低。扎上 6 条布带，松紧度要随时观察调节，选择合适的腘窝部棉垫，固定后要密切观察骨折位置及下肢血运。

3. 药物治疗

（1）内治法：按骨折三期辨证论治。

①早期：治宜活血化瘀、行气止痛，方用桃红四物汤加减或自制药竭七胶囊。

②中期：治宜去瘀生新、接骨续筋，方用本院自制药正骨丸。

③后期：治宜补肝肾、补气血、强壮筋骨，方用自制药筋骨行气丸等。

（2）外治法：损伤早期，宜活血化瘀、消肿止痛，选用伤科擦剂药纱外敷局部；损伤中后期膝关节功能受限，宜活血化瘀、舒筋通络，选用院内协定方熏洗 2 号方外用，可配合中医康复与理疗等。

四、预防与调护

对于髌骨骨折，一般由外伤导致的，特别是直接外力打击及跌倒伤及膝部，易发髌骨骨折。日常生活中，剧烈的跑跳、踢打、坠落伤容易导致髌韧带过度牵拉髌骨，应预防髌骨骨折：避免外力直接击打于膝关节的前方；避免膝关节前方的碰撞，特别是避免车祸，或者是避免抬腿时膝关节部位直接顶在物体上；防止摔倒时膝关节直接触地；治疗后尽可能早期活动膝关节，恢复其功能，预防关节僵硬。

五、典型案例

王某，女，63 岁，以摔伤致左膝部肿痛、活动受限 50 分钟为主诉，于 2020 年 1 月 25 日就诊。

患者因不慎摔倒致伤，当即感左膝剧痛，并见左膝部进行性肿胀，左膝屈伸困难，不能站立及行走，在外未经诊治，急诊入我院。

检查：左膝部肿胀明显，左髌骨可及明显压痛，可触及明显异常活动及骨间隙，左膝屈伸活动受限，左足背动脉搏动正常，左足诸趾活动正常，肢端感觉及血运正常，余肢体关节未见异常。

X 线提示：左髌骨骨折，骨折块分离（图 5-12-3）。

诊断：左髌骨骨折。

治则：活血化瘀，接骨纳正。

治法：采用庄氏“推挤抱扣法”进行复位（图 5-11-4）。早期桃红四物汤加减口服；中期新伤续汤加减口服；8 周解除固定后本院协定方熏洗 2 号方外洗及吊膏外用，并行关节功能训练。

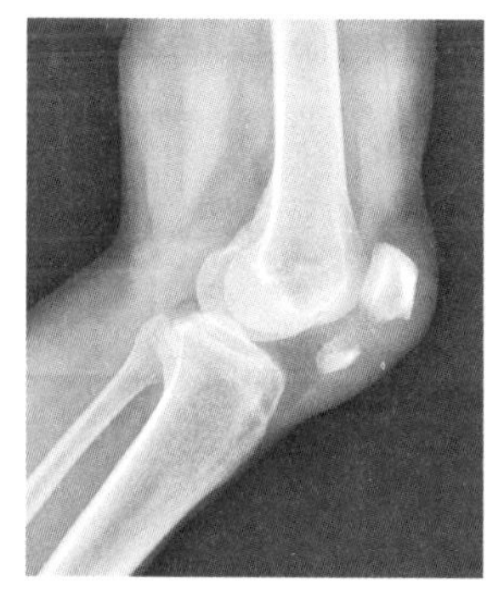

图5-12-3　左髌骨骨折推挤抱扣法复位前

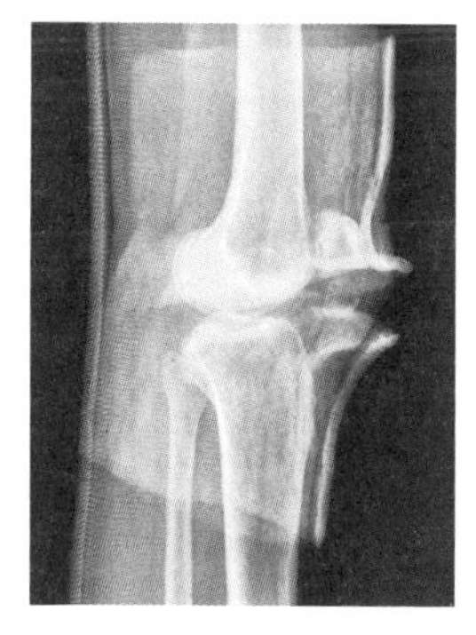

图5-12-4　左髌骨骨折推挤抱扣法复位后

六、注意事项

1. 如遇到髌骨开放性骨折，应观察创伤性休克及创伤后的疼痛刺激，早期即可能发生休克，及时处理。

2. 检查是否合并血管、神经损伤，处理好骨折的固定，忌反复活动患肢。

3. 膝关节固定可造成膝关节挛缩僵硬，应进行早期膝关节屈伸活动、手法按摩松解等。

第十三节　胫腓骨骨折

一、病因病理

胫腓骨骨折是四肢长管状骨常见的骨折之一，在全身长骨骨折中占 8% ～ 10%。成年人以胫腓骨双骨折多见；儿童的骨折以胫骨干骨折最多，胫腓骨双骨折次之，腓骨干骨折少见。

直接或间接暴力均能引起胫腓骨骨折，直接暴力致伤以重物打击、踢伤、撞击伤等多见；间接暴力致伤多为高处摔伤、扭伤或滑倒等所致。儿童胫腓骨骨折遭受外力通常较小，多为青枝骨折。因胫腓骨周围软组织不多，血液运行情况不佳，若治疗不当，会出现骨折延迟愈合或不愈合。

二、诊断与鉴别诊断

1. 诊断

（1）临床表现与体征：小腿迅速肿胀，无移位的骨折可触及环形压痛，有移位的骨折可见畸形。压痛明显，可触及骨擦音及骨折端异常活动，小腿活动受限，不能下地负重行走。严重外伤容易导致开放性骨折，并发血管、神经损伤，应注意检查足背动脉搏动及末梢血运情况，注意各足趾及踝关节主动活动和皮肤感觉情况。

（2）影像学检查：根据骨折线的走行方向，可分为如下类型。

①单纯骨折：横行骨折、斜行骨折、螺旋形骨折等。

②蝶形骨折。

③粉碎性骨折：一处骨折粉碎或者多段骨折。

2. 鉴别诊断　结合临床及X线表现多可确诊，但疲劳性胫腓骨骨折有时需与骨样骨瘤及青枝骨折、局部骨感染、早期骨肿瘤等鉴别。

三、辨证论治

无移位骨折不需手法治疗，以小夹板或石膏固定6～8周即可，定期透视及调整外固定。有移位骨折属稳定性骨折，可采用泉州正骨流派正骨手法“推端提按法”复位结合石膏外固定治疗。有移位骨折的骨折端骨质完全断裂，伴有蝶形骨块，并有前后移位，或者侧方移位，或者多段粉碎骨折，属不稳定骨折，可采用手术治疗。

1. 操作方法

推端提按法：此法源于泉州正骨流派正骨十法。以左胫骨中段骨折为例。

方法：患者取仰卧位，左下肢伸直，一助手固定患者大腿，另一助手持踝部对向“拔伸”左下肢，术者用手“循经摸骨”，了解骨折远近端的相对位置，结合影像学表现，一手掌根抵在内移的骨折端，一手拇指“推挤”外移的骨折端，先纠正侧向移位，在维持侧向稳定的前提下，术者改用一手掌根下压前移的骨折端，另一手四指握持下沉的骨端向上提，从而纠正前后移位。复位后，术者在维持复位的前提下，握持骨折两端进行小幅度的“摇晃”，同时手持踝部的助手延小腿纵轴方向向骨折端进行“扣压”，使断端进一步吻合。对于斜形或螺旋形骨折，助手牵拉矫正重叠后，术者两手置两斜形骨折端，运用“抱扣”手法进行相对挤压，助手轻轻扭转肢体，使骨折断端对合。骨突处放置棉垫后以小夹板和石膏固定患肢（图5-13-1）。

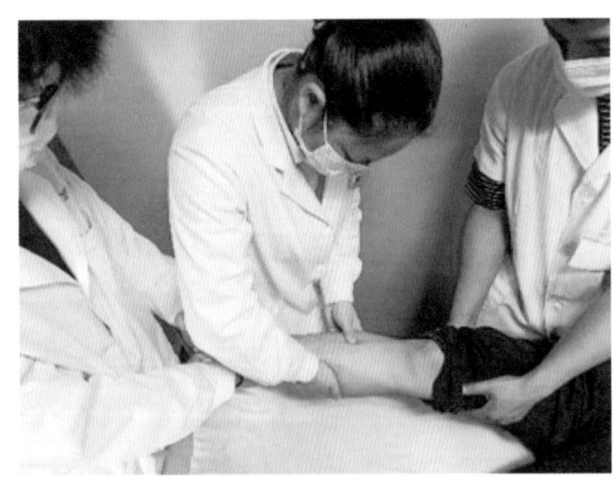

图5-13-1a

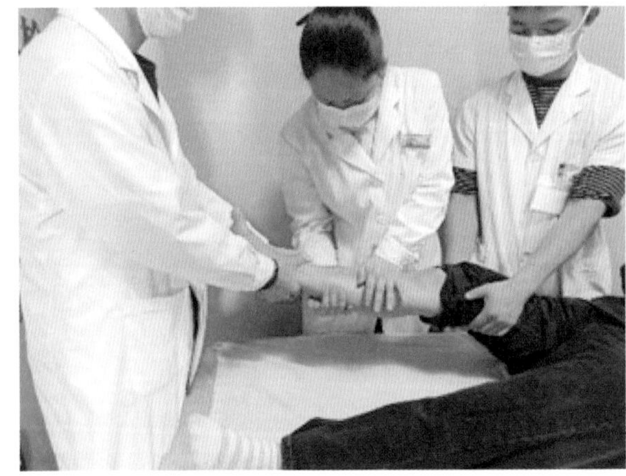

图5-13-1b

图5-13-1　推端提按法

2. 操作要点

（1）“循经摸骨”要准确，复位的力量必须有效作用在骨折端。

（2）复位过程中，两助手除了相对“拔伸”，还需要配合术者复位，当术者将骨折一端下沉按压时，牵引该端的助手应同时将另一端上提，以确保复位力量的有效性。

（3）复位前必须确认是否存在神经、血管损伤，复位过程中切忌反复暴力复位，导致神经、血管损伤，甚至出现筋膜间室综合征，或致使骨折端更为不稳定，丧失保守治疗的机会。

3. 药物治疗

（1）内治法：按骨折三期辨证论治。

①早期：治宜活血凉血、消肿祛瘀，方用桃红四物汤加减或自制药竭七胶囊、化瘀丸口服。

②中期：治宜祛瘀生新、接骨续筋，方用本院自制药正骨丸。

③后期：治宜补益气血、舒筋通络，方用肢伤三方加减、八珍汤加减或益肾骨康丸口服。

（2）外治法：损伤早期，宜活血化瘀、消肿止痛；选用伤科擦剂药纱湿敷局部；损伤中后期膝踝关节功能受限，宜活血化瘀、舒筋通络，选用院内协定方熏洗 2 号方外洗、丹香酒外敷或正骨活络油外用，可配合中药烫熨、中药离子导入、超声波、蜡疗等治疗。

四、预防与调护

1. 若发生骨折，应积极预防并发症，防止缺血、坏疽，影响功能。

2. 患者骨折后，为了能尽快恢复小腿的负重功能，必须对骨折端移位及肢体缩短予以完全纠正，从而避免影响膝踝关节的负重功能，固定后，即刻指导患者进行踝关节的背屈活动及股四头肌收缩锻炼。稳定型骨折固定后，患者应在医生指导下进行抬腿及屈曲膝关节活动，4 ～ 6 周，在夹板继续固定下，可以离床持双拐不负重步行。后期可进行搓揉舒筋及蹬车活动。

3. 早期可吃一些活血化瘀、行气消散的食物，比如蔬菜、豆制品等。中期可吃一些帮助和营止痛、接骨续筋的食物，如骨头汤、田七煲鸡等。后期可多吃一些补益肝肾、舒筋活络的食物，如老母鸡汤、猪骨汤、羊骨汤等。

五、典型病例

王某，男，8 岁，以摔伤致左小腿肿痛、活动受限 1 小时为主诉，于 2016 年 11 月 30 日就诊。

检查：神志清楚，舌淡红，苔薄白，脉弦。左小腿肿胀，环形压痛，可及明显骨擦感及异常活动，左下肢无法下地负重行走，左足背动脉搏动存在，左足各趾活动及感觉正常，肢端血运好。

X 线提示：左胫腓骨骨折，骨折端移位（图 5-13-2）。

诊断：左胫腓骨骨折。

治则：活血化瘀，消肿止痛。

治法：以泉州正骨疗法进行骨折复位固定后（图 5-13-3），小腿部伤科擦剂药纱外敷结合夹板及石膏固定，指导未固定关节功能训练。早期自制药化瘀丸口服，中期自制药正骨丸口服，8 周后解除固定，熏洗 2 号方外用，行功能训练。

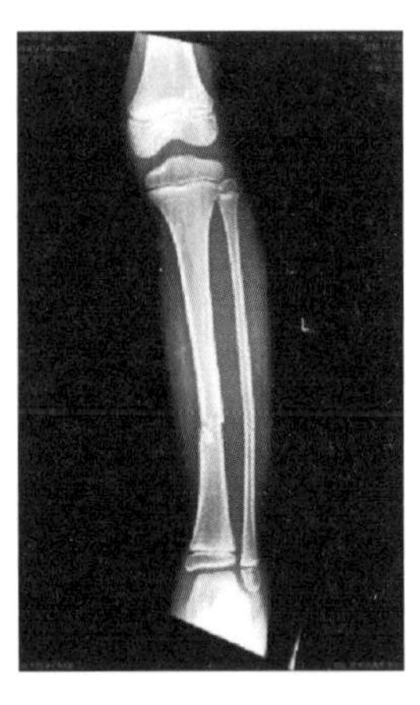

图5-13-2a　左胫腓骨骨折复位前正位片

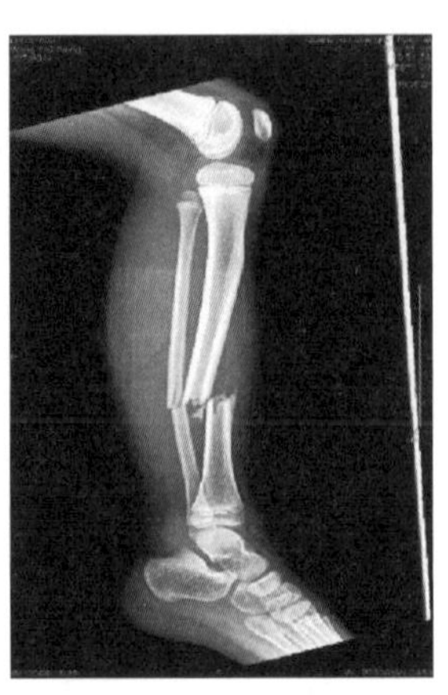

图5-13-2b　左胫腓骨骨折复位前侧位片

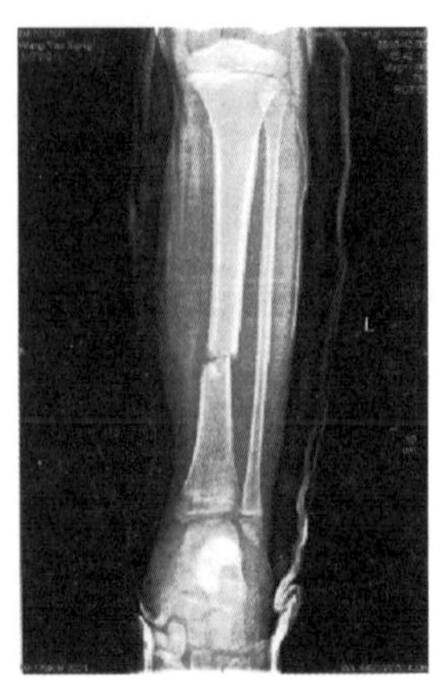

图5-13-3a　左胫腓骨骨折复位后正位片

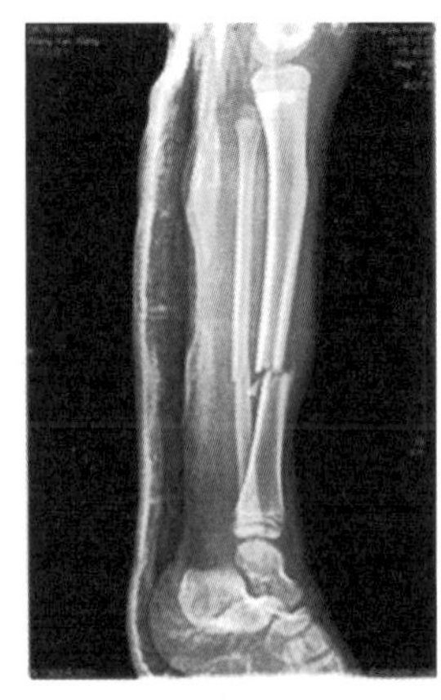

图5-13-3b　左胫腓骨骨折复位后侧位片

六、注意事项

1. 泉州正骨流派根据胫腓骨骨折的不同类型，选用不同的特色手法治疗。对于闭合性胫腓骨骨折，采用正骨手法复位结合外固定，即两个助手分别在膝部和踝部进行牵引与反牵引，术者两手在骨折端根据透视下移位的方向，推压挤捏骨断端，复位后可用小夹板或长腿石膏固定，配合中医药内服和外敷，临床疗效确切。

2. 对于斜形、螺旋、粉碎性等胫腓骨骨折，采用骨牵引治疗。因骨断端很不稳定，复位后不易维持良好对位，以及骨折部有伤口，皮肤擦伤和肢体肿胀严重，必须密切观察肢体情况的病例，不能立即以小夹板或石膏夹板固定，最好采用跟骨持续牵引，或者采用骨外穿针、骨外固定器械法等；如为有移位且不稳定的骨折，可采用切开复位内固定等。

第十四节　踝关节骨折

一、病因病理

踝关节骨折是指胫腓骨远端内外踝及后踝的骨折，是最常见的关节内骨折，约占全身骨折的3.92%，多发生于青壮年。踝关节骨折由间接暴力引起，最常见的情况为下楼梯或下台阶时内翻扭伤。其他如高处坠落、车祸或直接撞击等，均可造成踝关节骨折。

二、诊断与鉴别诊断

1. 诊断

（1）临床表现与体征：有明确的外伤史，伤后踝部迅速肿胀，疼痛剧烈，活动受限，无法站立行走。踝部出现青紫瘀斑，肿胀严重者可出现张力性水疱。骨折移位明显者，踝部可见明显的外翻或内翻畸形。踝部有明显压痛，内外踝可触及骨折断端，并有异常活动。X线及CT检查可明确诊断。

（2）影像学检查：根据受伤体位、临床体征及X线影像表现，可把踝关节骨折分为内翻骨折、外翻骨折、外旋骨折、纵向挤压骨折。Lauge-Hansen根据受伤时足部所处的位置、外力作用的方向，以及不同的创伤改变，重视骨折同时也重视韧带的损伤，将踝关节骨折分为旋后－外旋型、旋后－内收型、旋前－外旋型、旋前－外展型和垂直压缩型。

2. 鉴别诊断　与单纯踝部韧带损伤、胫骨远端骨折、距骨骨折、跟骨骨折相鉴别。同时要关注腓骨高位骨折，拍摄胫腓骨全长X线片可以避免漏诊。

三、辨证论治

无移位的踝关节骨折可采用夹板或石膏固定。有移位骨折，可以根据骨折的不同类型采用不同正骨手法整复。

1. 操作方法

旋转推挤法：以踝关节骨折旋后外旋型Ⅱ度损伤为例。

方法：患者取仰卧位，膝关节轻度屈曲。一助手握膝关节，第二助手握踝关节，二者均呈“马弓步”姿势，使踝关节跖屈进行对抗牵引；术者站于患肢外侧，双手呈“鹰爪样”握住踝部，双手拇指置于外踝处，其余四指环抱于胫骨内侧内踝上方（图5-14-1）。两助手在拔伸牵引的同时，术者用双拇指向下、向前外推挤外踝，第二助手同时将踝关节内翻、内旋。术者用拇指触摸外踝，如无台阶感，即提示外踝复位成功，然后用“罗汉合掌法”在内外踝处用力相对扣压。在外踝处放置一较厚的塔型棉垫，内踝上方放置一平垫，暂以绷带固定棉垫，外以“U”型石膏结合足底石膏托固定，保持踝关节在内翻、内旋、轻度跖屈位。

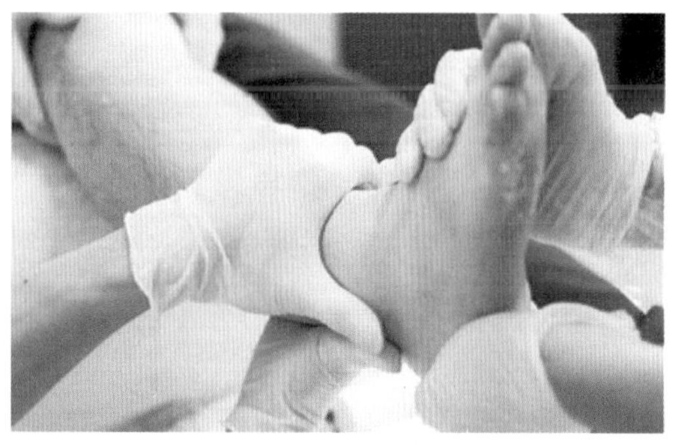

图5-14-1　旋转推挤法

合并后踝骨折的Ⅲ度损伤，第二助手在牵引时应使踝关节背伸，整复外踝手法同前，石膏固定保持踝关节在内翻、内旋、背伸位。

如合并内踝骨折的Ⅳ度损伤，术者用拇指触摸到内踝骨块后，向上、向外推挤内踝使之复位。在内踝前下方放置一压垫，以“U”型石膏结合足底石膏托固定，保持踝关节在内翻、内旋、轻度背伸位。

整复固定后行踝关节正侧位X线检查，确认整复后骨折端对位情况。

2. 操作要点

（1）骨折后尽早进行手法整复，提高成功率。

（2）整复过程中要注意手法动作协调，切忌用暴力，以免过度复位，导致骨折更加不稳定。

（3）复位成功并进行外固定后，注意关节血运情况，指导患者进行患肢踝、趾关节伸屈活动，促进患肢血液循环，避免骨筋膜室综合征。

（4）定期复查X线片，如骨折有再移位，可及时处理，避免贻误治疗。

（5）石膏固定时，及时调整石膏松紧度，避免石膏松动，骨折再移位；骨折超过2周者，不推荐手法整复；开放性骨折以手术为主，不推荐手法整复，避免伤口感染；有移位的骨折，或严重的软组织损伤，出现严重肿胀，应在1周内保持患肢抬高，以利于消肿，应密切观察，认真检查血管、神经状态。

3. 药物治疗

（1）内治法：按骨折三期辨证论治。

①早期：治宜活血凉血、消肿祛瘀，方用桃红四物汤加减或自制药竭七胶囊、化瘀丸或化瘀胶囊口服。

②中期：治宜去瘀生新、接骨续筋，方用自制药正骨丸。

③后期：治宜补益肝肾、补气血，方用肢伤三方加减或自制药筋骨行气丸口服。

（2）外治法：损伤早期，宜活血化瘀、消肿止痛，伤科擦剂局部湿敷；损伤中后期踝关节功能受限，宜活血化瘀、舒筋通络，选用院内协定方熏洗2号方外用或丹香酒外敷，可配合中药烫熨、中药离子导入等治疗。

四、预防与调护

1. 患者骨折后，对骨折端移位应予完全纠正，从而避免影响踝关节的负重功能。

2. 固定后，即刻指导患者进行踝关节的背屈活动及股四头肌收缩锻炼。稳定型骨折在固定后，在医生指导下进行抬腿及踝膝关节活动，尽快恢复小腿的负重功能。

3. 骨折后注意饮食营养，如早期可吃蔬菜、豆制品等，中期可食骨头汤、田七煲鸡等，后期可食老母鸡汤、猪骨汤、羊骨汤等。

五、典型病例

陈某，男，66岁，以扭伤致左踝部肿痛、畸形、活动受限1小时为主诉，于2018年10月29日就诊。

因下台阶时不慎扭伤出现左踝部疼痛、畸形，并迅速肿胀，踝关节活动受限，无法站立行走，无肢体感觉麻木，伤后即刻就诊于我院。

检查：左踝部肿胀，外翻畸形，皮肤张力不高，无伴皮破出血及骨质外露，内踝下方及外踝压痛明显，外踝可触及骨擦感及异常活动，左踝关节活动受限，足背动脉及胫后动脉搏动可触及，各足趾活动、感觉及血运正常。

X线提示：左外踝骨折，骨折端移位明显，内踝间隙增宽（图5-14-2）。

诊断：左外踝骨折。

治则：活血化瘀，接骨纳正。

治法：采用“旋转推挤法”进行复位后（图5-14-3），踝部伤科擦剂药纱外敷，踝关节石膏固定于跖屈内翻位。早期自制药化瘀丸口服，中期自制药正骨丸口服，8 周解除固定后熏洗 2 号方外用，行功能训练。

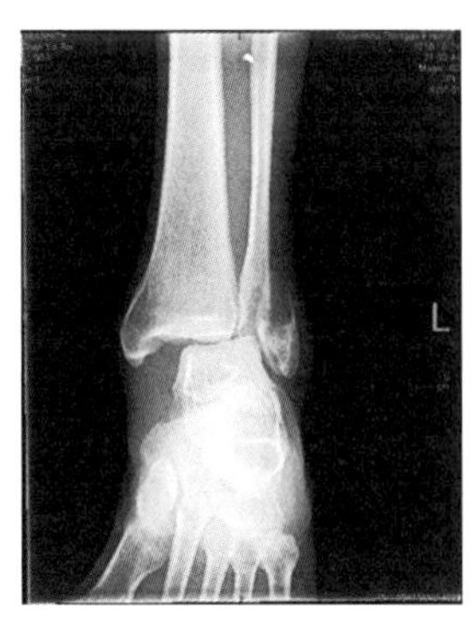

图5-14-2a 左踝关节骨折复位前正位片

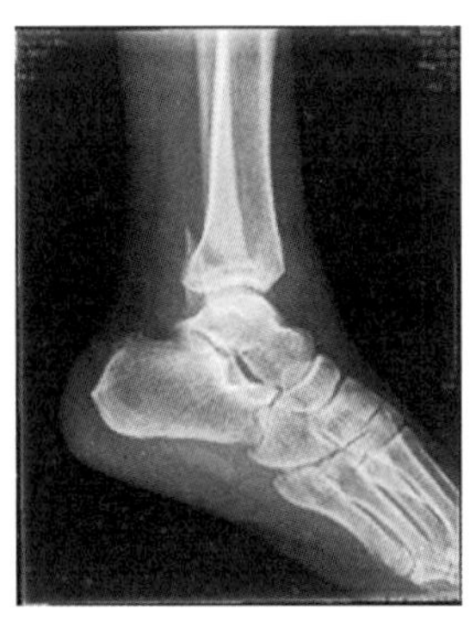
图5-14-2b 左踝关节骨折复位前侧位片

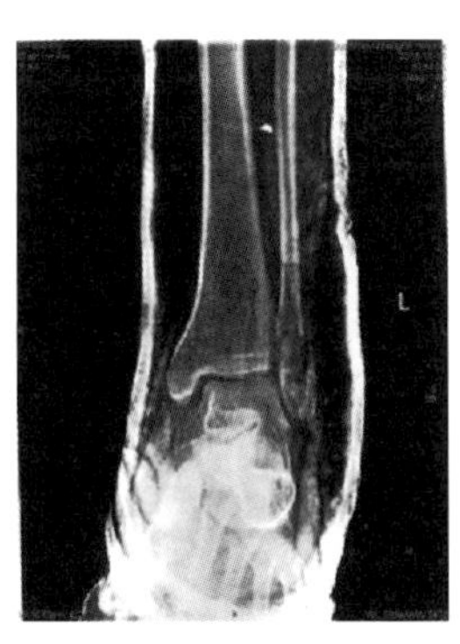

图5-14-3a 左踝关节骨折复位后正位片

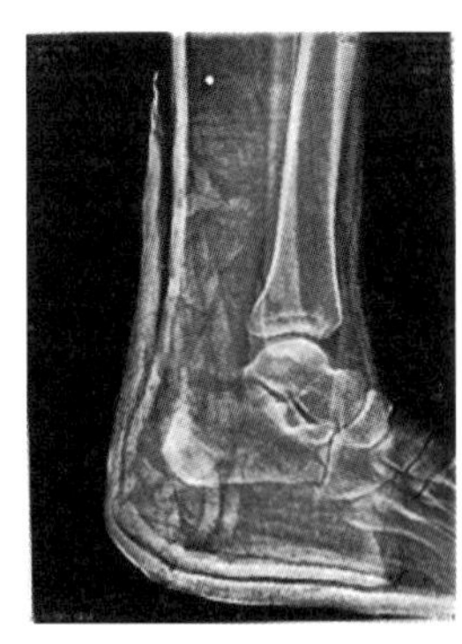
图5-14-3b 左踝关节骨折复位后侧位片

六、注意事项

1. 踝关节骨折是骨伤科常见病，传统疗法采用手法整复和小夹板外固定，取得良好的疗效。我们临床观察到，单纯使用夹板固定，患者的舒适度较差，虽然在内外踝骨突处加了棉垫，夹板也尽量塑形，但由于长时间的压迫，部分患者内外踝仍疼痛难以耐受，有时会被迫中断治疗。另外，踝关节表面不规则，夹板固定也容易松动，骨折端易再移位。所以，我们在手法复位成功后，常采用小夹板外固定结合石膏外固定，患者的舒适度和依从性明显提高。且手法整复成功后，外加石膏固定可根据肢体的形状进行石膏塑形，避免局部压迫引起不适。治疗过程中，如肿胀消退，应及时更换石膏，避免骨折再移位。

2. 近年来，随着生活水平的提高和生活节奏的加快，部分骨折患者急于返回工作岗位；另一方面，手术内固定技术和内固定材料的发展，为骨折的复位和坚强内固定提供了可靠的方法，部分患者选择了手术治疗。但临床上，并非所有具有手术指征的患者都愿意接受手术治疗，尤其老年患者、糖尿病患者、儿童和一些不愿意有手术瘢痕的特殊职业者，更希望采用保守治疗，以非手术方法治疗踝关节骨折。另外手术需要患者身体素质能够耐受，也存在切口感染的风险，需要二次手术取出内固定物等，治疗成本较高。

3. 手法整复加石膏固定后，要密切观察肢体肿胀变化，及时调整外固定松紧度，防止骨折端再移位。定期透视或拍片，早期如果发现骨折再移位，应及时再复位或改为手术治疗。功能恢复方面，虽然石膏外固定无法早期活动踝关节，但是通过后期的功能锻炼，配合中药外洗，踝关节功能可很快恢复。

4. 手法复位时，应首先予外踝复位固定，并且尽量做到解剖复位。对于踝关节骨折旋后外旋型Ⅱ度损伤，通过手法复位加石膏外固定，尽量使外踝解剖复位或近解剖复位，可取得满意效果。如果外踝粉碎、短缩或分离，复位踝穴如仍无法恢复正常解剖关系，则应切开复位，以免影响后期功能恢复。

5. 开放性骨折以手术为主，不推荐手法整复，避免伤口感染。

6. 对于手法整复的时机，踝关节骨折后，在越短的时间内整复，成功率越高。骨折后，由于骨折端出血，肢体迅速肿胀，血肿堆积于骨折断端，机化后可影响骨折的复位。另外如果肿胀明显，整复时难以触摸到内外踝骨折端，无法做到“手摸心会”，整复效果将大打折扣。所以外伤后应迅速就诊，确诊后第一时间进行手法整复，可提高手法整复成功率。骨折得到良好复位后，疼痛可迅速减轻，减少患者的痛苦。骨折超过 2 周者，Ⅱ度损伤尚可试行整复，Ⅲ度以上损伤则整复成功率较低，建议切开复位内固定。

7. 手法整复体位：因为距骨前宽后窄，旋后外旋型Ⅱ度损伤应在踝关节跖屈位进行对抗牵引复位。跖屈位踝穴较窄，外踝骨折远端容易推动和复位。Ⅲ度损伤由于合并后踝骨折，通过后侧韧带和关节囊的牵拉作用才能使后踝复位，所以整复时应使踝关节背伸。Ⅳ度损伤合并内踝骨折，内踝的复位是以距骨为模板，应在距骨背伸、踝穴最宽时整复内踝，石膏固定也应保持踝关节在内翻、内旋、背伸位。

第十五节　跟骨骨折

一、病因病理

跟骨骨折是足部最常见的损伤之一，占足部跗骨骨折的 60% ～ 70%，以中壮年多见，男性多于女性。跟骨骨折多为高能量损伤，易留下伤残。近些年来国内外很多学者做了大量的研究工作，取得了一系列的成果，但如何治疗才能达到理想的疗效，一直是一个多世纪以来骨科界争论不休的问题。

直接暴力或间接暴力均可导致跟骨骨折，但绝大多数为间接暴力，由高处坠落，足跟部着地，为跟骨最常见的损伤机制。高处坠落，身体重力由距下关节传导到跟骨，地面反作用力由地面传导到跟骨体，则跟骨体及关节面可出现压缩、劈裂。如坠落时足处于外翻位，使足跟骨受到剪力作用，由距骨外缘向下撞击，跟骨被劈成跟骨载距突连同后关节面的内 1/3 的前内侧部和后外侧部间的原发骨折线，若外力继续作用，骨折线可向后延伸至跟骨结节上方，骨折的前端受距骨挤压向下移位，骨折的后端受跟腱牵拉向上移位，足弓变浅或消失。骨折后局部脉络受损，血溢脉外，积于皮下则见肿胀，“离经之血便成瘀”，局部瘀血阻滞，气血运行不畅，不通则痛，故跟骨骨折后很快出现足跟部剧烈肿胀、疼痛。

二、诊断与鉴别诊断

1. 诊断

（1）临床表现与体征：有明显高处坠落病史，伤后足跟部出现肿胀，剧烈疼痛，皮下瘀斑。足弓变浅或消失，足跟横径变宽，足跟部压痛明显，足跟外侧壁膨隆，无法负重行走。

（2）影像学检查：根据 X 线片可明确诊断及分型。根据是否波及关节面可分为关节外跟骨周缘骨折和关节内跟骨骨折。关节外骨折包括跟骨结节纵行骨折、跟骨结节横行骨折、载距突骨折、跟骨前结节骨折等几个亚型。关节内骨折又可分为关节压缩性骨折和舌型骨折等亚型。根据骨折移位情况可分为无移位骨折和有移位骨折。

2. 鉴别诊断　跟骨骨折需要与距骨外侧突骨折、外踝骨折、跟腓韧带损伤等进行鉴别。

三、辨证论治

无明显移位的跟骨骨折采用石膏跖屈位固定即可。若跟骨外侧壁膨隆，横经增宽，Bohler角减小，骨折线未波及跟距关节面，或有波及关节面但关节面尚平整者，则可采用泉州正骨疗法“搬足坐胯罗汉合掌法”“神猴抬桃渔翁摇橹法”复位，在骨折端复位后采取夹板固定或石膏固定。

1. 操作方法

（1）搬足坐胯罗汉合掌法：此手法是由少林擒拿绝技武松伏虎反擒拿三十六势之“搬足坐胯势”与罗汉拳之“合掌”招式演化而来，是陈长贤医生经验手法。主要适用于跟骨外侧壁膨隆，横经增宽，Bohler 角减小，骨折线未波及跟距关节面，或有波及关节面但关节面尚平整的情况。

方法：以右跟骨骨折为例，患者取仰卧位，患肢自然屈膝 90° 垂于床缘。术者面对患者，双下肢呈“四平马步”半蹲位，术者左大腿上段内侧将患者右足背压在其下，形似“搬足坐胯”势，利用术者的体重维持患足跖屈位固定。术者双手手指交叉，形似“罗汉合掌”，环抱跟骨结节，掌根紧扣跟骨两侧，一边摇晃跟骨，使粉碎嵌插的骨折块松解开，一边提拉足跟部，使跟骨结节向下移位，与患足跖屈位形成对抗力，尽可能恢复 Bohler 角，在持续维持牵引的同时，双手掌根用力相扣，按压矫正跟骨横径增宽。

整复后注意维持足部跖屈位，避免 Bohler 角丢失，观察跟骨无内翻畸形，触摸内外踝下方未扪及突出的骨折块，外踝下能容纳下一横指（图 5-15-1）。复位满意后，跟骨内外侧杉树皮夹板对夹包扎。

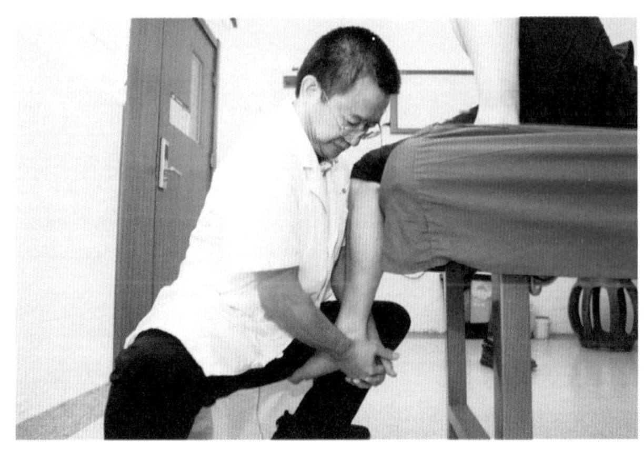

图5-15-1a

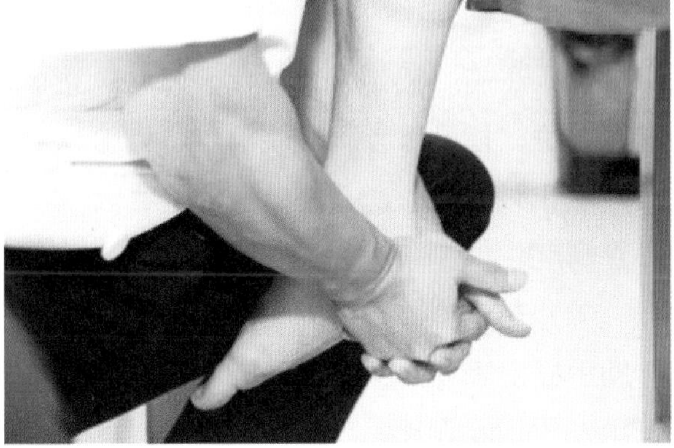

图5-15-1b

图5-15-1　搬足坐胯罗汉合掌法

（2）神猴抬桃渔翁摇橹法：此手法由南少林猴拳中“神猴抬桃”招式与擒跌绝技披挂沾衣十八跌“渔翁摇橹势”演化而来，是吴昭克医生经验手法。主要适用于跟骨外侧壁膨隆，横经增宽，Bohler 角减小，骨折线未波及跟距关节面，或有波及关节面但关节面尚平整的情况。

方法：以右跟骨骨折为例，患者俯卧位，患肢屈膝 90°，患足底向上，一助手固定患肢大腿下段后侧，避免患肢发生抵抗，术者运势五祖拳“四平马步”半蹲位站立，将患者足背置于术者肩膀上，形似“神猴抬桃”势，维持患足跖屈位。术者双手手指交叉，“渔翁摇橹”式环抱跟骨结节，双掌根扣紧跟骨两侧，一边摇晃足跟，使粉碎嵌插的骨折块松解开，一边“渔翁摇橹”势向上方提拉足跟，使跟骨结节向下移位，尽量恢复 Bohler 角，在维持牵引的同时，双掌根用力相扣，按压矫正跟骨横径增宽。

整复后注意维持足部跖屈位，观察跟骨无内翻畸形，内外踝下方未扪及突出的骨折块，外踝下能容纳下一横指（图 5-15-2）。复位满意后，跟骨内外侧杉树皮夹板对夹包扎，小腿中上段至足趾后侧覆盖石膏固定，如下图所示。

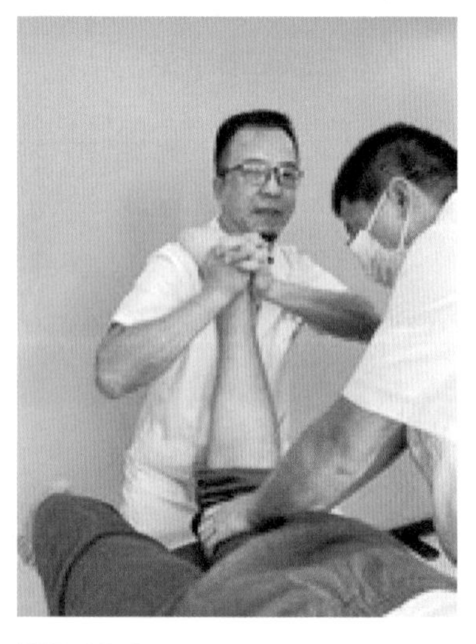

图5-15-2a

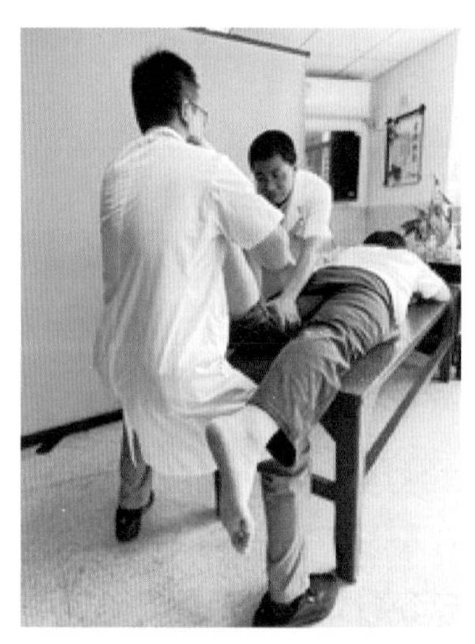

图5-15-2b

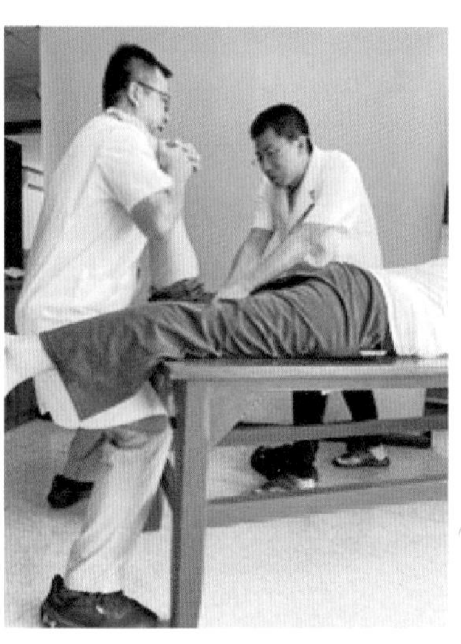

图5-15-2c

图5-15-2　神猴抬桃渔翁摇橹法

2. 操作要点

（1）在施“搬足坐胯罗汉合掌法”时，患者仰卧位，患肢应自然屈膝 90° 垂于床缘，患足跖屈位，指导患者肌肉放松，避免患肢发生抵抗，影响复位。术者双手交叉掌根用力相扣按压，矫正跟骨横径，并使患者大腿上段内侧与足背间形成对抗力，同时将跟骨向下牵拉，纠正跟骨高度。

（2）在施“神猴抬桃渔翁摇橹法”时，患者俯卧位，患肢应自然屈膝 90°，患足底向上，一助手固定患肢大腿远段后侧，避免患肢发生抵抗，影响复位。术者双手交叉，掌根用力相扣按压，矫正跟骨横径，同时患者足背置于术者肩膀上的同时，将患足向上提拉形成对抗力，以恢复跟骨高度。

（3）运用“罗汉合掌法”“渔翁摇橹法”的“摇晃”手法时，禁止暴力操作，以避免对周围软组织绞链的进一步破坏。

（4）患者跟骨部肿胀严重者不宜进行整复，可待肿胀消退后施治，以免损伤皮肤，导致继发性感染。

3. 药物治疗

（1）内治法：按骨折三期辨证论治。

①早期：治宜活血化瘀、消肿止痛，方选桃红四物汤加减，也可辨证使用我院自制药化瘀胶囊、竭七胶囊、芍甘散等。

②中期：治宜和营生新、接骨续筋，选用我院自制药正骨丸、筋骨行气丸口服。

③后期：治宜补益气血肝肾，方用肢伤三方加减及自制药益肾壮腰丸。

（2）外治法：损伤早期，宜活血化瘀、消肿止痛，选用外用伤科擦剂药纱外敷；损伤中后期踝关节功能受限，宜活血通络、舒筋止痛，选用院内协定方熏洗 2 号、3 号方熏洗患肢，可配合中药烫熨、中药离子导入等治疗。

四、预防与调护

1. 复位前需先确认局部软组织情况，是否有擦伤，是否有张力性水疱，排除合并神经、血管损伤。如跟骨肿胀剧烈、局部有张力性水疱，或开放性损伤清创后，患者可先住院消肿一周再进行手法复位。整复过程中注意手法动作协调，切忌用暴力，以免造成局部软组织损伤加重。

2. 夹板、石膏固定后要密切关注肢端感觉、血运及局部肢体肿胀情况，防止骨筋膜室综合征及压疮发生。肿胀消退后要及时调整外固定松紧度或更换石膏，防止骨折再移位。

3. 骨折整复后 2 ～ 3 周可以扶拐下地不负重练习，拆除固定后可进行力所能及的练功活动。早期练功主要是指导患者进行足趾跖屈伸活动，以恢复下肢静脉及淋巴回流，减轻足踝部软组织慢性肿胀为主，不可过量做患足背伸活动；中期练功以促进患部各关节功能，注重恢复小腿三头肌肌力及踝关节、距下关节活动度为主。后期练功活动以恢复患者正常步态，促进其回归生产生活为重。

4. 多吃蛋白质和维生素含量高的食物，促进软组织的修复。

五、典型病例

李某，男，40 岁，以跌落致右跟部肿痛、活动受限 1 小时为主诉就诊。

因不慎跌落，右足跟部先着地，当即感右足跟部剧痛，并逐渐肿胀，右足跟不能站立及负重，伤时神志清楚，无头痛、头晕，无胸痛、腹痛、呼吸困难，无伴腰背部肿痛，无伴恶心、呕吐，无四肢麻木等不适，伤后无特殊治疗，急诊入我院。

检查：神志清楚，舌淡红，苔薄白，脉弦。右跟部外观肿胀，可见皮下青紫瘀斑，无皮破出血，跟部横径增宽，外踝下间隙变窄，足弓变浅，局部压痛明显，可及明显骨擦感，内外踝无明显压痛，右足跟不能负重行走，足背动脉搏动正常，足各趾感觉、活动正常，肢端血运佳。

X 线提示：右跟骨舌型骨折（图 5-15-3）。

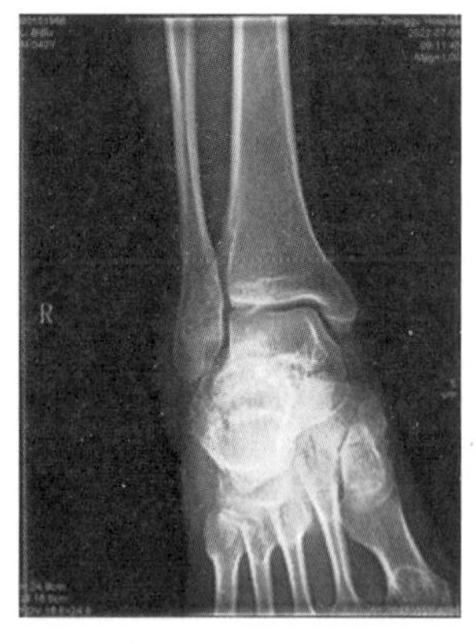
图5-15-3a　右跟骨骨折整复前正位片

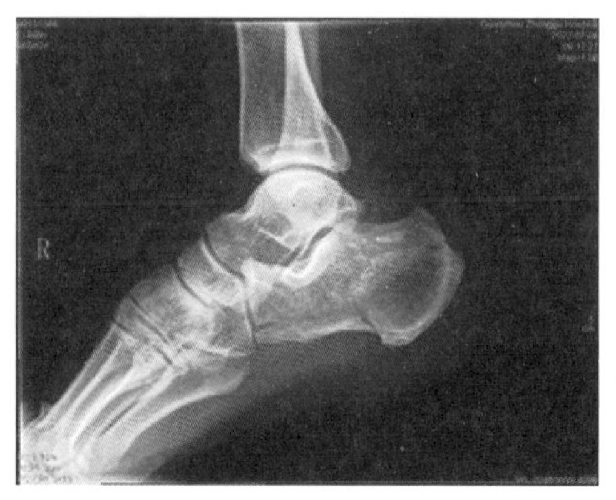
图5-15-3b　右跟骨骨折整复前侧位片

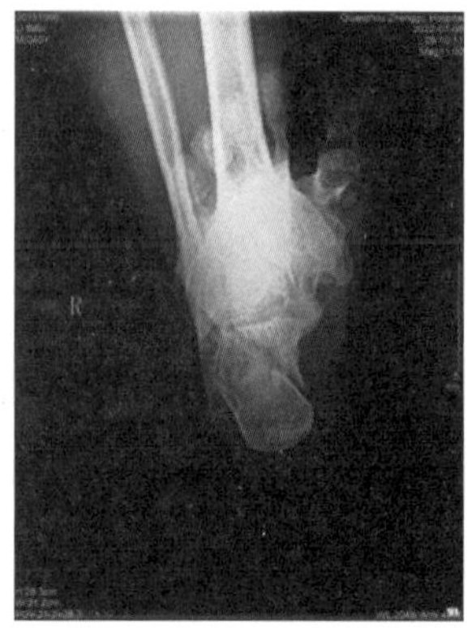
图5-15-3c　右跟骨骨折整复前轴位片

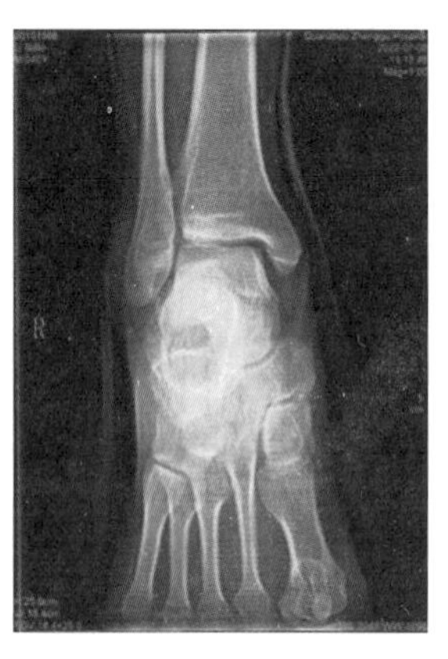
图5-15-4a　右跟骨骨折整复后正位片

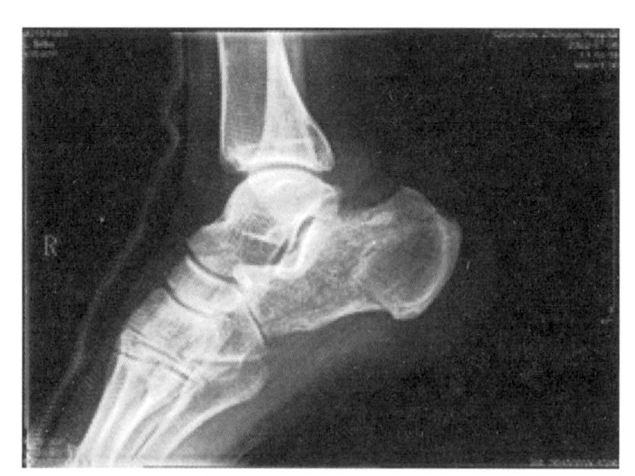
图5-15-4b　右跟骨骨折整复后侧位片

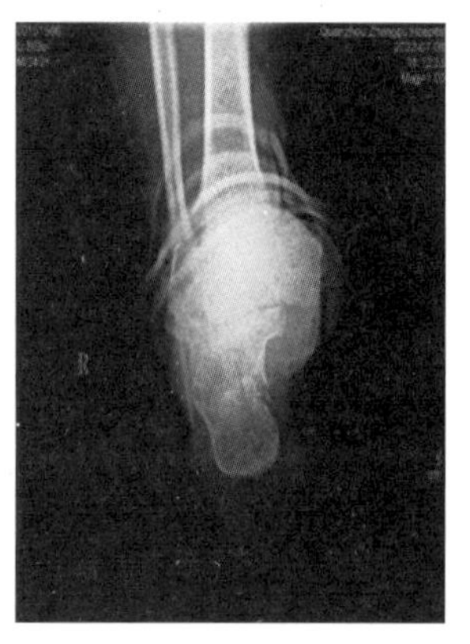
图5-15-4c　右跟骨骨折整复后轴位片

诊断：右跟骨粉碎性骨折。

治则：活血化瘀，接骨纳正。

治法：采用“搬足坐胯罗汉合掌法”进行复位后（图 5-15-4），足跟部伤科擦剂药纱外敷，跟骨内外侧杉树皮夹板对夹包扎，小腿中上段至足趾后侧覆盖石膏固定，指导未固定关节功能训练。早期化瘀胶囊口服；中期自制药正骨丸口服；6 周解除固定后熏洗 2 号方外用，行功能训练。

六、注意事项

1. 对于跟骨骨折的手法整复，由于跟骨为不规则骨，加上跟骨骨折多合并关节面塌陷甚至翻转，跟骨宽度增加、长度缩短，一般采用“拔伸牵引、摸接端提”等手法，或因力量无法传导到骨折端，或因手指力量不足以对抗跟腱牵拉力，复位容易失败。泉州正骨流派采用“搬足坐胯罗汉合掌法”“渔翁摇橹罗汉合掌法”，巧妙协调利用肩、肘、腿部的力量，利用身体瞬间爆发力及杠杆的力量倍增原理，实现跟骨复位。

2. 泉州正骨流派对跟骨骨折的中医药治疗，遵循骨折“内外兼治”原则，经过几代正骨人不断努力和多位正骨前辈无私奉献家传秘方，研制出了大量疗效良好的自制药。结合正骨练功法及推拿康复手法，始终贯彻“动静结合，筋骨并重”的原则，有效促进了骨折患者快速康复。

第六章　脱位

第一节　颞颌关节脱位

一、病因病理

颞颌关节脱位是临床上很常见的脱位之一，好发于老年人或身体虚弱者，最常见的是双侧前脱位。颞颌关节又称颞下颌关节，是由颞骨的关节结节和关节窝与下颌骨的两侧髁状突，以及髁窝与髁状突之间的关节盘构成，周围有关节韧带和肌肉包围。它是头面部唯一能活动的关节，能作屈伸运动（下颌上下运动），又能前后、左右滑动。颞下颌关节脱位是指髁突滑出关节窝以外，超越了关节运动的正常限度，以致不能自行复回原位者。

颞颌关节脱位主要是由张口过大、暴力打击、身体虚弱等引起的。

张口过大：当张口时，髁状突和关节盘向前方滑动至关节之下方，此时颞颌关节处于不稳定状态。如果再继续过度张口，髁状突和关节盘继续向前滑动，经过薄弱的前壁关节囊，越过关节结节最高峰，落入结节前窝，又因嚼肌痉挛，以及颞下颌韧带紧张，使髁状突交锁于关节结节前颧弓下的凹内，不能返回原位，即发生双侧髁状突的前脱位。日常张口过大，常见于大笑、打呵欠、张大口拔牙、呕吐，或全身麻醉时使用开口器等。

暴力打击：当下颌骨遭受暴力打击时，特别是侧向暴力打击，或单侧咬硬食物时，关节囊侧壁韧带和嚼肌张力失去平衡，可发生下颌骨向一方的扭动，而使受暴力侧产生单侧前脱位；如果暴力过大，也可发生双侧前脱位。常见的原因是拳击、汽车摇把打击、张大口咬硬食物等。

身体虚弱：常见于老年人、久病者或气血不足、肝肾亏损、关节韧带过于松弛者。

其他：也可由于颞颌关节各种病症、髁状突发育不良等导致，这些继发原因常引起复发性或习惯性脱位。

二、诊断与鉴别诊断

1. 诊断

（1）临床表现与体征：双侧前脱位，表现为下颌骨下垂、前突，下列齿突出于上列齿之前，口张大呈半开合状，不能闭合，言语不清，流涎不止，吞咽困难，咬肌痉挛呈块状突出，颧弓下可触及高起的髁状突，患侧耳屏前方有明显凹陷，患者呈痛苦貌，且以手掩口，或带口罩就诊。单侧脱位，表现为口角㖞斜，口呈半开合状，言语不清楚，有流涎和吞咽困难，下颌骨向健侧偏斜且低于健侧，患侧颧弓下能触及高起的髁状突，患侧耳屏前方有凹陷感。如为侧向直接暴力损伤者，患侧面颊常有伤痕或软组织肿胀、皮下瘀血等。

（2）影像学检查：一般不需拍片检查，如为确定是否合并骨折，或了解髁状突发育情况，或关节结节发育情况时，可拍特殊位 X 线片，以作参考。

临床上根据脱位的时间和频次，可分为新鲜性、陈旧性和习惯性脱位三种；根据脱位的部位，可分为单侧和双侧脱位；根据髁状突脱出时处于颞颌关节窝的方向、位置，可分为前方脱位、后方脱位、上方脱位及侧方脱位，后三者主要见于外力损伤时。

2. 鉴别诊断　本病需要与下颌骨骨折、颞下颌关节紊乱等疾病相鉴别。

三、辨证论治

颞颌关节脱位需根据不同类型选择性采用不同的手法治疗，如“解锁牵驴法”治疗双侧或单侧脱位；口腔外复位法、“二郎推山法”治疗年老体弱者单侧或双侧脱位及习惯性脱位；杠杆整复法、点穴整复法治疗陈旧性脱位。下面主要介绍泉州正骨流派的“二郎推山法”及“解锁牵牛法”。

1. 操作方法

（1）二郎推山法：由少林擒跌绝技“武松沾衣十八跌”中的“二郎推山势”演变而来。此法适用于单侧、双侧脱位者，或者陈旧性、习惯性脱位。

方法：患者坐在矮硬板凳上，头枕部、腰背部紧贴墙面，使患者下颌骨低于术者两臂下垂时的肘关节水平。术者双下肢呈“四平马步”站于患者的前方，向患者说明复位动作，以取得患者的配合，并与患者交谈转移其注意力，使之尽量放松，同时中指可以分别点按听宫、下关、颊车等穴位。两手拇指位于口外，运用“循经摸骨”手法，触及下颌骨髁突部位，嘱患者尽可能地张口，张到最大后嘱患者缓慢闭口，术者两手拇指指腹在其闭口过程中将髁状突向后下方推挤压，使髁状突越过关节结节后进入关节窝而复位，复位成功时，可听到下颌关节复位的弹响声。复位后患者即张合口腔自如（图 6-1-1）。

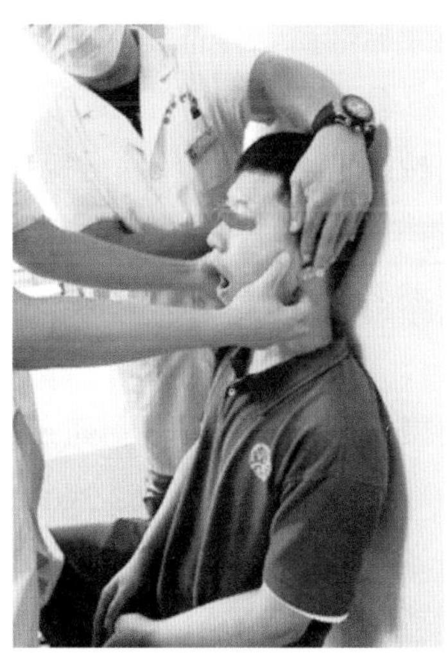
图6-1-1a

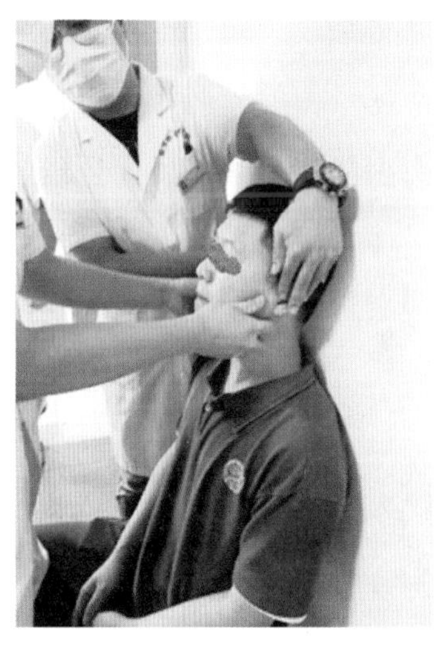
图6-1-1b

图6-1-1　二郎推山法

（2）解锁牵驴法：出自庄子深老先生“武术结合八仙掌移轮接骨”，是由“八仙掌”中的“湘子朝天”演化而来。此法适用于双侧或单侧颞颌关节脱位。

方法：患者坐在矮硬板凳上，一助手扶住患者头部，使其头部相对固定，不可上仰。术者站于患者正前方，先用纱布数层包住两拇指，伸入患者口内，分别“擒握”住双侧后臼齿咬合面上，其余各指在两侧托下颌角及下颌体。开始复位时，先以两拇指向下后方按压，逐渐用力，当感到下颌骨有移动感时，表明髁状突已滑过关节结节，达到下颌关节窝前方。此时，余指把住下颌体向后上方端托，使髁状突滑入关节窝，可闻及短暂的入臼声响，两拇指迅速滑向齿两侧，随即抽出手指，以免被无意咬伤（图 6-1-2）。

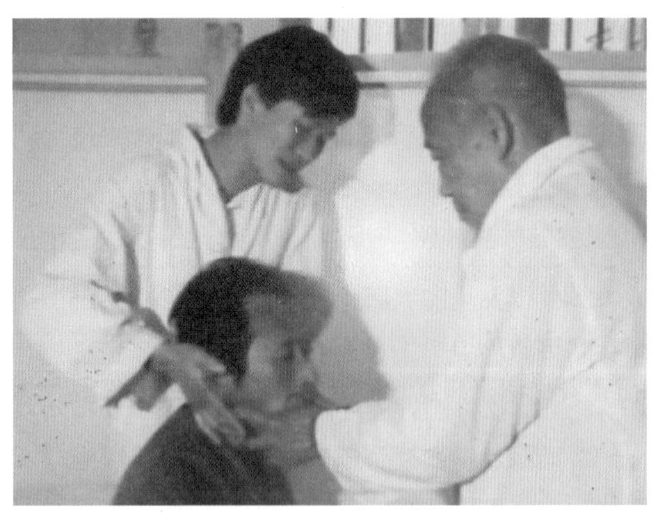

图6-1-2　解锁牵驴法

2. 操作要点

（1）在复位过程中，操作应轻柔，并指导患者肌肉放松。如果因局部肌肉痉挛，复位数次不能成功，可局部封闭，或按摩局部后，再行复位。

（2）复位时，术者使用手法均为用力向后下按压，随之向后上端托下颌体，即可复位。单侧脱位者，以脱位侧拇指用力按压推送为主，另一侧手辅助，不需用力。

3. 药物治疗

（1）内治法：根据脱位三期用药辨证论治。

①早期：治宜活血化瘀、行气止痛，方用桃红四物汤加减或自制药竭七胶囊、化瘀丸。

②中期：治宜去瘀生新、接骨续筋，方用自制药正骨丸。

③后期：治宜补益肝肾、补气血，方用肢伤三方加减或自制药筋骨行气丸、益肾壮腰丸。对年老体虚者，可用补中益气汤、补肾壮筋汤加减。

（2）外治法：损伤早期，宜活血化瘀、消肿止痛，选用伤科擦剂、正骨活络油、骨舒乳膏等外敷局部均可；损伤中后期关节功能受限，宜活血化瘀、舒筋通络，选用院内协定方熏洗2号方外用，外敷丹香酒药纱，可配合中药烫熨、超声波等治疗。

四、预防与调护

操作应轻柔，患者肌肉放松，否则易导致并发症。如单侧前脱位，在进行复位时，健侧的手可不用力。如习惯性脱位，可采用“二郎推山法”，患者亦可以自行手法端托复位，但复位后必须加以妥善固定。

五、典型病例

【病例一】

陈某，男，22岁，以打哈欠突感下颌部疼痛2小时为主诉，于2021年4月21日就诊。

患者因2小时前打哈欠时突感下颌部疼痛，伴有口腔闭合困难，遂就诊于我院。

检查：双侧颞下颌关节压痛明显，可及弹性固定感，未触及骨擦感，主动对咬牙活动受限。余肢体关节未见异常。整复前后X线片如图6-1-3所示。

诊断：左侧颞颌关节脱位。

治则：活血化瘀，接骨纳正。

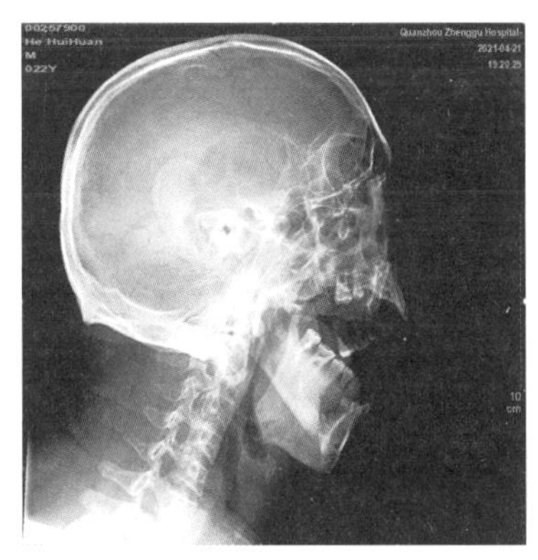
图6-1-3a　二郎推山法复位前侧位片

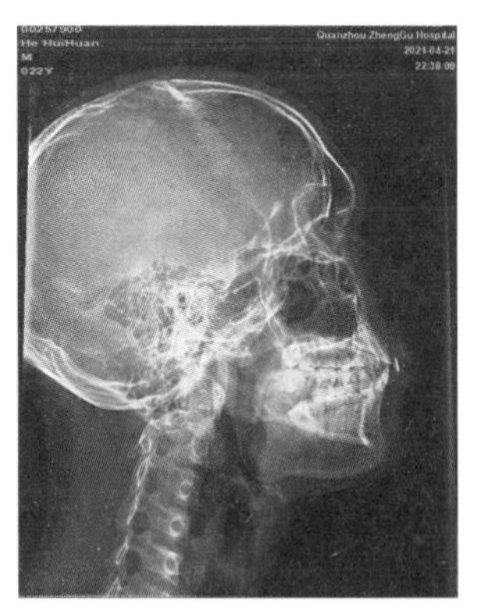
图6-1-3b　二郎推山法复位后侧位片

治法：采用“二郎推山法”进行复位后，以宽绷带兜住下颏区，顺绷带长轴剪开，其裂口部兜于下颏处，顶枕部打结固定3周。绷带固定松紧要适度，以张口1cm为准，并防止绷带向颈前滑移，以免引起呼吸困难。指导关节功能训练。

【病例二】

廖某，女，26岁，以下颌部疼痛、活动受限2小时为主诉，于2022年11月1日就诊。

患者因2小时前无明显诱因出现下颌部疼痛、活动受限，伴有口腔闭合困难，遂就诊于我院。

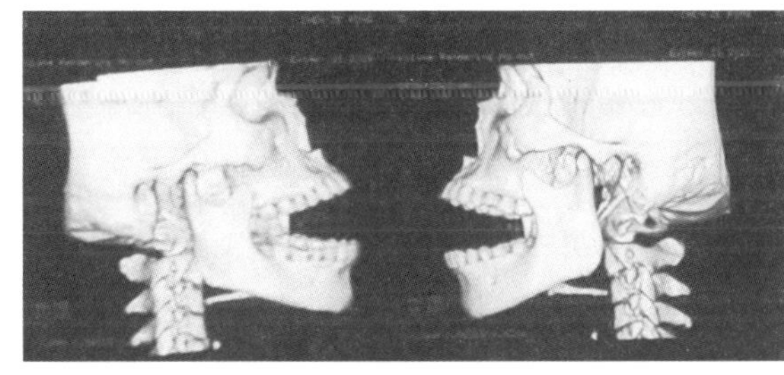
图6-1-4a　解锁牵驴法复位前CT

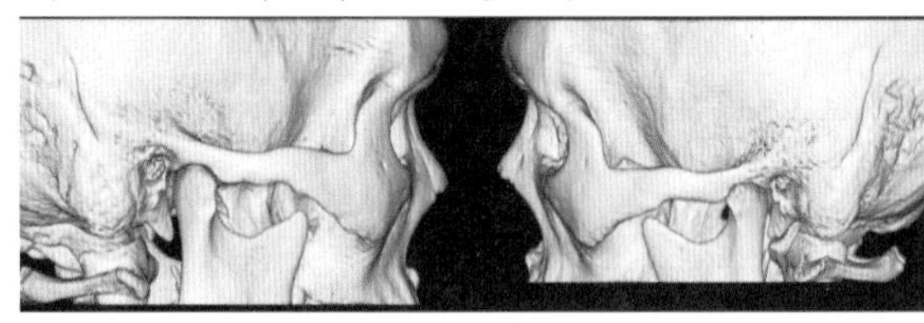
图6-1-4b　解锁牵驴法复位后CT

检查：双侧颞下颌关节压痛明显，可及弹性固定感，未触及骨擦感，主动对咬牙活动受限。余肢体关节未见异常。整复前后X线片如图6-1-4所示。

诊断：双侧颞颌关节脱位。

治则：活血化瘀，接骨纳正。

治法：采用“解除牵驴法”进行复位后，以宽绷带兜住下颏区，顺绷带长轴剪开，其裂口部兜于下颏处，顶枕部打结固定3～4周。绷带固定松紧要适度，以张口1cm为准，并防止绷带向颈前滑移，以免引起呼吸困难。指导关节功能训练。

六、注意事项

1. 该患者在外院整复失败，考虑患者肌肉紧张，故用二郎推山法。先与患者交谈，转移患者注意力，使之尽量放松，同时点按颊车等穴，使其咀嚼肌放松。术者在跟患者交谈过程中，嘱患者缓慢张口，当患者嘴张到最大时缓慢闭合，术者“快、准、稳”复位。复位成功时，可听到下颌关节复位的弹响声。复位后患者即张合口腔自如，自觉已恢复正常。复位于无形之中，患者无明显不适感。

2. 复位后，由于关节囊或韧带撕裂或拉长，应予以适当固定，常用绷带法。以普通绷带兜住下颏部，可用宽绷带兜住下颏区，顺绷带长轴剪开，其裂口部兜于下颏处，顶枕部打结固定3～4周。并告知患者在复位后1～2周要避免作张口过大的动作及咬硬食物，以防再脱位。绷带固定松紧要适度，以张口1cm为准，并防止绷带向颈前滑移，以免引起呼吸困难。习惯性脱位者，应适当延长固定时间。

第二节　肩关节脱位

一、病因病理

肩关节脱位，亦称肩骨脱臼，盂肱关节关系异常，是全身大关节脱位最常见的一种，约占全身脱位的50%，且多合并肱骨上段各种骨折。本病以前脱位最多见，并发症亦多。组成肩关节的肱骨头大，肩胛盂浅，关节囊和韧带薄弱松弛，为肩关节容易脱位的原因。本病好发于20—50岁男性。

直接暴力或间接暴力均可导致肩关节脱位，多为间接暴力。直接暴力多因打击或冲撞等外力直接作用于肩关节引起。间接暴力可分为传导暴力和杠杆作用力两种。

二、诊断与鉴别诊断

1. 诊断

（1）临床表现与体征：有明确外伤史或既往有习惯性肩关节脱位史。脱位后肩关节呈现方肩畸形，出现肩部疼痛、肿胀、功能障碍，肩部失去膨隆丰满的外形，肩峰明显突出，下部空虚。患臂弹性固定肩外展位，搭肩试验时呈阳性。要注意有无并发骨折，有无血管、神经损伤。

（2）影像学检查：根据脱位后肱骨头的位置，分为前脱位和后脱位两大类。根据脱位的时间与复发次数，分为新鲜、陈旧和习惯性脱位3种。

2. 鉴别诊断　本病应与肩锁关节脱位、锁骨骨折、肱骨近端骨折鉴别，医生应从多角度分析诊断。

三、辨证论治

对于肩关节脱位治疗，泉州正骨流派根据不同类型的脱位选择不同治疗方案。如“燕青带马法”“推拉旋转法”“霸王开弓法”均可以治疗单纯肩关节前脱位或合并肱骨大结节骨折者。对于复位难度较高的肩关节前脱位合并肱骨近端骨折可以使用外展扣挤法，对于临床中较少见的肩关节后脱位则可以使用“燕青带马法”“童子拜佛法”。

1. 操作方法

（1）燕青带马法：该手法由少林擒拿绝技燕青混元擒拿手“十四势”中燕青带马势演化而来，主要用于单纯肩关节脱位或合并肱骨大结节骨折，亦可运用于新鲜或陈旧性单纯肩关节后脱位。

方法：以右侧肩关节前脱位为例，患者仰卧于床面上，嘱患者放松，前臂呈旋后位。术者左手“擒握”住患者腕掌部，右手呈“鹰爪样”“擒握”住肘关节背部，将患者右肩徐徐外展135° 左右，然后缓缓“拔伸”并逐渐外展至 180° ，“拔伸”过程中，术者右手可同时加强肩关节外旋。复位过程中，术者呈左脚在前的“不丁不八步”，由患者外侧逐渐移动至头顶侧。术者感畸形消失或患者自诉疼痛减轻，可将患肢越过头顶移至对侧肩部，搭肩试验（-），即表示复位成功（图 6-2-1）。

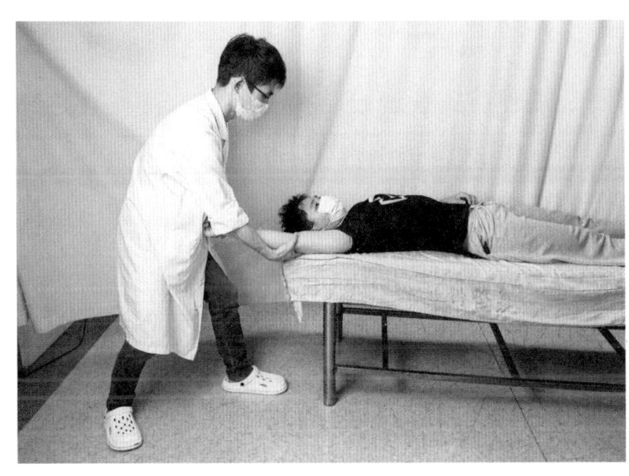

图6-2-1a

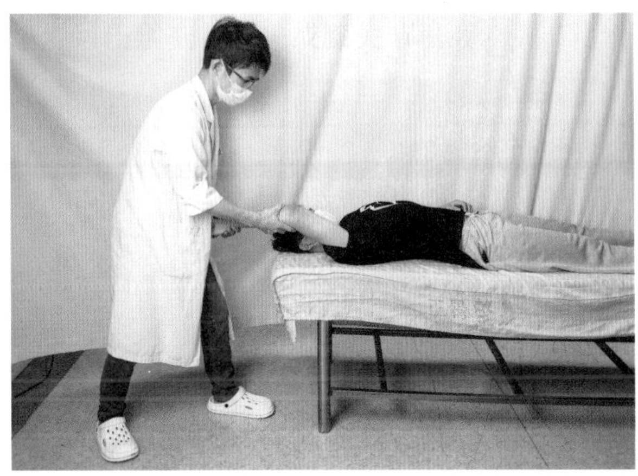

图6-2-1b

图6-2-1 燕青带马法

（2）推拉旋转法：该手法为泉州正骨流派苏氏疗法一脉苏源冰主任经验手法。主要运用于单纯肩关节脱位，或合并肱骨大结节骨折者。

方法：以右肩关节前脱位为例，患者取坐位。术者站在患者右侧，右手呈“鹰爪样”握扣住患肢肱骨远端，逐渐将患臂外展拉至与肩平，将前臂置于术者腋窝下夹住；术者左手掌根顶住患臂肩峰；术者双下肢呈“寸步”，左足踩在平椅面上，膝部置于患者右侧腋窝，形成一推一顶一拉。体位放置完毕，左手用力“推挤”肩峰，同时左膝部往前顶，术者右手缓慢“拔伸”并外旋患肢，在感觉到患者放松时，施加瞬间力量，便可听到臼响声，复位即结束（图 6-2-2）。

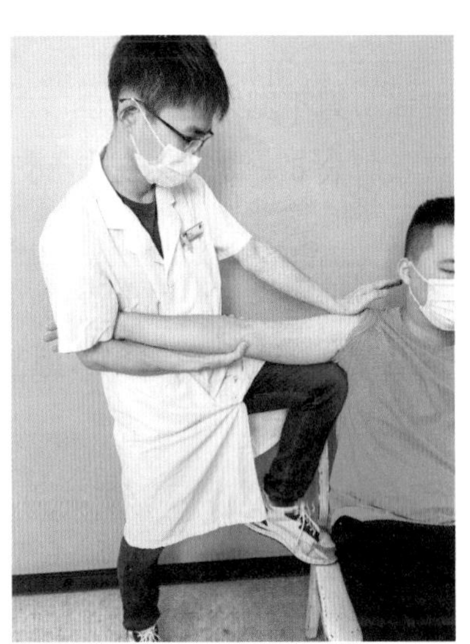

图6-2-2 推拉旋转法

（3）霸王开弓法：该手法为泉州正骨流派廖氏疗法一脉廖德成主任经验手法，由五祖拳中“霸王开弓势”演化而来。主要运用于单纯肩关节脱位，或合并肱骨大结节骨折者。

方法：以左肩关节前脱位为例，患者取坐位。术者站在患者前面左侧，呈左脚在前的“不丁不八步”，以右手第 2 指、第 3 指夹住患臂拇指根部，并把患臂外展拉至与肩平。术者左手拇指顶住患臂肩峰，其余四指从肩部前内侧插进腋窝抵住肱骨头。手放置位置准确后，术者夹住患者左拇指徐徐向左侧“拔伸”，术者左手拇指用力顶住肩峰，同时用其余四指提托肱骨头，便可听到臼响声，复位成功（图 6-2-3）。

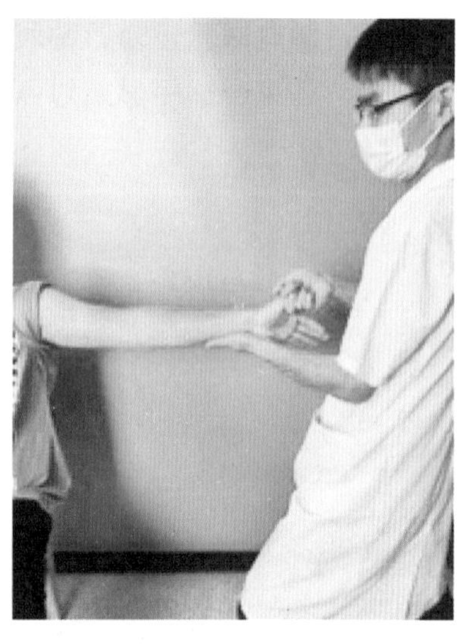

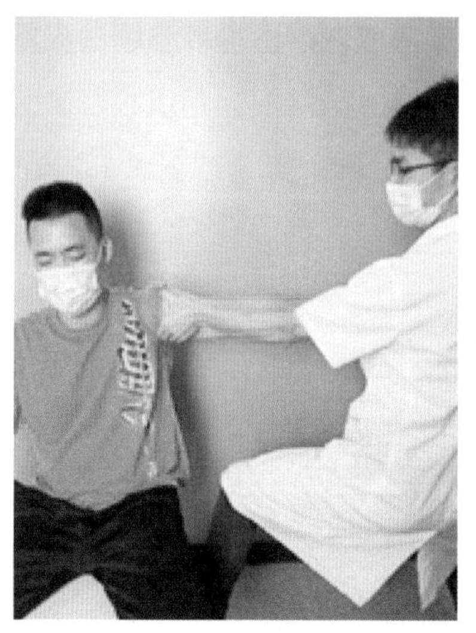

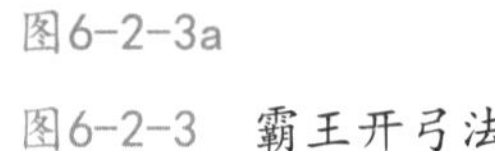

图6-2-3a

图6-2-3b

图6-2-3　霸王开弓法

（4）外展扣挤法：此手法源于泉州正骨流派正骨十法。主要用于肩关节脱位合并肱骨近端骨折。

方法：以右肩关节前脱位为例，患者取卧位。助手一先将患肢稍外展，助手二固定患者胸壁及肩部，术者站在患者右上方，右手呈“鹰爪样”，四指扣住肱骨头，助手一逐渐将患臂继续外展，同时向近端推挤触碰，使肱骨头与肱骨干部逐步靠拢，形成一体。当术者感觉到头干二者合一后，嘱助手一保持推挤动作，术者扣住肱骨头同时推挤复位，当听到臼响声，复位即结束（图 6-2-4）。

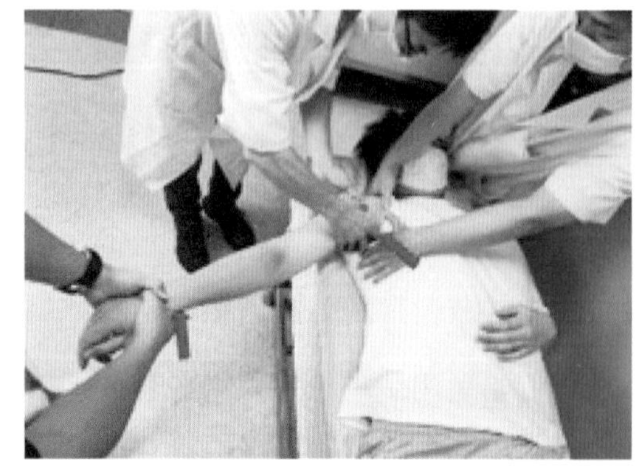

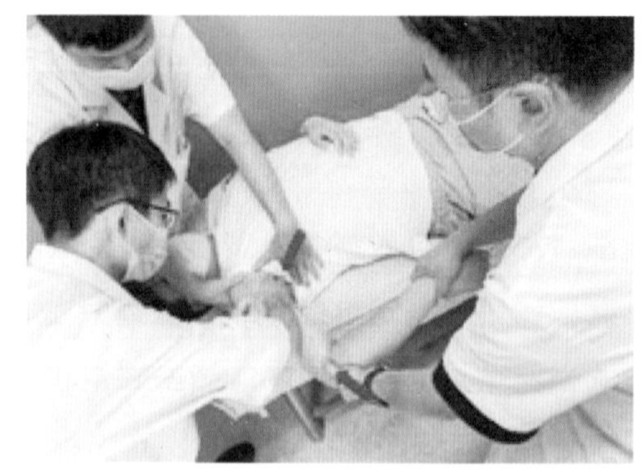

图6-2-4a

图6-2-4b

图6-2-4　外展扣挤法

（5）童子拜佛法：此手法由少林擒拿绝技劈挂分筋错骨手（二十四势）中童子拜佛势演化而来。主要用于肩关节后脱位合并肱骨头骨折。

方法：以左肩关节后脱位为例。患者坐于靠背椅一侧，患肢绕过椅背，使患肢与胸壁分别位于椅背的两侧，助手一固定靠背椅及患者的左肩，助手二将患肢屈肘 90°，一手握住前臂远端上提，一手握住前臂近端下压，先将肩关节稍内旋，使肱骨头与肩胛盂之间的嵌顿解锁，术者立于患肢一侧，双手四指插至腋下握住肱骨近端，在助手二顺势徐徐向外下“拔伸”及外旋肩关节的同时，术者用力将肱骨近端向外提托，感觉有明显的入臼感时即复位成功（图 6-2-5）。

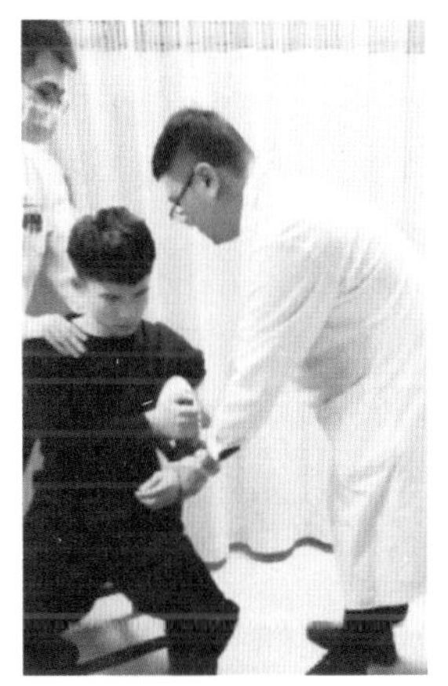

图6-2-5a

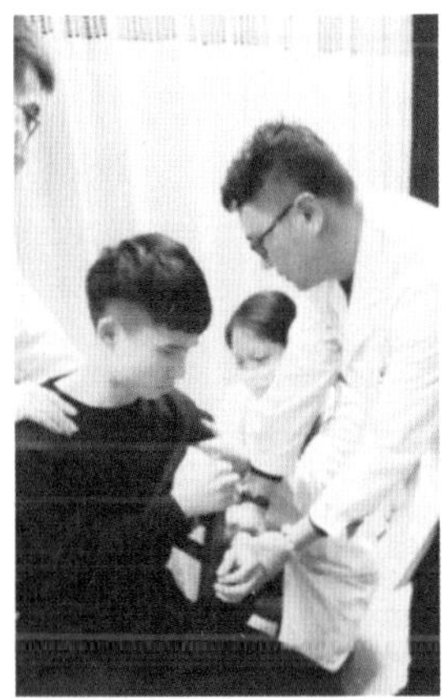

图6-2-5b

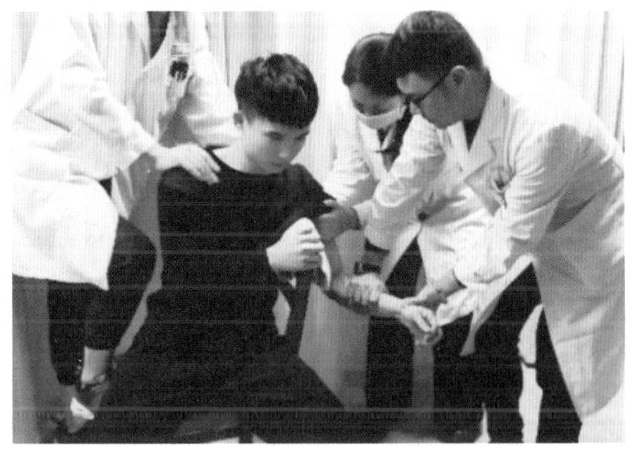

图6-2-5c

图6-2-5 童子拜佛法

2. 操作要点

（1）复位前需先确认是否合并有神经、血管损伤，是否合并肱骨近端骨折，如有，应明确神经、血管损伤程度及骨折类型，选用合适的治疗方案。

（2）禁止反复暴力复位。

3. 药物治疗

（1）内治法：按脱位三期用药辨证论治。

①早期：治宜活血化瘀、行气止痛，方用桃红四物汤加减或自制药竭七胶囊。

②中期：治宜祛瘀生新、接骨续筋，方用自制药正骨丸。

③后期：治宜补益肝肾、补气血，方用自制药筋骨行气丸或益肾壮腰丸。对年老体虚者，可用补肾壮筋汤加减。

（2）外治法：损伤早期，宜活血化瘀、消肿止痛，选用伤科擦剂、骨舒乳膏等外敷局部均可；损伤中后期关节功能受限，宜活血化瘀、舒筋通络，选用院内协定方熏洗 2 号方、正骨活络油外用，可配合中药烫熨、超声波等治疗。

四、预防与调护

1. 复位后初期可用毛巾包裹冰袋进行冰敷，直到疼痛缓解。几天后可进行热敷，帮助肌肉松弛，缓解疼痛。在关节囊修复以后，还要早期进行康复锻炼，避免出现关节粘连，影响关节功能。

2. 家属需要注意患者的心理状况，及时疏导。

3. 多吃蛋白质和维生素含量较高的食物，促进软组织的修复。

五、典型病例

【病例一】

苏某，男，37岁，以摔伤致右肩部肿痛、活动受限20分钟主诉，于2022年8月19日就诊。

患者骑电动车摔倒，右手撑地，当即出现肩部肿痛，外观畸形，并逐渐加剧，右上臂不能活动，伤后急诊入我院。

检查：右肩部可见方肩畸形，局部压痛明显，可及明显弹性固定感，肩关节活动受限，右搭肩试验阳性，右手各指活动可，肢端感觉血运可。

整复前后X线片见图6-2-6。

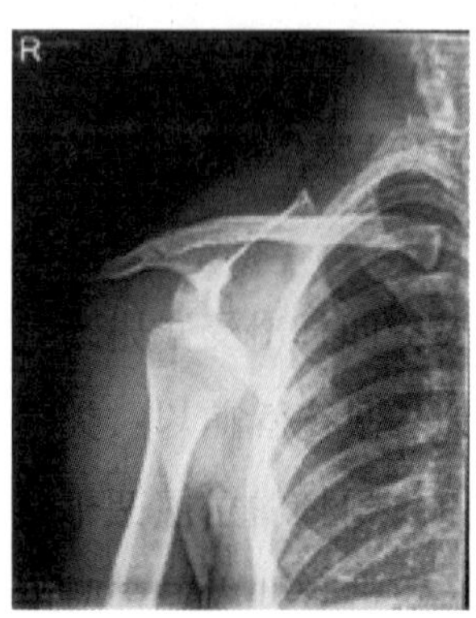

图6-2-6a　燕青带马法复位前正位片

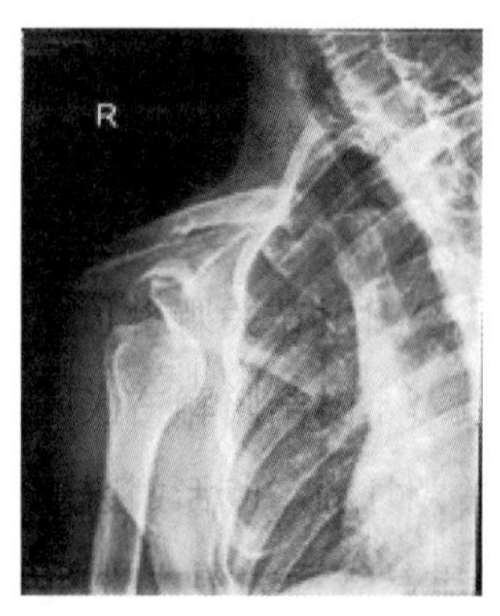

图6-2-6b　燕青带马法复位前斜位片

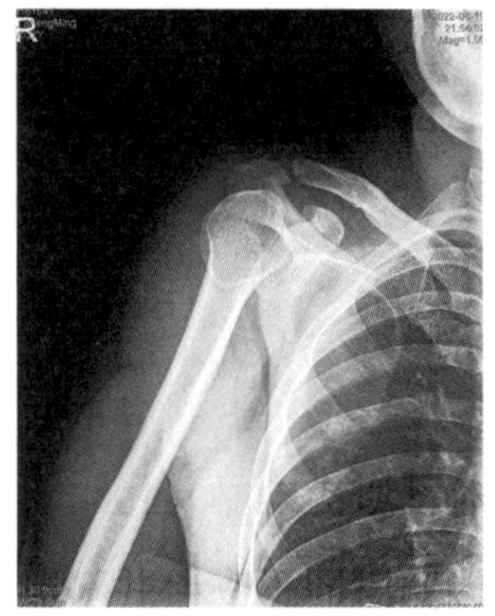

图6-2-6c　燕青带马法复位后正位片

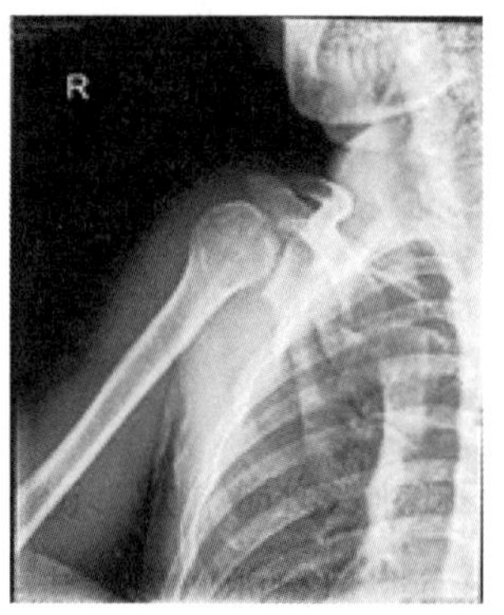

图6-2-6d　燕青带马法复位后斜位片

图6-2-6　燕青带马法

诊断：右肩关节前脱位。

治则：活血化瘀，接骨纳正。

治法：采用“燕青带马法”进行复位后，三角巾上臂内收搭肩固定。早期自制药化瘀丸口服；中期自制药正骨丸口服；4 周解除固定后熏洗 2 号方外用，行关节功能训练。

【病例二】

黄某，女，52 岁，以“摔倒致右肩部肿痛、活动受限 1 小时”为主诉，于 2022 年 7 月 2 日就诊。

患者不慎摔倒，当即出现肩部肿痛，外观畸形，并逐渐加剧，右上臂不能活动，伤后立即就诊于我院。

检查：右肩部可见方肩畸形，局部压痛明显，可及明显弹性固定感，肩关节活动受限，右搭肩试验阳性，右手各指活动可，肢端感觉血运可。整复前后 X 线片见图 6-2-7。

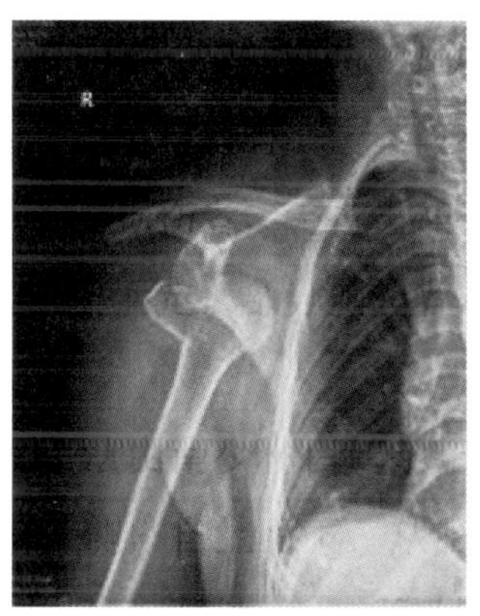

图6-2-7a 推拉旋转法复位前正位片

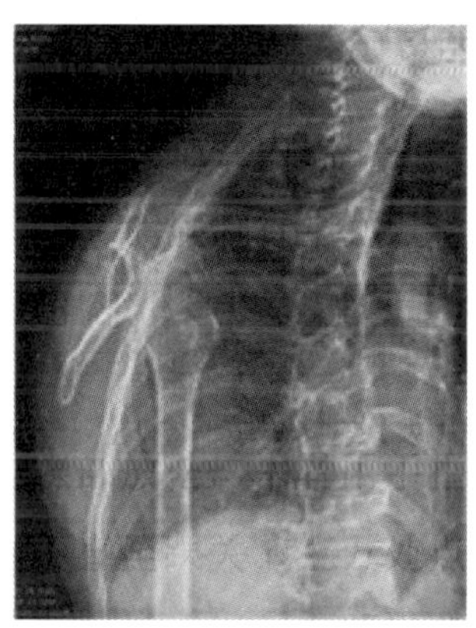

图6-2-7b 推拉旋转法复位前侧位片

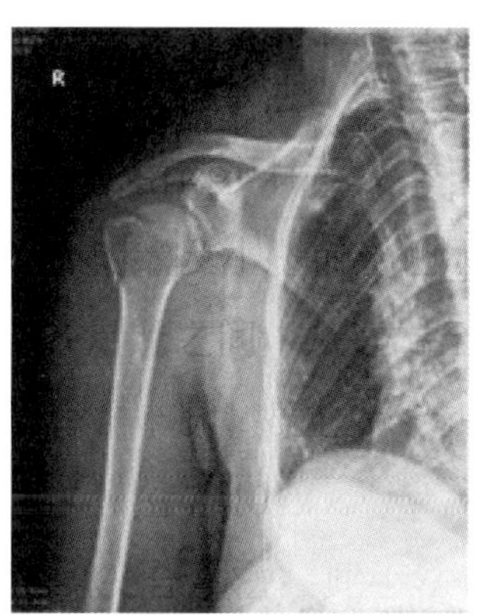

图6-2-7c 推拉旋转法复位后正位片

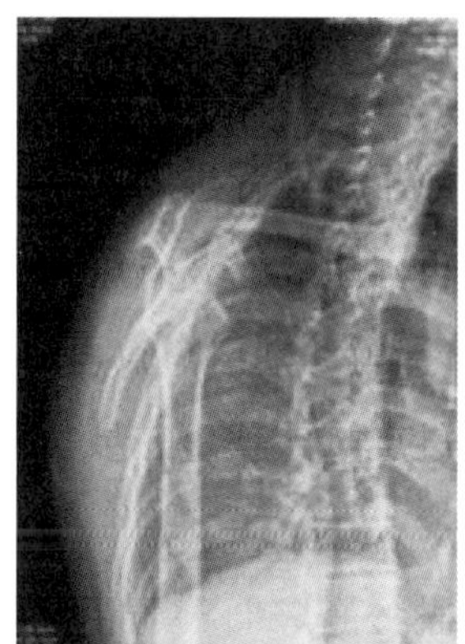

图6-2-7d 推拉旋转法复位后侧位片

图6-2-7 推拉旋转法

诊断：右肩关节前脱位合并肱骨大结节骨折。

治则：活血化瘀，接骨纳正。

治法：采用“推拉旋转法”进行复位后，右肩部伤科擦剂纱布外敷，石膏外固定，上肢悬吊制动。指导未固定关节功能训练。早期自制药化瘀丸口服；中期自制药正骨丸口服；4 周解除固定后熏洗 2 号方外用，行关节功能训练。

【病例三】

王某，男，26 岁，以“外伤致左肩部疼痛、活动受限 1 小时”主诉，于 2022 年 6 月 20 日就诊。

患者不慎摔倒，左手撑地，当即出现肩部肿痛，外观畸形，并逐渐加剧，左上臂不能活动，伤后急诊入我院。

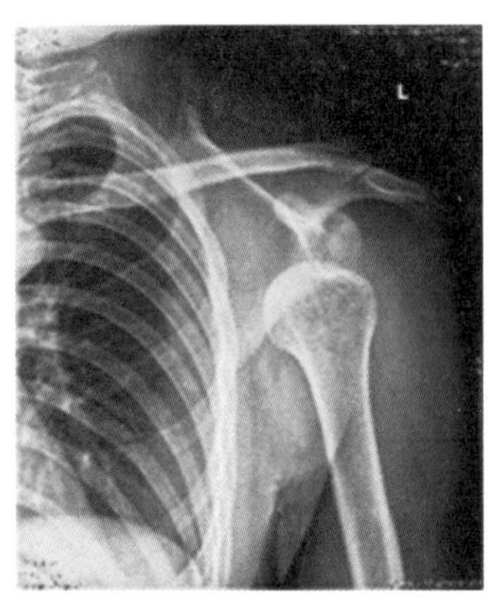

图6-2-8a　霸王开弓法复位前正位片

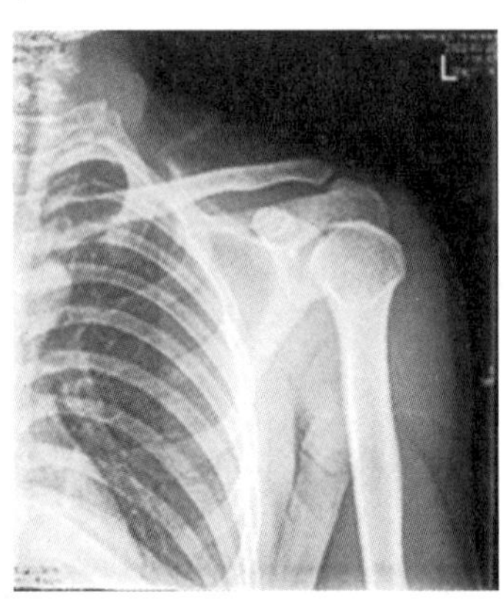

图6-2-8b　霸王开弓法复位后正位片

图6-2-8　霸王开弓法

检查：左肩部可见方肩畸形，局部压痛明显，可及明显弹性固定感，肩关节活动受限，左搭肩试验阳性，左手各指活动可，肢端感觉血运可。

整复前后 X 线片见图 6-2-8。

诊断：左肩关节前脱位。

治则：活血化瘀，接骨纳正。

治法：采用“霸王开弓法”进行复位后，三角巾上臂内收搭肩固定。早期自制药化瘀丸口服；中期自制药正骨丸口服；4 周解除固定后熏洗 2 号方外用，行关节功能训练。

【病例四】

刘某，女，66 岁，以外伤致右肩部疼痛、活动受限 3 小时为主诉，于 2021 年 5 月 20 日就诊。

患者不慎摔倒，右手撑地，当即出现肩部肿痛，外观畸形，并逐渐加剧，右上臂不能活动，伤后未经外院处理，急诊入我院。

检查：右肩部可见方肩畸形，局部压痛明显，可及明显弹性固定感，可触及骨擦感，肩关节活动受限，右搭肩试验阳性，右手各指活动可，肢端感觉血运可。

整复前后 X 线片见图 6-2-9。

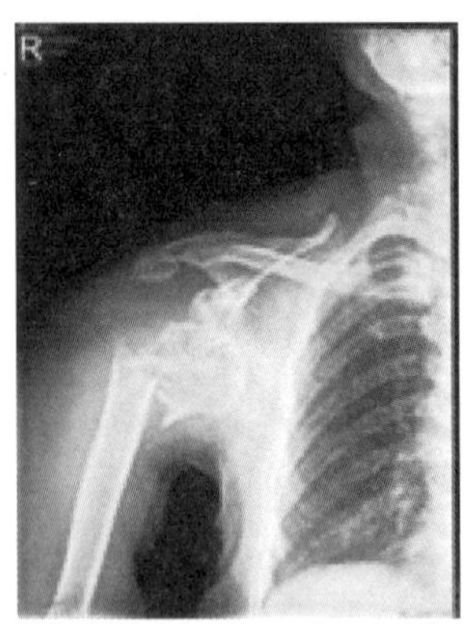

图6-2-9a　外展扣挤法复位前正位片

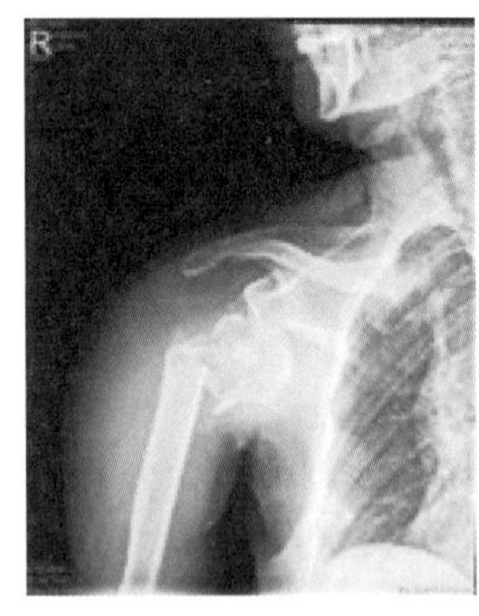

图6-2-9b　外展扣挤法复位前斜位片

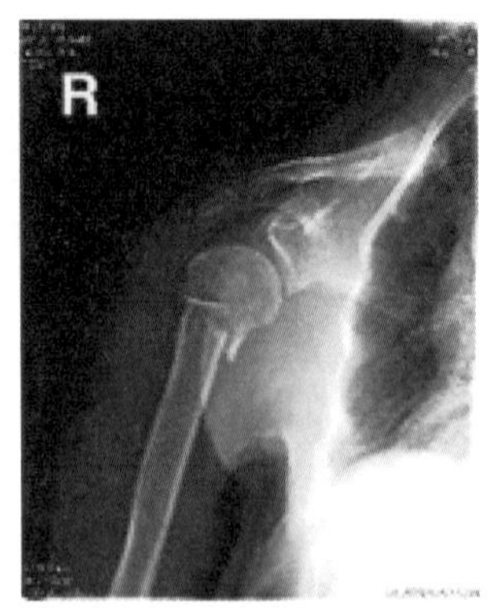

图6-2-9c　外展扣挤法复位后斜位片

图6-2-9　外展扣挤法

诊断：右肩关节脱位伴肱骨近端粉碎性骨折。

治则：活血化瘀，接骨纳正。

治法：采用“外展扣挤法”进行复位后，超肩夹板固定。早期化瘀丸口服、中期正骨丸口服，6 周解固定后熏洗 2 号方外用，行功能训练。

【病例五】

李某，男，61 岁，以摔伤致左肩部肿痛、活动受限 1 小时为主诉，于 2019 年 5 月 21 日就诊。

患者不慎摔倒，左手撑地，当即出现左肩部肿痛并逐渐加剧，左上臂不能活动，伤后急诊入我院。

检查：左肩部可见肿胀，左肩关节前侧可触及空虚感，可及明显弹性固定感，肩关节活动受限，左手各指活动可，肢端感觉血运可。

整复前后 X 线片见图 6-2-10。

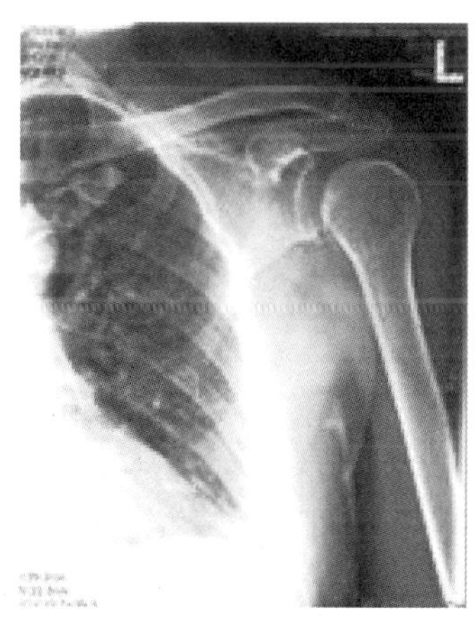

图6-2-10a　复位前正位片

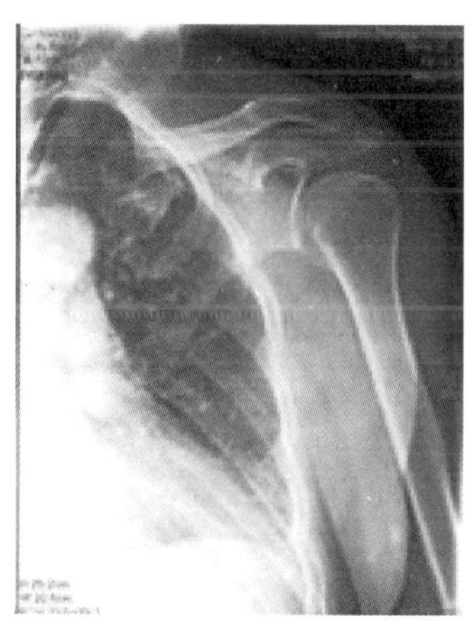

图6-2-10b　复位前斜位片

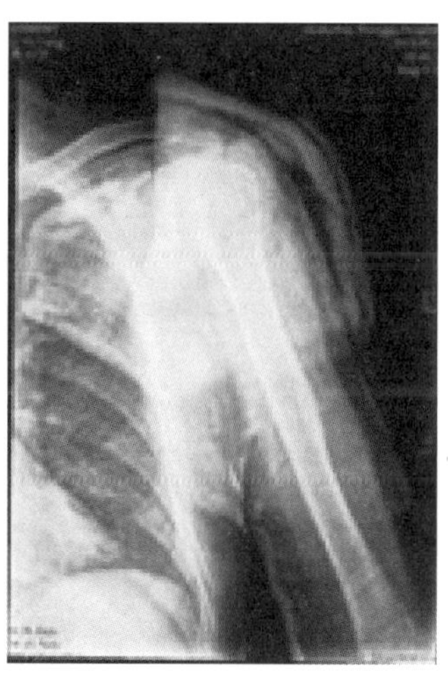

图6-2-10c　复位后正位片

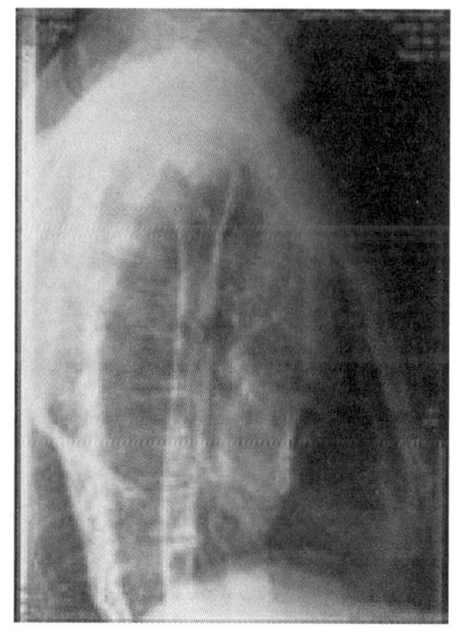

图6-2-10d　复位后侧位片

图6-2-10　燕青带马法

诊断：左肩关节后脱位。

治则：活血化瘀，接骨纳正。

治法：采用“燕青带马法”进行复位后，肩部抗旋转石膏固定。早期化瘀丸口服；中期正骨丸口服；6 周解固定后熏洗 2 号方外用，行功能训练。

【病例六】

杨某，男，38 岁，以“摔伤致右肩肿痛、活动受限 2 天”为主诉，于 2017 年 1 月 16 日就诊。

患者 2 天前不慎摔伤后即感右肩部疼痛明显、畸形，逐渐加剧，右肩关节不敢活动，并出现肿胀，伴右侧头面部疼痛、流血，无伴右腕及手指活动受限等不适，伤时神志清楚，无伴头晕、头痛、胸闷、呼吸困难等其他特殊不适，伤后曾就诊于当地医院，拍片示右肩关节脱位伴肱骨近端骨折，建议手术治疗，并行头面部清创治疗，为进一步治疗转诊于我院。

检查：右肩关节肿胀外观，后侧可及肱骨头，可及弹性固定及关节盂空虚感，右肱骨近端压痛，未及骨擦感，右搭肩试验阴性，右肩关节活动受限，肢端感觉血运正常。

整复前后 X 线片见图 6-2-11。

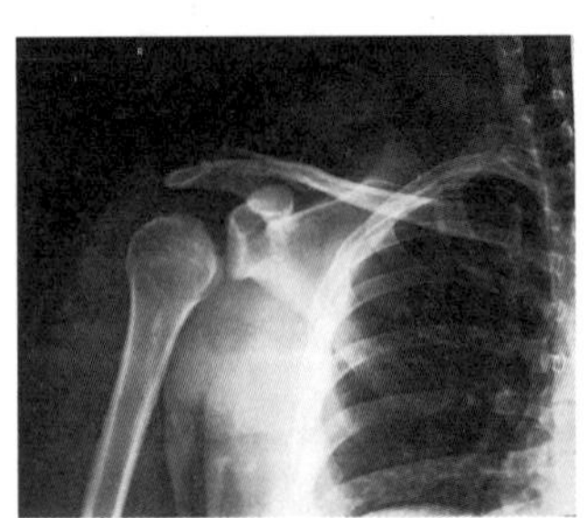

图6-2-11a　复位前正位片

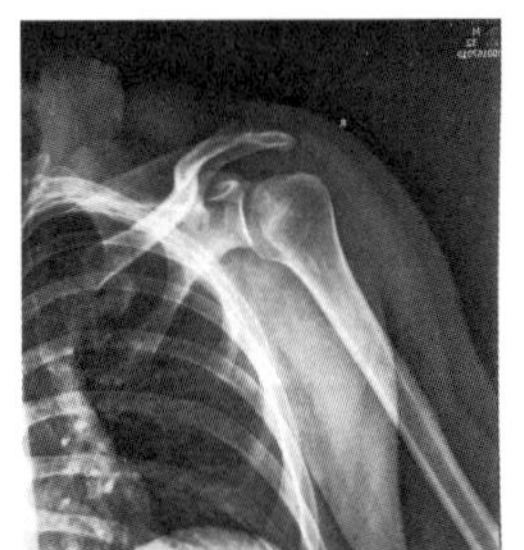

图6-2-11b　复位前斜位片

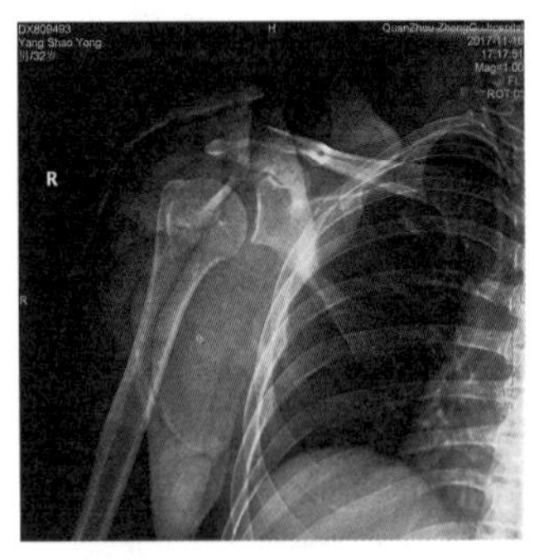

图6-2-11c　复位后正位片

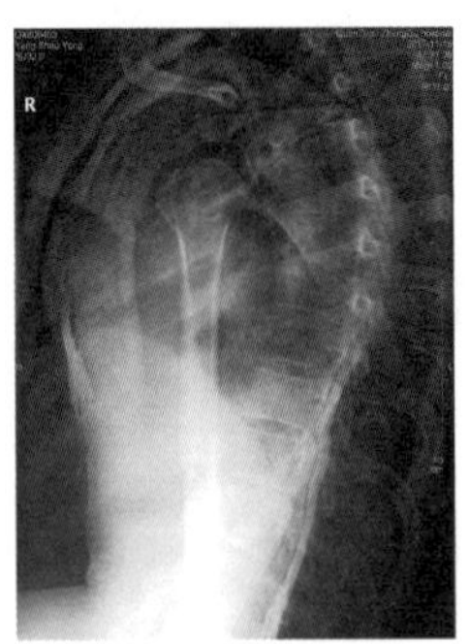

图6-2-11d　复位后穿胸位片

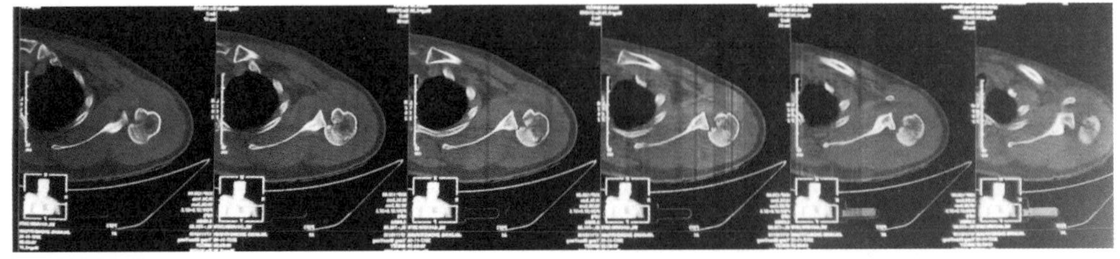

图6-2-11e　复位前CT横断位片

诊断：右肩关节后脱位伴反 Hill-Sach 损伤。

治则：活血化瘀，接骨纳正。

治法：采用“童子拜佛法”进行复位后，肩部抗旋转石膏固定。早期自制药化瘀丸口服；中期自制药正骨丸口服；6 周解除固定后熏洗 2 号方外用，行功能训练。

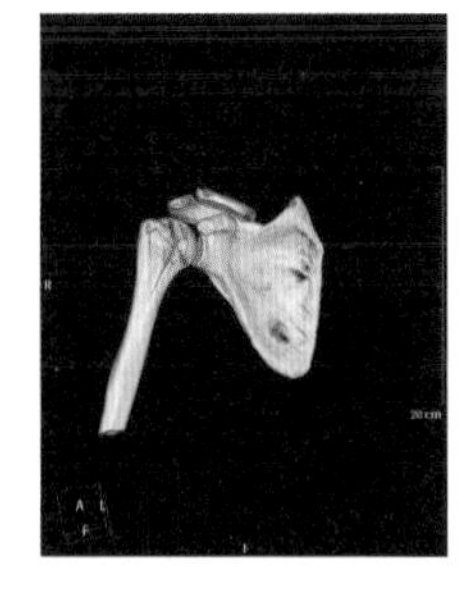

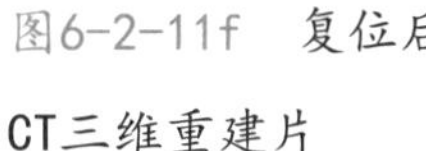

图6-2-11f 复位后 CT三维重建片

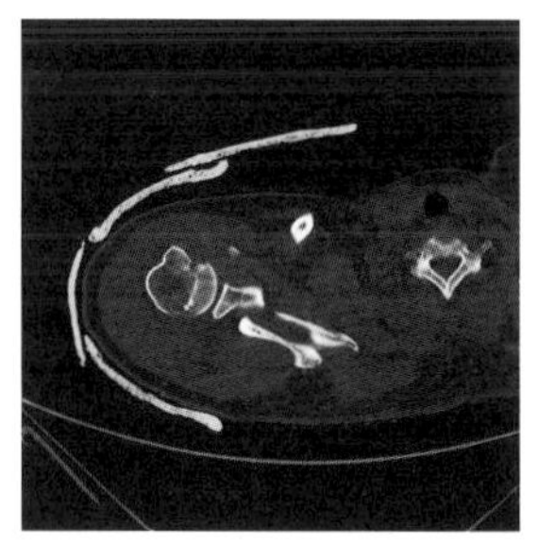

图6-2-11g 复位后 CT横断位片

图6-2-11 童子拜佛法

六、注意事项

1. 如合并有神经、血管损伤或者合并肱骨近端骨折者，应选用合适的治疗方案，必要时手术治疗。如合并大结节骨折者，应延长固定 1 ～ 2 周，不能提前去除固定，以免影响骨折愈合及关节功能。

2. 复位时术者应根据患者放松程度施术，在患者放松瞬间即刻复位，可取得良好效果。

3. 对于年老者或体型偏瘦患者，采用手法时禁止暴力复位，以免造成二次骨折及其他并发症。

第三节 肘关节脱位

一、病因病理

肘关节脱位是临床最常见的脱位之一，占四大关节脱位的 50% 左右，多发生于青少年，成年人和儿童也时有发生。由于肘关节脱位类型较复杂，常合并肘部其他骨结构或软组织的严重损伤，如肱骨内上髁骨折、尺骨鹰嘴骨折和冠状突骨折，以及关节囊、韧带或血管神经束的损伤。多数为肘关节后脱位或后外侧脱位。肘关节脱位主要系由间接暴力所引起。肘部系前臂和上臂的连接结构，暴力的传导和杠杆作用是引起肘关节脱位的基本外力形式。

二、诊断与鉴别诊断

1. 诊断

（1）临床表现与体征：有外伤史；伤后肘关节肿痛，关节呈半屈曲状，伸屈活动受限。如为肘后脱位，则肘后方空虚，可摸到凹陷处，鹰嘴部向后明显突出，可见“靴状”畸形；侧方脱位，肘部呈现肘内翻或外翻畸形，肘窝部充盈饱满，肱骨内、外髁及鹰嘴构成的倒等腰三角形关系改变。肘关节脱位时，应注意血管、神经损伤的有关症状及体征。

（2）影像学检查：X 线检查可确诊，根据暴力方向不同，肘关节脱位可以分后脱位、前脱位、内侧脱位及外侧脱位，临床上以后脱位最为常见。

2. 鉴别诊断 本病应与肱骨骨折、尺桡骨骨折鉴别，对于小儿患者应注意与肱骨髁上骨折相鉴别。

三、辨证论治

治疗单纯肘关节脱位、新鲜肘关节脱位的主要方法为手法复位，我院常采用泉州正骨流派“翻扣抱腕法”。对某些陈旧性骨折，为期较短者，亦可先试行手法复位，必要时给予臂丛麻醉；如合并骨折的脱位、合并肱骨内上髁撕脱骨折的肘关节脱位，复位方法基本同单纯肘关节脱位。肘关节复位之时，肱骨内上髁骨折通常可得以复位。下面重点介绍“翻扣抱腕法”。

1. 操作方法

翻扣抱腕法：此手法由南少林擒拿绝技硬门通臂擒拿手二十四势之“翻扣抱腕势”演化而来，主要用于单纯肘关节后脱位。

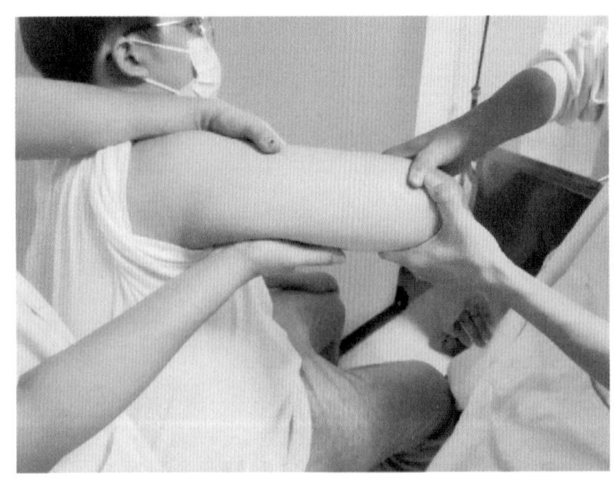

图6-3-1　翻扣抱腕法

方法：患者取坐位，肩关节外展，术者站在患侧，使上肢自然上举翻转，肘尖朝上（正对术者），肘窝向下，术者双手握住肘关节，双手拇指“扣压”住脱位的尺骨鹰嘴和桡骨头部，其余四指包绕握于肱骨远端掌面，顺患肢畸形方向缓慢逐渐增加力量作对抗“牵引”，注意动作轻柔，同时用力顺势“扣压”尺骨鹰嘴和桡骨头，余指对抗拇指“扣压”力量，缓慢屈曲肘关节，若闻入臼声即复位成功。复位后肘部外敷伤科擦剂，屈肘 90° 中立位石膏固定（图 6-3-1）。

2. 操作要点　复位前应检查有无尺神经损伤，如果是侧方移位，复位时应先将侧方移位变为后脱位，之后按后脱位进行复位，3 ～ 4 周去除固定，逐渐让患者练习肘关节自主活动。要防止强力扳拉，以免引起关节周围软组织发生损伤性骨化肌炎。

3. 药物治疗

（1）内治法：按脱位三期用药辨证论治。

①早期：治宜活血化瘀、行气止痛，方用桃红四物汤加减或自制药竭七胶囊。

②中期：治宜祛瘀生新、接骨续筋，方用舒筋活血汤或自制药正骨丸。

③后期：治宜补益肝肾、补气血，方用自制药筋骨行气丸。对年老体虚者，可用补肾壮筋汤加减或自制药益肾壮腰丸。

（2）外治法：损伤早期，宜活血化瘀、消肿止痛，选用伤科擦剂外敷局部；损伤中后期关节功能受限，宜活血化瘀、舒筋通络，选用院内协定方熏洗 2 号方外用，可配合中药烫熨、超声波等治疗。

四、预防与调护

1. 复位后早期可进行冰敷，直到疼痛缓解。几天后可进行热敷，帮助肌肉松弛，缓解疼痛。

2. 家属需要注意患者的心理状况，及时疏导。鼓励患者早期进行功能锻炼，如活动肩、腕及手指各关节。解除固定后，练习肘部伸、屈及前臂旋转主动活动。

3. 多吃蛋白质和维生素含量高的食物，促进软组织的修复。尽早复位，在关节囊修复后，要早期进行康复锻炼，避免出现关节粘连，影响关节功能。

五、典型病例

黄某，男，43 岁，以摔伤致右肘肿痛、活动受限 1 小时为主诉，于 2018 年 4 月 13 日就诊。

患者因行走时不慎摔伤，手掌撑地导致右肘部疼痛、畸形、逐渐肿胀，肘关节活动受限，无伴皮破出血，无手指麻木，在外未经诊治，遂来诊。

检查：右肘关节肿胀明显，皮纹消失，皮肤张力增高，可见皮下瘀斑，未见张力性水疱，右肘关节压痛明显，可及弹性固定感，未触及骨擦感，肘关节主动活动受限，右手各指屈伸活动可，皮肤感觉正常，桡动脉搏动正常，肢端血运正常。

整复前后 X 线片见图 6-3-2。

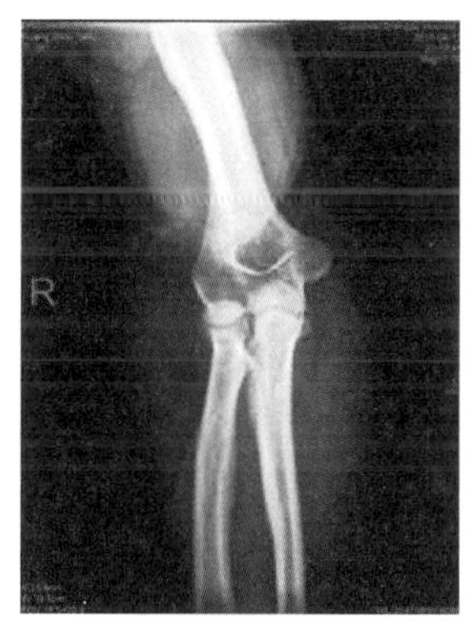

图6-3-2a　复位前正位片

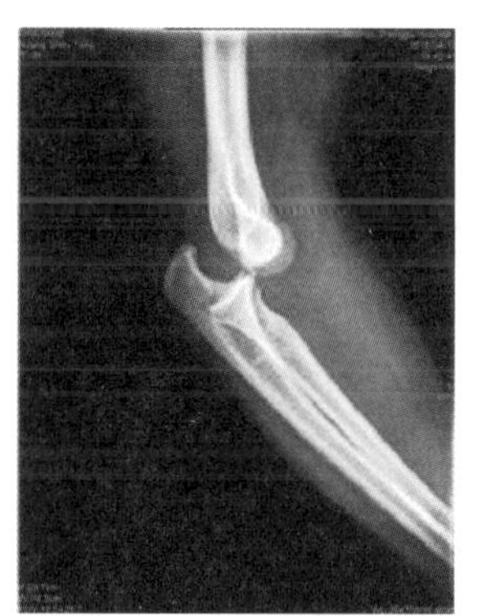

图6-3-2b　复位前侧位片

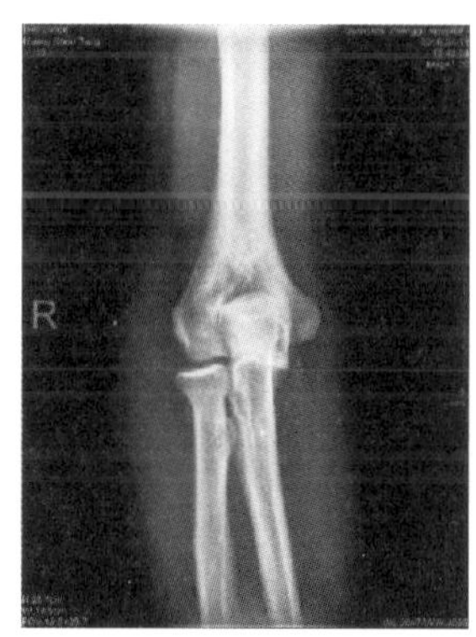

图6-3-2c　复位后正位片

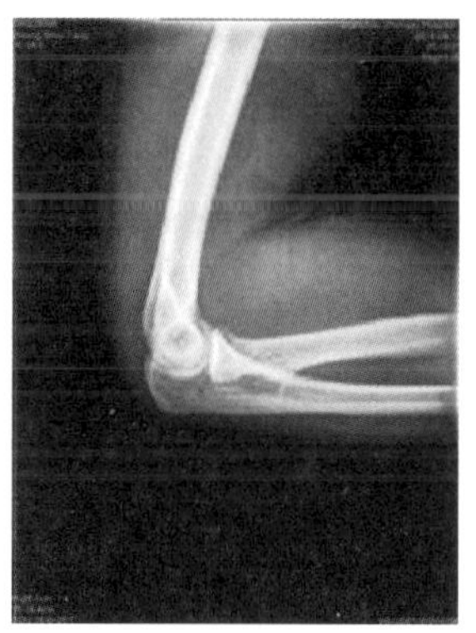

图6-3-2d　复位后侧位片

图6-3-2　右肘关节后脱位翻扣抱腕法

诊断：右肘关节后脱位。

治则：活血化瘀，接骨纳正。

治法：采用“翻扣抱腕法”进行复位后，肘部伤科擦剂药纱外敷，肘关节屈曲 90° 中立位石膏固定，指导未固定关节功能训练。早期化瘀丸口服；中期正骨丸口服；4 周解除固定后熏洗 2 号方外用，行关节功能训练。

六、注意事项

1. 临床上治疗肘关节脱位常以手法复位与中医药治疗齐头并进，可有效防止发生关节僵硬，关节囊挛缩，具有肘关节愈合快、并发症少、患者痛苦轻等优点，同时也保证了肘关节功能的顺利恢复。

2. 肘关节脱位应及时正确进行复位和固定，可避免陈旧性肘关节脱位的发生。对于脱位，及时进行复位治疗可以取得不错的效果，尤其是对于新鲜脱位患者，只要能在脱位发生后及时纠正，一般不存在严重的活动障碍。

3. 南少林“翻扣抱碗法”整复肘关节脱位有以下优点：由单人操作，避免了多人操作难协调的缺点。利用逆损伤机制复位，省人、省力，易于成功。体位特殊，术者易操作，不易疲劳；患者疼痛轻，易于接受。

第四节 髋关节脱位

一、病因病理

髋关节脱位多发于青壮年男子，排在全身四大关节脱位的第三位，仅次于肩关节脱位和肘关节脱位。

髋关节，古称“髀枢”，是由髋臼和股骨头组成，属于典型的球窝关节。构成髋关节的骨端关节面脱离了正常位置，导致髋关节功能障碍者，称为髋关节脱位。

直接暴力或间接暴力均可引起髋关节脱位，多发于间接暴力。本病多因遭受强大暴力的冲击而致伤，常见原因有车祸、塌方、坠落等。临床上以后脱位多见，约占髋关节脱位的2/3。

二、诊断与鉴别诊断

1. 诊断

（1）临床表现与体征：有明显外伤史。

髋关节后脱位：外伤后患髋肿痛，活动受限，后脱位患髋屈曲，有内收、内旋、短缩畸形等。

髋关节前脱位：患髋伸直外展外旋畸形。

中心脱位：患肢短缩畸形，髋活动受限。

（2）影像学检查：X线片是诊断髋关节脱位的最基本方法，大部分的髋关节脱位在X线片上都能正确显示。常规CT对大多数的髋关节脱位均能做出正确的诊断。根据股骨头位于在髂前上棘与坐骨结节连线前、后位置的不同，可分为髋关节前脱位、后脱位及中心脱位三大类。

2. 鉴别诊断　本病需与骨盆骨折、股骨颈骨折、股骨近端骨折进行鉴别。

三、辨证论治

髋关节脱位需根据不同类型选择性采用泉州正骨流派的手法治疗，如应用庄氏千钧拔锭法、苏氏拔伸旋转法治疗髋关节后脱位，应用庄氏渔人撒网法治疗髋关节前脱位。

1. 操作方法

（1）千钧拔锭法：出自庄子深老先生的《武术与中医骨伤之手法篇》，主要运用于髋关节后脱位。

方法：患者仰卧位，一助手固定患者两侧髂嵴前骨盆并用力下按，使其勿动且伸直健侧下肢。术者把患腿提起扶正并置患腿于屈髋屈膝位，患者足跟抵住患侧臀部，术者以足踹住患腿足背固定之，同时双手掌握住患者大腿前下端，然后用力向前向下搬拉如“拔锭”状，即可闻及复位响声（图 6-4-1）。

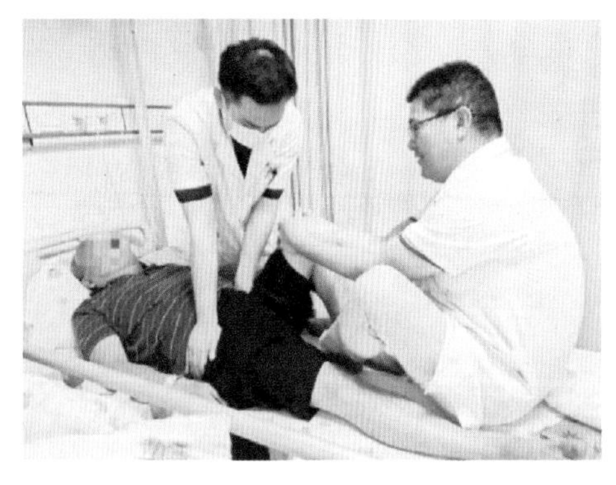

图6-4-1　千钧拔锭法

（2）拔伸旋转法：乃苏用虎老先生手法，主要运用于髋关节后脱位。

方法：以右髋为例，患者平卧于木地板（或席）上，一助手按住患者两侧髂嵴前固定骨盆。术者面对患者，双手环抱右大腿下段部，以右膝顶住患侧腘窝，身体后仰，在内旋、内收位顺势“拔伸”。然后左手托住患膝（或左前臂托起患侧腘窝），右手握住小腿上部，在牵引下使髋、膝关节屈曲，大腿处于内收内旋位，缓和有力地顺时针回旋并尽量让股前侧接近腹壁。当下肢处于外旋位，术者感到股骨头滑动入髋臼时，即已复位。而后，患肢在拔伸牵引下缓缓伸直。若见髋部畸形消失，两下肢等长，证实股骨头复位（图 6-4-2）。

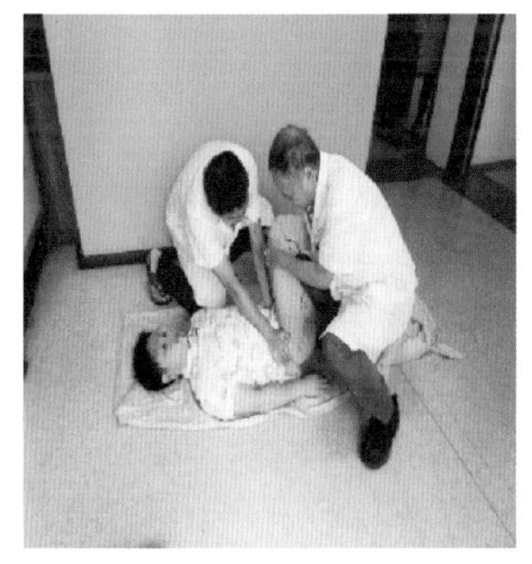

图6-4-2a

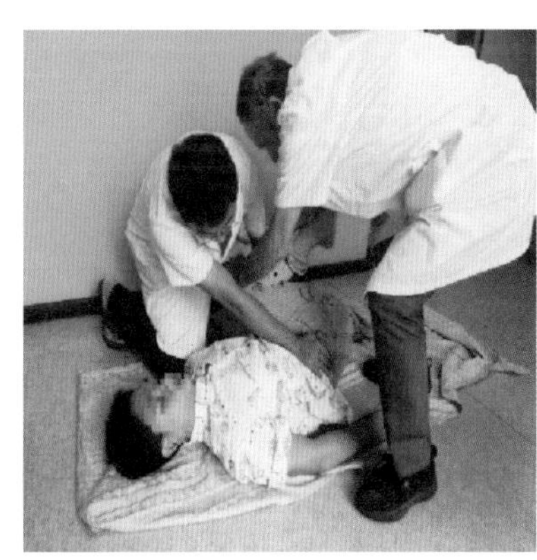

图6-4-2b

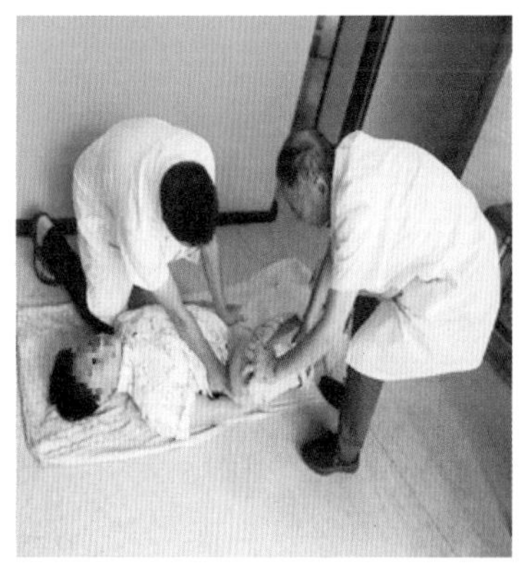

图6-4-2c

图6-4-2　拔伸旋转法

（3）渔人撒网法：出自庄子深老先生的《武术与中医骨伤之手法篇》，主要运用于髋关节前脱位。

方法：患者仰卧，稍向健侧倾斜骨盆，一助手固定骨盆。术者立于患侧，一手握住伤肢膝部，另一手从外插入大腿根部，用力向外后方扳拉，而握住膝部的手指用力向前下按压，以抱住大腿根部的手为支点，利用杠杆原理进行整复。脱位整复后，检查髋关节被动活动基本正常，腹股沟未触及股骨头，畸形消失，两下肢等长，则表示复位成功（图 6-4-3）。

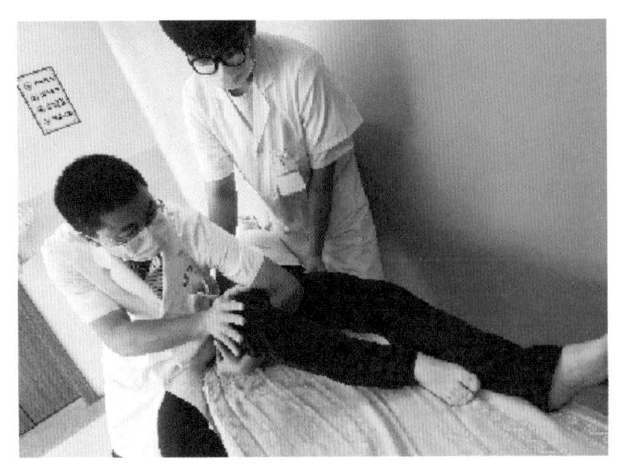

图6-4-3a

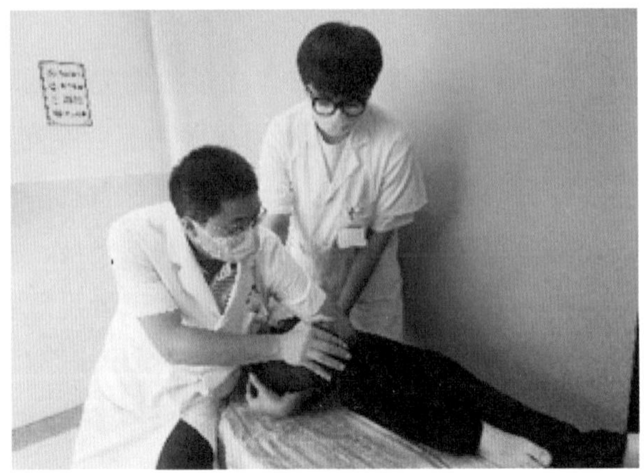

图6-4-3b

图6-4-3　渔人撒网法

2. 操作要点

（1）髋关节脱位治疗后出现并发症，大多由手法粗暴、牵引不够和固定不当等原因所致。年长者，在髋关节脱位复位时更要注意骨质疏松症的影响，以免过度损伤。

（2）髋关节前倾角过大或髋臼发育不良，即使复位后，也容易再脱位。

（3）固定时不强力极度外展，复位前牵引不够或内收肌、髂腰肌未松解，复位后股骨头受压可能过度等。

（4）如遇到小儿股骨头骨骺分离、股骨上段骨折、坐骨神经损伤等，可以对症处理，一般可避免。

3. 药物治疗

（1）内治法：按脱位三期辨证论治。

①早期：治宜活血化瘀、行气止痛，方用桃红四物汤加减或自制药化瘀丸、竭七胶囊。

②中期：治宜祛瘀生新、接骨续筋，方用自制药正骨丸。

③后期：治宜补益肝肾、补气血、强壮筋骨，方用肢伤三方加减或自制药筋骨行气丸、益肾壮腰丸。

（2）外治法：损伤早期，宜活血化瘀、消肿止痛，用伤科擦剂药纱外敷局部；损伤中后期髋关节功能受限，宜活血化瘀、舒筋通络，选用院内协定方熏洗 2 号方、3 号方外用，或者外敷丹香酒药纱，可配合中药烫熨、中药离子导入等治疗。

四、预防与调护

1. 可以根据髋关节脱位的原因进行针对性预防。如婴儿期发现臀部的横纹不在一个水平面上、两腿长度不一致、两腿的活动能力不一样，甚至发现孩子走路不太正常，可以早期进行彩超的筛查。

2. 青壮年在工作中应做好自身防护，可以有效预防髋关节脱位的发生。老年人要穿防滑的鞋，在卫生间、厨房等容易摔倒的地方铺设防滑地垫，以避免摔倒。

3. 髋关节脱位的患者在复位后，要行患侧肢体骨牵引或者皮牵引固定 4 周，以给损伤的韧带、关节囊及髋关节部位血运的恢复创造条件，要注意观察患者肢体远端的感觉，以及血运的情况。避免过早负重活动以后，影响股骨头部位的血运。指导患者行下肢肌肉的力量锻炼，以及行脚趾、脚踝的屈伸锻炼，防止长时间不活动导致下肢肌肉失用性萎缩，以及脚趾、脚踝关节粘连的情况。

五、典型病例

【病例一】

林某，女，28 岁，以被车撞伤致左髋疼痛、活动不利 2 小时为主诉，于 2020 年 7 月 19 日就诊。

患者因车祸致伤，左髋部疼痛、畸形、逐渐肿胀，左下肢活动受限，无伴皮破出血，无下肢麻木，在外未经诊治，急诊入我院。

检查：左下肢外旋畸形，左髋部轻度肿胀，左下肢弹性固定，叩击痛阳性，纵轴叩击痛阳性，左髋活动受限，左下肢远端血运、感觉、运动正常，右下肢正常。整复前后 X 线片见图 6-4-4。

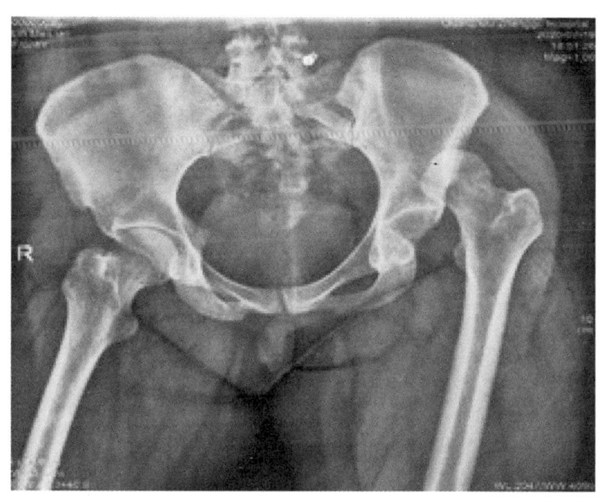

图6-4-4a　左髋关节后脱位千钧拔锭法复位前

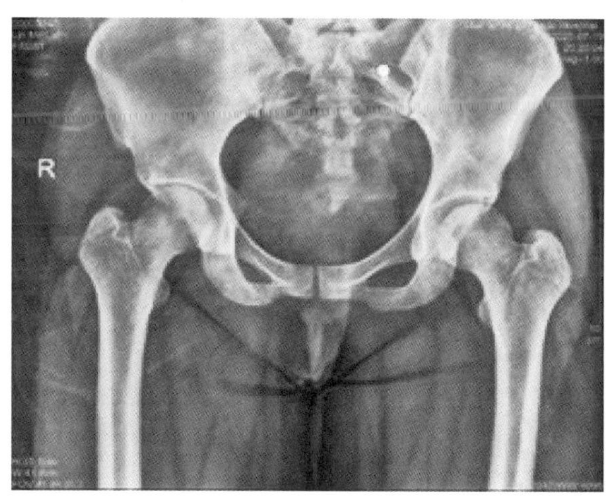

图6-4-4b　左髋关节后脱位千钧拔锭法复位后

图6-4-4　左髋关节后脱位千钧拔锭法复位

诊断：左髋关节后脱位。

治则：活血化瘀，接骨纳正。

治法：采用庄氏“千钧拔锭法”进行复位。早期自制药化瘀丸口服；中期自制药正骨丸口服；8 周解除固定后行关节功能训练。

【病例二】

张某，男，51 岁，以摔伤致右髋部疼痛活动受限 1 小时为主诉，于 2020 年 11 月 4 日就诊。

患者不慎摔倒后立感右髋部疼痛，活动受限，不能站立行走，无伴皮破出血，遂就诊于我院。

检查：舌淡红，苔薄白，脉弦，右下肢畸形，右髋部无明显肿胀，腹股沟中点及髋周压痛，可及弹性固定，大粗隆叩击痛阴性，纵轴叩击痛弱阳性，右髋活动受限，右下肢远端血运、感觉、运动可，脊柱及余关节未见明显异常。整复前后 X 线片见图 6-4-5。

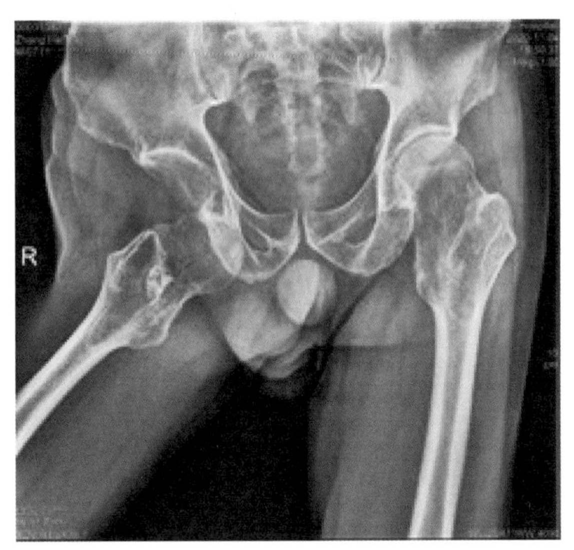

图6-4-5a　髋关节前脱位渔人撒网法复位前

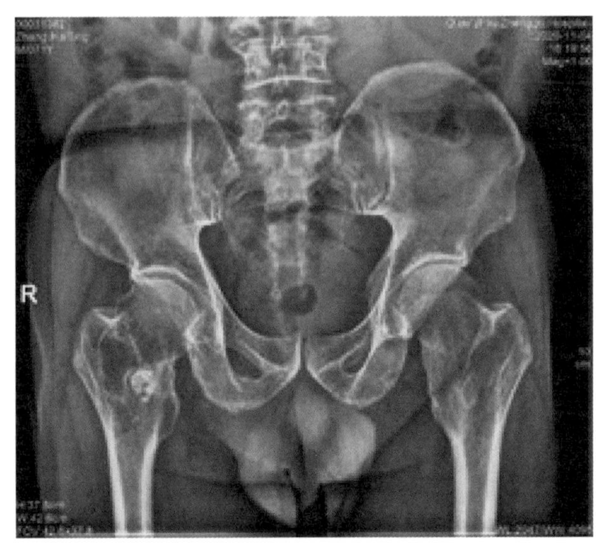

图6-4-5b　髋关节前脱位渔人撒网法复位后

图6-4-5　髋关节前脱位渔人撒网法复位

诊断：右髋关节前脱位。

治则：活血化瘀，接骨纳正。

治法：采用“渔人撒网法”进行复位。早期禁止下地负重，早期自制药化瘀丸口服；中期自制药正骨丸口服；6 周后行关节功能训练。

六、注意事项

1. 髋关节后脱位的整复方法有很多。对于病例一的患者，采用屈髋屈膝 90° 位拔伸的方法，不甚符合脱位的位置和内部的解剖。此例髋关节后脱位，股骨头处于髋臼的后上方，单纯向上的力量不能使髋关节恢复正常位置；回旋手法整复效果虽好，又恐加重局部软组织损伤。而应用“千钧拔锭法”，针对股骨头处于髋臼的后上方，拉股骨向前下方，这样既能用较少的力量达到整复的目的，又能避免加重局部软组织损伤，在临床上较为实用。

2. 髋关节前脱位在临床上较为少见。病例二患者因股骨头移位于腹股沟，故在整复时不宜用暴力，如用力过大，牵拉的力量及股骨头的顶撞可致腹股沟的神经、血管损伤，要避免这些不利因素。而“渔人撒网法”为一种较好的整复方法，是在骨盆位没有牵引力的情况下，充分利用杠杆机械原理使股骨头从脱位的途径反纳回臼，既省力，又减少局部软组织的创伤，从而达到满意复位。

第七章　筋伤

第一节　胸胁部扭挫伤

一、病因病理

胸胁部扭挫伤，又称急性胸肋痛，中医称之为岔气，属“筋伤”或“胸痹”范畴。本病是指运动时，特别是跑步中，胸胁部产生疼痛，亦多见于举重、推车、跳跃、攀高、挑抬或搬运重物时用力过度或不当。岔气多发生在右下肋部，在动作停止后可能自然消失。腹部按摩、缓慢深呼吸或腹式呼吸能加速其缓解。

用力不协调或搬运、投掷时用力过猛，可导致胸肋关节紊乱或肋间肌损伤，气机运行不畅，瘀阻肌肉经脉，不通则痛，即为“岔气”。损伤轻者单以伤气为主，重者亦可气血两伤。伤后可致肩背、胸胁等部位疼痛，且疼痛游走不定，俯仰翻身甚则说话、呼吸、咳嗽等活动均可致疼痛加剧，严重影响工作及生活。

二、诊断与鉴别诊断

1. 诊断

（1）临床表现与体征：多因用力过猛或用力不当所致，或可有胸胁部扭伤病史。临床表现为胸胁部发闷、疼痛，痛感明显且范围较大，咳嗽或深呼吸时疼痛感加重，呈游走性，部位不定，但多发生在右下肋骨处，多伴呼吸急促等症状。另外，有些人还会出现烦闷不安，胸部、背部牵扯痛。

查体：压痛可出现在肋椎关节、棘突或肋间肌的损伤处；关节紊乱可出现胸椎棘突偏歪，也可出现棘突间距离改变；肋间肌损伤表现为损伤处可有肿胀，甚至出现淤斑。

（2）影像学检查：X 线摄片一般无异常发现。

2. 鉴别诊断　严重损伤者应注意鉴别有无骨折、胸腹腔内脏器损伤，X 线片及 CT 对诊断或排除并发症有重要意义。

三、辨证论治

早期疼痛甚者，可用胶布做适当外固定。泉州正骨流派常施以南少林理筋推伤手法，如“开胸八卦法”“白鹤点头法”。

1. 操作方法

（1）开胸八卦法：此手法来源于八卦拳中招式。患者坐位，敞开胸部，术者一手五指微张，手掌置于患者胸部，以双乳头为“∞”字两个圆圈的中心，沿“∞”走行在胸部，循环行搓法、擦法，如画“8”字，推擦胸部软组织（图 7-1-1）。

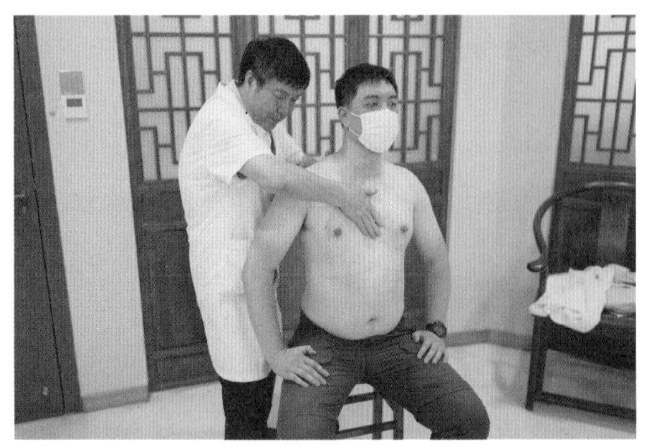

图7-1-1a

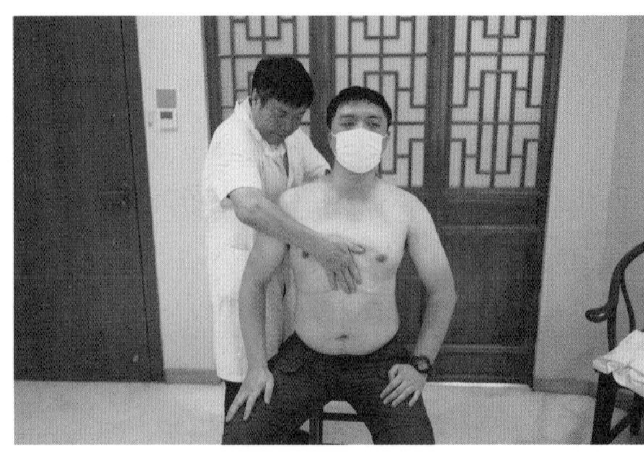

图7-1-1b

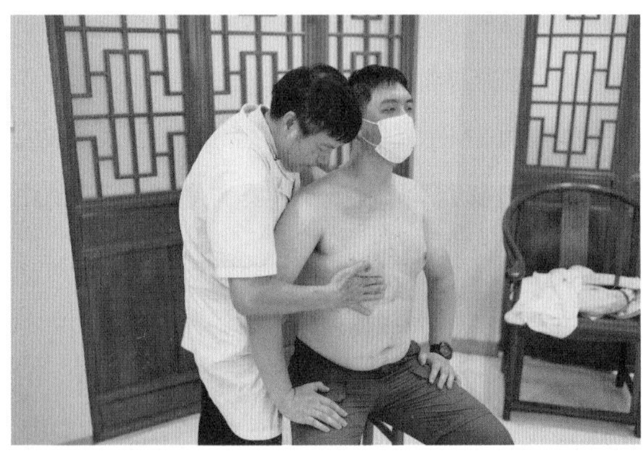

图7-1-1c

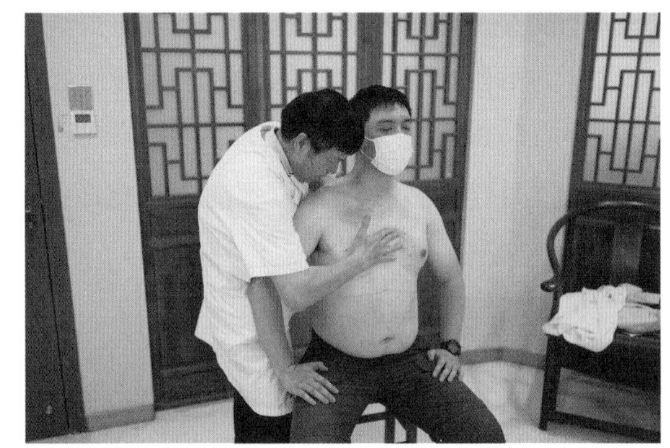

图7-1-1d

图7-1-1　开胸八卦法

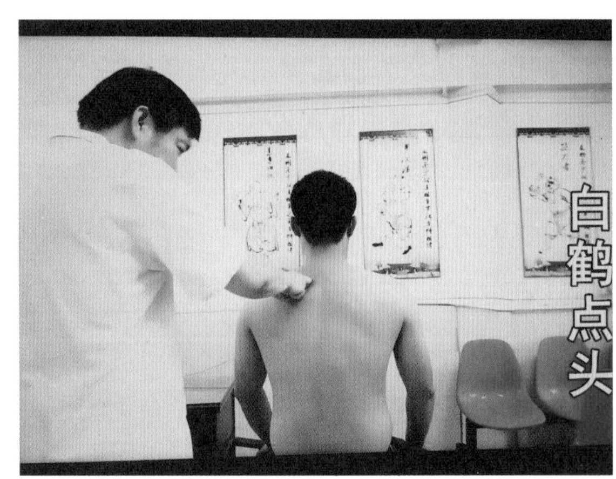

图7-1-2　白鹤点头法

（2）白鹤点头法：此手法来源于泉州南少林白鹤拳招式。患者坐位，术者“三站马步”站立于患者背后，患者背部敞开，术者五指屈曲握虚拳，食指、中指指节突出，置于患侧胸胁部、肋骨间隙轻压患处，通过腕部摆动扣拿，带动其他指节沿肋间摆动，捋顺肋间肌及筋膜。反复操作10分钟，缓解肋间肌痉挛疼痛（图7-1-2）。

2. 操作要点

（1）手法操作前，一定要明确诊断，排除骨折等损伤。

（2）肿瘤、结核、感染性等疾病禁用手法。

3. 药物治疗

（1）内治法

①气滞型：治以行气止痛，方用本院自拟方八卦汤或顺气散。

②血瘀型：治以活血化瘀，方用桃红四物汤及院内自制药竭七胶囊、化瘀丸。

（2）外治法：早期肿痛明显，治宜活血化瘀、行气止痛，可用熏洗1号方熏洗，伤科搽剂等；中后期关节僵硬，治宜活血化瘀、行气止痛，可用院内协定方，如熏洗2号方熏洗，正骨活络油、活血止痛软膏外敷，促进消肿止痛。配合针灸、中药热奄包治疗，中药熏洗治疗，以及超声波治疗、蜡疗、冲击波等物理治疗。

四、预防与调护

1. 运动前充分热身，避免突然用力过猛、搬运重物，疼痛明显时，深呼吸憋气可一定程度上缓解症状。

2. 手法操作时，应注意力度柔和适中，切忌暴力，以免加重损伤。

3. 嘱患者尽量下地行走，可做扩胸、肢体伸展运动，加强深呼吸，鼓励患者咳嗽等。

五、典型病例

王某，男，51岁，以搬重物后致右胸胁部疼痛2天为主诉，于2020年1月6日就诊。

患者因搬重物时用力过猛，致右胸胁部疼痛，双侧呼吸运动对称，无伴呼吸困难，经休息无明显缓解，遂来诊。

查体：胸廓无畸形，胸式呼吸存在，右胸胁部局部轻度肿胀，右胸胁部压痛明显，未触及骨擦感，胸廓挤压征阴性，双肺叩诊清音，听诊呼吸音清，未闻及干湿性啰音。舌质淡红，苔薄白，脉弦细。

X线提示：所见左侧肋骨骨质未见明显异常。

诊断：右胸胁部扭挫伤（血瘀气滞型）。

治则：活血化瘀，行气止痛。

治法：采用南少林理筋推伤手法“开胸八卦法”“白鹤点头法”治疗，外敷骨散，口服顺气散。经推伤手法处理后疼痛减轻，4次治疗后病愈。

六、注意事项

1. 损伤早期可以采用局部冷敷，以防止水肿持续增大。

2. 该两种手法均由武术招式演化而来，汲取了对人体运动规律的经验总结，针对胸胁部解剖特点，通过手法理顺胸胁部筋络、气血，缓解症状。结合热敷，促进局部血液循环，消除淤血和肿胀。

3. 如胸胁部扭挫伤合并肋椎小关节错位或胸椎椎间关节紊乱者，可同时采用胸背部推按手法纠正小关节错位等，常能收到立竿见影的效果。

第二节　颈椎小关节紊乱综合征

一、病因病理

颈椎小关节紊乱综合征，通俗讲就是颈椎轻微错位，也称为小关节滑膜嵌顿，中医所称的“骨错缝、筋出槽”。本病多由于轻度急性颈扭伤等原因引起颈椎关节突关节和钩椎关节的错位，从而导致周围软组织受牵拉，刺激神经引起相应的症状和体征。

因颈椎特殊解剖关系，其稳定性较差，当颈部肌肉扭伤或受到风寒侵袭而发生痉挛，睡觉时枕头过高，或在放松肌肉的情况下突然翻身，工作中姿势不良，颈部慢性劳损，舞台表演或游泳时做头部快速转动等特技动作时，均可使颈椎小关节超出正常的活动范围，导致颈椎小关节发生移位、错动，同时伴有椎体一定程度的旋转性移位，使上、下关节突所组成的椎间孔横、纵径皆减小，从而导致颈椎平衡失调，使颈胸椎活动受限。

二、诊断及鉴别诊断

1. 诊断

（1）临床表现与体征：有长期低头工作劳损史，多由于轻度急性颈扭伤而致。局部疼痛，颈部俯仰转侧困难，常固定于某一体位，不能随意转动，疼痛随着颈部活动增强而加重，夜间翻身困难。部分患者可出现头昏头痛、视物不清。

查体：颈椎触诊发现病患处椎棘突偏离中轴线，或后凸、前凹，其偏歪一侧软组织局限性压痛，肌紧张，棘上韧带可摸到条索状硬块。

（2）影像学检查：需要摄颈椎正侧位 X 线片，通过 X 线片可以发现颈椎生理曲度变直或消失、反弓，或出现脊柱侧弯、棘突偏歪等改变。

2. 鉴别诊断　需要与落枕、颈椎病、颈椎肿瘤等相鉴别。

三、辨证论治

对于颈椎小关节紊乱综合征，理疗可起到一定作用，可行离子透入、超声波等。疼痛减轻后，我院常采用“托头拈花旋转法”进行手法复位治疗。

1. 操作方法

托头拈花旋转法：适用于颈椎小关节紊乱综合征、寰枢关节紊乱综合征。此手法由少林拈花功演变而来，乃陈长贤医生临床经验总结。

患者取坐位，头颈部自然放松。以右侧为例，操作者双足前后分开，平肩站立，略收腹，五祖拳“三七马步”姿势，立于患者身后偏右侧。医生右手拇指置于患者颈后枕骨部左侧，中指末节指腹扣住患者椎旁，左手虚掌托住患者下颌轻扶，术者左右手同时将患者头部轻提托向上向右侧，在对患者头颈施加纵向拔伸的力量下，拇指、中指对扣并快速右旋转（形似少林拈花功），引导患者头颈向患侧旋转至生理极限，使颈椎向后伸至生理极限，即施一旋转剪切力，如“寸劲”，复位时，术者右拇指、中指可感觉关节震动或可听到关节弹响声（图7-2-1）。

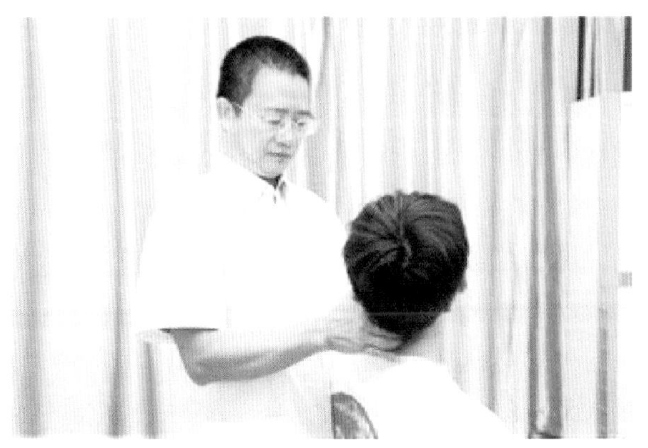
图7-2-1a

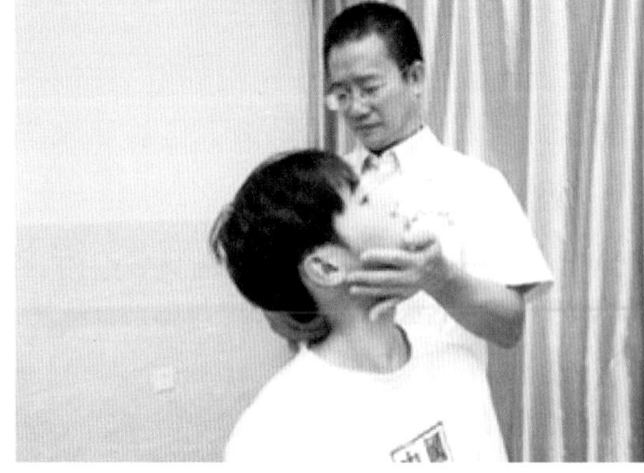
图7-2-1b

图7-2-1　托头拈花旋转法

2. 操作要点

（1）操作过程中，注重身体松和自然，讲究“意、气、形”有效结合，提高操作者的协调性和准确性。身法重视“稳”，操作过程中避免术者与患者肢体晃动、摆动。

（2）整复过程中，局部肌肉痉挛严重者，先予缓解肌肉痉挛，切忌用暴力，防止骨折或加重损伤，尤其是对于高龄患者。

（3）高血压、心脏疾病、严重骨质疏松症患者慎用该手法。

3. 药物治疗

（1）内治法

①气滞血瘀型：治宜活血化瘀、行气止痛，方用桃红四物汤加减或自制药颈复宁。

②风寒外袭型：治宜疏风祛寒、宣痹通络，方用桂枝汤或自制药灵草活络丸。

③气血亏虚型：治宜补气养血、补益肝肾，方用筋骨行气丸或自制药益肾壮腰丸。

（2）外治法：早期，宜活血化瘀、消肿止痛，选用骨散药纱外敷局部；中后期，宜活血化瘀、舒筋通络，选用院内协定方熏洗 2 号方及温经克痹散外用，可配合微刃针、中药烫熨、中药离子导入、超声波等治疗，均有一定疗效。

四、预防与调护

1. 平时应加强体育锻炼，使颈椎肌肉、韧带、关节囊经常处于健康良好状态。
2. 注意劳逸结合，避免寒湿、湿热侵袭。
3. 避免长时间低头位工作，避免不良体位下劳动时间过长。

4. 注意使用枕头的合理性，注意枕头的高度及形状，以保持颈部正常的生理曲度及应力平衡。

5. 对于儿童，注意治疗急慢性咽炎。

五、典型病例

杜某，女，40 岁，以颈部疼痛，活动受限 3 天为主诉，于 2021 年 10 月 20 日就诊。

患者 3 天前于长时间低头工作后出现颈部疼痛，活动受限，头晕，无头痛，无肢体麻木，在外未经诊治，遂来诊。

查体：颈椎第 3 棘突向右侧偏移，颈部 C2 ～ C5 棘突旁压痛（+），颈部各方向活动受限，舌淡暗，苔白，舌底络脉瘀曲，脉弦涩。

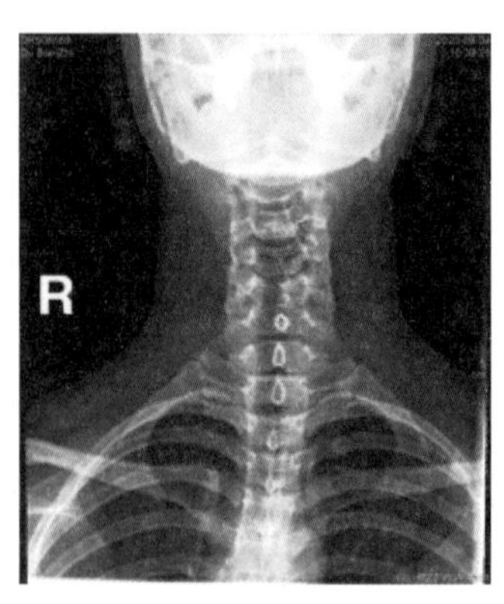

图7-2-2a　颈椎正位片

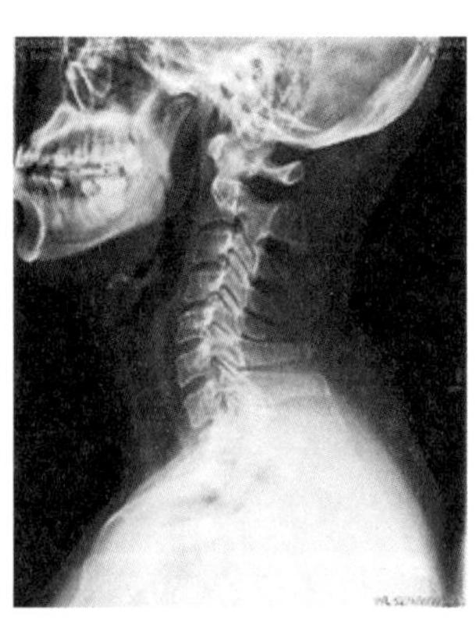

图7-2-2b　颈椎侧位片

X 线提示：颈椎生理曲度平直，退行性改变（图 7-2-2）。

诊断：颈椎小关节紊乱综合征（气滞血瘀型）。

治则：行气活血，理筋整复。

治法：采用“拈花旋转法”治疗后疼痛缓解，配合微刃针、超声波等治疗，二次复诊后，治愈，外敷温经克痹散。

六、注意事项

1. 此手法由陈长贤医生在人体解剖学、生物力学等理论基础上，结合少林拈花功演变而来，其特点是将推拿手法与武术擒拿技法相结合，主张“意统身体”，即“手随心转，法从手出”。步法上，融合南少林“站桩”“技击”功法。擒拿技法上，主要结合了对手掌、指关节的擒拿方法，本手法主要采用分、压、扣指法。

2. 拇指、中指对扣，左右手配合，轻托头部后伸旋转，协调统一。颈椎后伸时会引起寰枕后间隙的减小，可能致椎动脉枕段压迫，操作时一定要托起头部以减压。通过理筋整复手法纠正关节错位，恢复筋骨正常解剖位置，以达到骨正筋柔。

3. 颈椎旋转时，可使棘突凸向对侧，并使旋转侧的横突向后凸起，而对侧的横突向颈前方凸起。以上棘突和横突的变化既可作为临床体检的依据，也可作为手法整复时着力位置的选择依据。旋转运动时，活动节段上椎骨的下关节突向后向内移动，因而旋转侧椎间孔孔径扩大；但由于对侧下关节突向前向外移动，故对侧的椎间孔孔径相应减小。颈椎旋转性手法常用以调整椎间孔孔径，减少或消除对神经根的压迫或刺激。

第三节 胸椎小关节紊乱症

一、病因病理

胸椎小关节紊乱症，中医又称胸椎骨错缝。女性发病率高于男性，青壮年较常见，各种职业人群均可发生，但体力劳动者多见。本病是指在劳损、退变或外伤等因素作用下，胸椎小关节发生急慢性损伤或解剖移位，椎旁软组织发生无菌性炎症反应，刺激、牵拉或压迫其周围的肋间神经、交感神经，引起神经支配区域疼痛、不适或胸腹腔脏器功能紊乱等一系列症状。

现代医学解释其发病机制分为骨性学说和肌性学说两种。

骨性学说认为，其发病多由于长期姿势不当或体位突然的改变，脊椎小关节的错位，导致附着于胸椎关节的肌肉、韧带等周围软组织牵拉，甚至痉挛、水肿，引起疼痛等症状；肌性学说认为，各种损伤刺激感觉神经末梢，引起肌肉反射性痉挛，肌肉痉挛后脊椎应力失常，造成相应的解剖位置的相对改变，关节绞锁，出现相应的症状。无论骨性学说还是肌性学说，实质上都讲，是脊柱力学平衡失衡造成周围软组织炎性反应，肌肉紧张牵拉和压迫，导致各种临床表现和体征。

二、诊断与鉴别诊断

1. 诊断

（1）临床表现与体征：有劳损、退变或外伤史。主要表现为局部疼痛剧烈，甚则牵掣肩背痛，俯仰转侧困难，常固定于某一体位，不能随意转动。疼痛随着脊柱活动增强而加重，且感觉胸闷不舒、呼吸不畅、入夜翻身困难，重者可有心烦不安、食欲减退。

查体：胸椎触诊可发现病损处胸椎棘突偏离中轴线，或后凸，或前凹，其偏歪一侧软组织局限性压痛，肌紧张，棘上韧带可摸到条索状硬块。

根据发病情况，分单纯型和复合型。单纯型以脊背疼痛为主症；复合型常兼有肋间神经痛和胸腹腔脏器的相关症状。根据病变节段，分为上胸椎（T1-5）型、中胸椎（T6-9）型和下胸椎（T10-12）型三型。上段胸椎损伤主要表现为头、颈、胸腔脏器和上肢的感觉异常及功能紊乱，而中下段胸椎损伤主要表现为腹腔实质性器官和结肠脾曲以前的消化道功能紊乱症状。

（2）影像学检查：一般胸椎 X 线片无明显异常，或表现为脊柱侧弯、棘突偏歪等改变。

2. 鉴别诊断 与支气管扩张、哮喘、胸椎结核、肺结核、肿瘤、骨折、类风湿等疾病相鉴别。

三、辨证论治

胸椎小关节紊乱症多发生在胸椎 3 ～ 7 节段，其治疗主要是纠正胸椎小关节错位，治疗软组织的病损。我院采用“太极推按法”治疗，配合物理治疗，通过正规治疗，一般可控制症状。

1. 操作方法

太极推按法：此手法为南少林五祖拳“三战”与太极拳招式结合演变而来，为陈长贤医生临床经验总结。患者取俯卧位，头颈部放松，自然垂放于推拿床沿前方，双手自然下垂，置于床的两侧。先以右侧为例，操作医生双足前后分开，平肩站立，上半身略向前倾，呈“五祖拳三七马步”姿势，立于患者头侧前方偏右侧；医生右手掌根平行脊柱置于患处关节突关节外上方，左手掌根垂直脊柱置于患处对侧关节突关节水平面处。配合患者的呼吸，在呼气末，双手掌同时行对应旋转剪切力，形似“太极手旋转”发力，即“寸劲”。发力方向，右手掌在患侧向下推按压的同时施以向脚部方向推旋之力，左手掌在患侧对侧向下推按压的同时施以向头部方向的推旋之力。常可听到关节弹响声。从上至下，逐节段整复。以同样的动作方法，反方向完成另一侧手法。每天 1 次（图 7-3-1）。

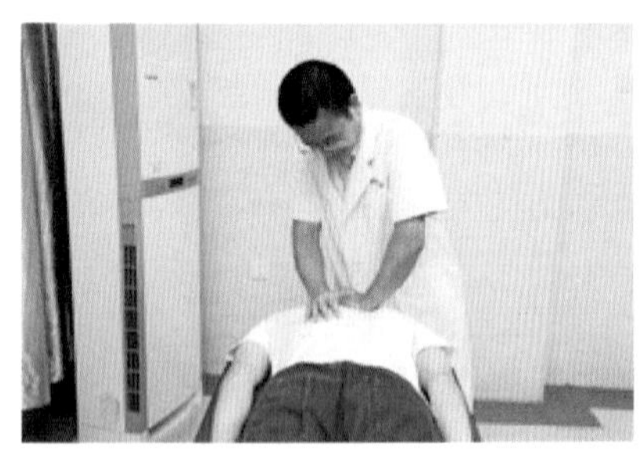
图7-3-1a

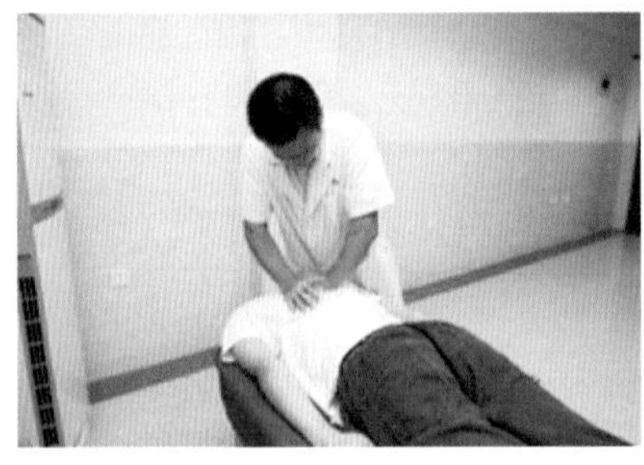
图7-3-1b

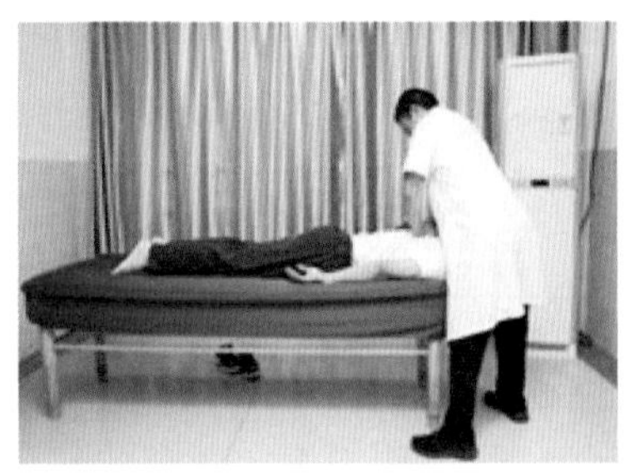
图7-3-1c

图7-3-1　太极推按法

2. 操作要点

（1）在酒醉、饥饿、剧烈运动后禁用手法。

（2）操作时要感受患者的呼吸，在呼气末，患者放松时，才能施以手法。

（3）采用南少林五祖拳三战“四平马步”，寸劲发力，体现足稳、身正、手快之特点。

（4）右手掌在患侧向下推按，压力向脚部方向，左手掌在患侧对侧向下推按，压力向头部方向，之间形成对应旋转剪切力，既有太极拳推手招式，又有南少林五祖拳三战招式。

3. 药物治疗

（1）内治法

①寒湿侵袭型：治宜散寒祛湿、温经通络，方用独活寄生汤加减及自制药冲和散。

②湿热凝滞型：治宜清热利湿、舒筋活络，方用四妙散加减或自制药苡仁清痹丸。

③气滞血瘀型：治宜行气活血、通络止痛，方用桃仁四物汤加减及筋骨行气丸。

④肾亏体虚型：治宜益肾填精、养血通络，方用左归丸加减加益肾壮腰丸。

（2）外治法：早期，宜活血化瘀、消肿止痛，选用自制药骨散粉剂贴敷；中后期，宜活血化瘀、舒筋通络，选用院内协定方熏洗 2 号方外用，可配合针灸、中药烫熨、中药离子导入、超声波等治疗。

四、预防与调护

1. 加强体育锻炼，使胸椎肌肉、韧带、关节囊等保持健康状态。

2. 注意劳逸结合，避免寒湿、湿热等邪气侵袭。

3. 避免不良体位下劳动时间过长，以保持胸部正常生理曲度及应力平衡。

4. 手法复位时，切忌用暴力，以免导致胸部损伤。

五、典型病例

陈某，男，27 岁，以背部疼痛，活动受限 1 小时为主诉，于 2019 年 10 月 20 日就诊。

患者不慎扭伤致背部疼痛，呼吸有不畅感，胸闷胸痛，无心悸，无恶心、呕吐，无肢体麻木，在外未经诊治，遂来诊。

查体：脊柱 T4 ～ T6 棘突向右侧偏移，背部 T4 ～ T6 棘突旁压痛（+），相应脊旁可触及条索状物，舌淡暗，苔白，舌底络脉瘀曲，脉弦涩。

X 线提示：胸椎小关节紊乱。（图 7-3-2）

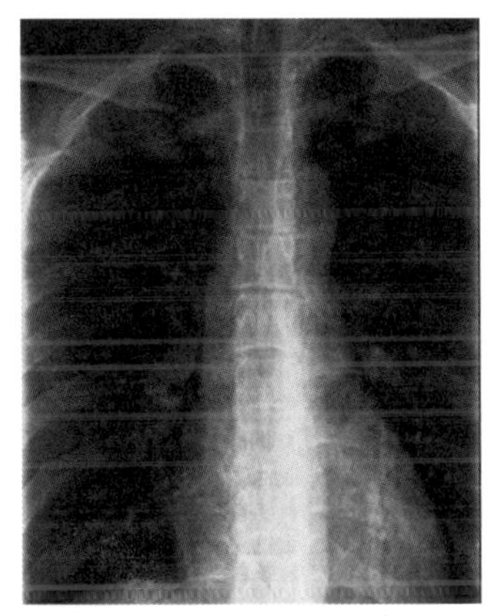

图7-3-2　胸椎小关节紊乱

诊断：胸椎小关节紊乱症（气滞血瘀型）。

治则：行气活血，理筋整复。

治法：采用泉州推手“太极推按法”后，疼痛即刻缓解，自制药骨散粉剂外敷，逐日病愈，未复发。

六、注意事项

1. 此手法是陈长贤医生在现代人体解剖学、生物力学理论基础上，结合武术特点总结的手法。其特点是将推拿手法与武术相结合，步法上融合“站桩”“技击”等。操作者身体讲究“意、气、形”有效结合，提高其发力准确性；注重身体的“松和自然”，即“手随心转，法从手出”。推手发力技巧讲究“螺旋力”，即将全身的力似“同心圆”般相向叠加，发力讲究“巧劲”，融合“寸劲”技巧，达到“快、准”。推手螺旋力似“太极招式”连续旋转的绵力，发力过程是将全身分散的力集中于一点，将操作者全身肢体关节形成一个整体，发力点源于双脚，行于双腿，发自腰部，体现于手。正如拳谱所言：“力起于脚，行于腿，主宰于腰，发于梢。”

2. 本手法根据胸椎解剖特点及生物力学特性设计，主要用于改善胸椎小关节旋转型错位，利用旋转顿挫之力，带动关节突关节、肋椎关节及肋横突关节三个小关节运动，利于错位小关节恢复正常解剖位置。手法带动关节运动过程中，小关节间隙打开，可解除对神经、血管及周围软组织的压迫，从而恢复脊柱内外稳定。

3. 肿瘤、结核、骨质疏松症等患者或高龄患者禁用此手法。

第四节　腰椎小关节紊乱症

一、病因病理

腰椎小关节紊乱症，俗你腰椎后关节紊乱、腰椎关节滑膜嵌顿，中医学称为腰椎骨错缝，是临床常见的损伤性疾病。常因不正确活动或负重，造成腰椎小关节的微动错位而引起腰痛、腰部活动受限。青壮年多见，男多于女。

因外伤、退行性改变及先天性畸形等原因，当遇到外力时，患椎的上关节突关节面与下关节突关节面之间可发生旋转错移。如腰椎过度前屈或在前屈位腰背部突然受到外力打击，可使患椎的上关节突关节面向前旋转错移，下关节的关节面向后旋转错移。如腰椎过度后伸，或者后伸位胸前突然遭到外力打击时，可致患椎上关节突关节面向后旋转错移，下关节突关节面向前旋转错移。如腰椎遭到旋转外力时，可使椎间小关节向侧方扭开。另外，椎骨各小关节为滑膜关节，外有关节囊包绕，内衬以滑膜，当突然转身或伸腰直立时，可能使关节间隙一侧增宽，产生负压，将关节滑膜吸入，而在腰部直立时关节滑膜被夹于关节面之间，受到刺激而引起剧烈疼痛，对工作、学习、生活影响较大。

二、诊断与鉴别诊断

1. 诊断

（1）临床表现与体征：可因外伤、退行性改变、不正确活动或负重等原因发生。如在日常生活中弯腰取物、刷牙洗脸、扭身活动时，腰部突然发生剧烈疼痛，其程度远超一般扭伤，腰部立即变僵硬，不敢活动，甚至正常呼吸也可使症状加重。疼痛可位于腰部、腰骶部，有时放射到臀部或大腿后侧。

查体：可见患者脊椎保持在一种固定姿势，或伴有后突、侧突等畸形，骶棘肌呈痉挛性紧张，腰骶部有深部叩击痛，直腿抬高因涉及腰痛而大多受限。下肢肌力、感觉均无异常。

（2）影像学检查：X 线检查可见正常的椎体及关节突小关节外形规整、圆钝、边缘光滑，上下关节突之间、关节突与峡部之间有一定距离，上下关节突之间的间隙清楚。如有错位，可见两侧小关节突不对称，左右斜位片有时可见关节突相嵌于峡部及一些退行性变。一般无明显的其他异常发现。

2. 鉴别诊断　需与急性腰扭伤、腰椎骨折、腰椎间盘突出症、腰背肌筋膜炎等疾病相鉴别。

三、辨证论治

手法治疗对腰椎小关节紊乱症是一种有效疗法，若诊断明确，施行手法后即可见效。我院泉州正骨疗法常用的方法有侧卧垂腿旋推法。

1. 操作方法

侧卧垂腿旋推法：此手法由南少林五祖拳旋转推手功夫演变而来，乃陈长贤医生临床经验总结。患者侧卧于硬板床，患侧在上，躯干处于中立位，头部放置枕头，腰部放松。操作者立于患者胸腹侧，患者靠近床侧的整个下肢大小腿伸直，而在上的下肢大腿 130° 屈髋位，膝关节伸直，腿自然下垂于床沿下，通过自身下肢的重力产生向下的牵引力。操作者双脚分开，平肩站立，上半身略向前倾，略收腹，呈五祖拳“四马平步”姿势；操作者右手掌扶于患者肩部，起到固定患者上半身的作用，左手前臂掌侧固定患者臀上部。操作者以自身腰为轴，双手形成分开对推旋转力，形似南少林五祖拳推旋手法。发力方向，右手发力向背侧、向头上方向推肩部，左手发力向腹侧、向下。同步分推发力，使其传导力以病变节段需要整复处为中心，逐渐向上下传向相邻的节段，呈“马步双推掌”姿势。一般能听到整复弹响声。以同样的动作方法，完成另一侧手法（图 7-4-1）。

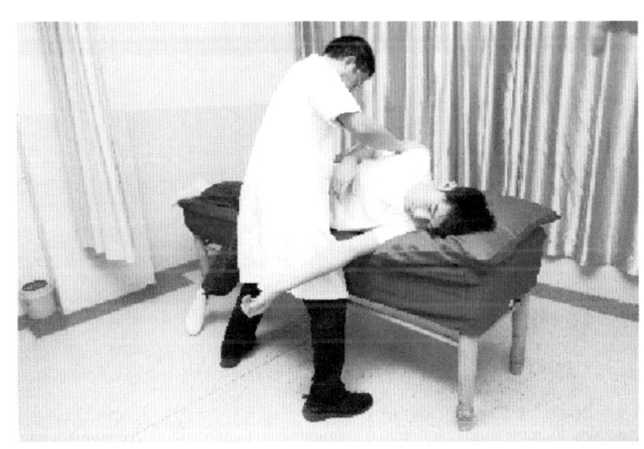

图7-4-1a

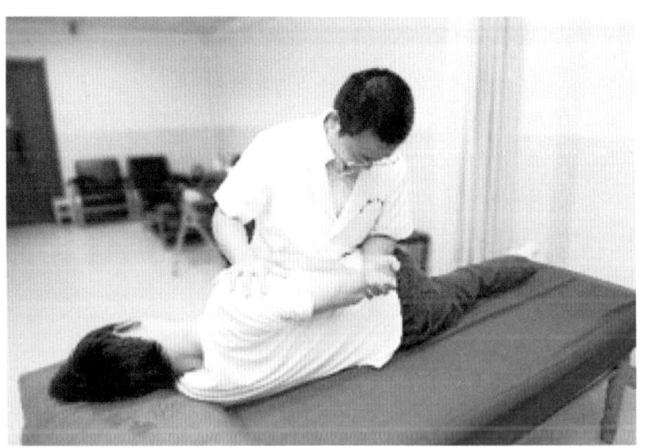

图7-4-1b

图7-4-1　侧卧垂腿旋推法

2. 操作要点

（1）实施操作前，强调患者自身的放松，在术者体会患者全身肌肉放松的状态下实施手法，可减少手法的阻力，也不会引起反射性的肌肉痉挛，减少手法造成患者的损伤。

（2）此手法操作时，患者采用侧卧位，躯干中立位，整个下肢大小腿伸直，伸膝关节，腿自然下垂于床沿下，通过肢体下垂的重力作用，使全身肢体尽量放松。

（3）操作时，强调发力与运气密切结合。步法讲究稳健，要求“四平马步”落地，夹裆、束臀、提肛而锁真气；腿法讲究低与冷（冷不防发招）；手法讲究吞、吐、浮、沉；拳法讲究重与快；技法讲究垂肘不露肋。

（4）操作过程中，应根据患者年龄与体质等情况决定手法轻重，切忌用暴力，防止骨折，尤其对于高龄患者。

3. 药物治疗

（1）内治法

①寒湿内困型：治宜散寒祛湿、温经通络，方用独活寄生汤加减及自制药冲和散。

②湿热下注型：治宜清热利湿、舒筋活络，方用四妙散加减或自制药灵草活络丸。

③气滞血瘀型：治宜行气活血、通络止痛，方用桃仁四物汤加减及筋骨行气丸。

④肾亏体虚型：治宜益肾填精、养血通络，方用左归丸加减加益肾壮腰丸。

（2）外治法：早期，宜活血化瘀、消肿止痛，选用骨散粉外敷；中后期，宜活血化瘀、舒筋通络，选用院内协定方熏洗 2 号方、3 号方外洗，温经克痹散外用，可配合微针、中药烫熨、中药离子导入、超声波、蜡疗等治疗。

四、预防与调护

1. 平时应加强体育锻炼，使肌肉、韧带、关节囊经常处于健康良好状态。尤其要加强核心肌群锻炼，以增强腰骶髂关节稳定性，注意纠正不良姿势，防止慢性应力性损伤。

2. 注意劳逸结合，避免寒湿、湿热侵袭，避免在不良体位下劳动时间过长。

五、典型病例

黄某，男，15 岁，以腰痛，活动受限 2 天为主诉，于 2021 年 4 月 6 日就诊。

患者因弯腰劳作时突然出现腰部隐痛不适，向臀部放射，活动时加重。无肢体麻木，在外未经诊治，遂来诊。

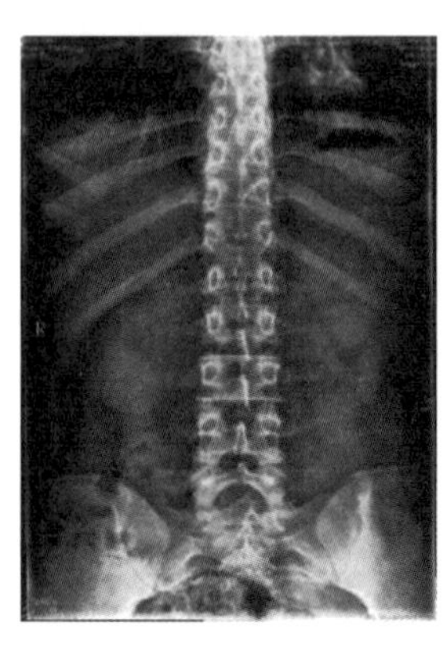

图7-4-2a　腰椎小关节紊乱正位片

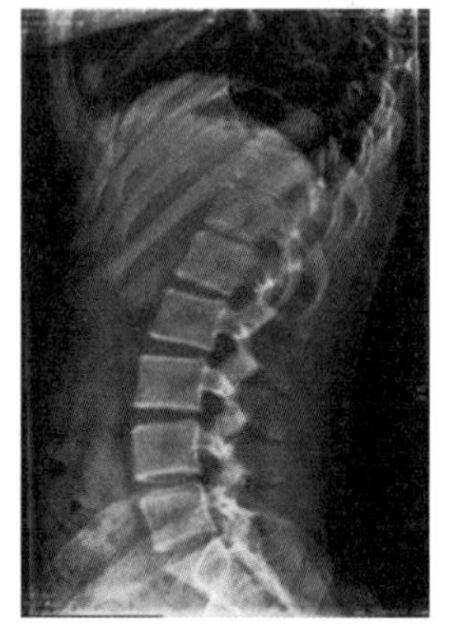

图7-4-2b　腰椎小关节紊乱侧位片

查体：两侧腰肌胀硬，活动转侧不利，L3 棘突略向左侧偏移，L2 ～ L3 棘突旁压痛（+），相应脊旁可触及条索状物，舌淡暗，苔白，舌底络脉瘀曲，脉弦涩。

X 线提示：L3 棘突与左侧距离较右侧略宽（图 7-4-2）。

诊断：腰椎小关节紊乱症（气滞血瘀型）。

治则：行气活血，理筋整复。

治法：泉州正骨流派采用“侧卧垂腿旋推法”治疗，施手法后疼痛即刻缓解，复诊两次后治愈。结合骨散外敷。

六、注意事项

1. 此手法是在中医“骨错缝和筋出槽”与“人体解剖与生物力学”理论基础上，结合武术原理总结而成的，具有单人操作、操作时间短等优点，但要求术者练习南少林“站桩”及技击“推手”。“站桩”能使人“意、气、形”得到统一，主张用意念统率身体，用精神指导四肢，松与紧转换动作自如。技击“推手”能使术者做到手臂甚至全身逐渐学会如何发出螺旋力，运用螺旋力就像连续旋转的杠杆，使手臂和整个身体连成一个整体，力量源于双脚，发自腰部而体现在手上。螺旋力的用力方式可以将分散于各个部位的力运用到一处，提高用力效率，将这种发力方法运用到推拿手法中，不仅可以实现以较小的发力而实现更大的效果，而且能使用力变得温和。

2. 从现代医学角度讲，脊柱的骨错缝更多是指椎间小关节紊乱，关节相对位置改变。因脊柱的运动是多方向的，骨错缝可以发生在任何的运动轴方向上。当小关节出现移位时，多伴随着椎体的位移，引起椎管及神经根管的狭窄；局部的肌肉、韧带等组织会发生痉挛，椎体间压力增大，椎间隙变窄，纤维环的压力变大等，都可以引起腰痛。因此，一旦出现反射性的腰部肌肉痉挛，要尽快施以手法，可有效提高临床疗效。

3. 侧卧垂腿旋椎法属腰椎斜扳法的一种，常规处于床上面的腿是屈髋屈膝位，但该方法改良之处是将腿垂于床边，在下肢重力的作用下产生一定的牵引力，对抗患者自身腰背肌的肌张力，在实施手法时更减轻了阻力。根据人体下腰椎解剖结构与生物力学特点，屈髋的角度对于节段定位具有重要意义。在发力前，施术者手掌可触于患者突出节段的棘突，稍往返旋转脊柱，确认手法实施时应力点作用在病变节段。相对于传统斜扳手法，侧卧垂腿旋推法通过不同的屈髋角度使折顶力集中在病变节段，所以临床应用效果较好。

第五节　肩周炎

一、病因病理

肩周炎又名肩关节周围炎，中医称“漏肩风、肩痹、五十肩”，是临床常见病、高发病，好发年龄在50岁左右。肩关节可有广泛压痛，并向颈部及肘部放射，还可出现不同程度的三角肌萎缩。

近些年，随着人们物质生活水平的提高，空调、电扇等使用频繁，加之生活方式的改变，肩周炎患病人数增多，且逐渐趋于年轻化，若未及时诊疗，可致肩关节活动严重受限，影响人们的日常生活及工作。

二、诊断与鉴别诊断

1. 诊断

（1）临床表现与体征：肩部逐渐产生疼痛，夜间为甚，逐渐加重，肩关节活动功能受限而且日益加重，达到某种程度后逐渐缓解，直至最后完全复原为主要表现，为肩关节囊及其周围韧带、肌腱和滑囊的慢性特异性炎症。

查体：多数患者在肩关节周围可触到明显的压痛点，压痛点多在肱二头肌长头肌腱沟处、肩峰下滑囊、喙突、冈上肌附着点等处。三角肌、冈上肌等肩周围肌肉早期可出现痉挛，晚期可发生失用性肌萎缩，出现肩峰突起、上举不便、后伸不能等典型症状，此时疼痛症状反而减轻。

（2）影像学检查：常规摄片大多正常，后期部分患者可见骨质疏松，但无骨质破坏，可在肩峰下见到钙化阴影。年龄较大或病程较长者，X线片可见到肩部骨质疏松，或冈上肌腱、肩峰下滑囊钙化征。必要时行肩关节 MRI 检查可以确定肩关节周围结构信号是否正常，是否存在炎症，可以作为确定病变部位和鉴别诊断的有效方法。

根据临床自然进展可将本病分为四个阶段：疼痛期、渐冻期、冰冻期、解冻期。

2. 鉴别诊断　应与颈椎病、肩关节脱位、肩关节结核、肩部肿瘤，风湿性关节炎、类风湿关节炎及单纯性冈上肌腱损伤、肩袖撕裂等鉴别。

三、辨证论治

我院治疗肩周炎方法较多，常采用南少林五祖拳推伤手法“行者搓桃法”“金刚指揉法”“达尊拉弓法”“神猴抬桃法”等。

1. 操作方法

（1）行者搓桃法：此手法来源于泉州南少林行者拳中招式。以右肩为例，患者坐位，术者用手掌心置于肩部三角肌处，成半握状推搓至肱外上髁处，再由肱骨外上髁向上推搓，反复来回 5 分钟，后用南少林“金刚指揉法”揉肩关节周边三角肌、肱二头肌、肱三头肌及肩胛区等部位，同时可点按局部穴位，操作时间 5 分钟（图 7-5-1）。

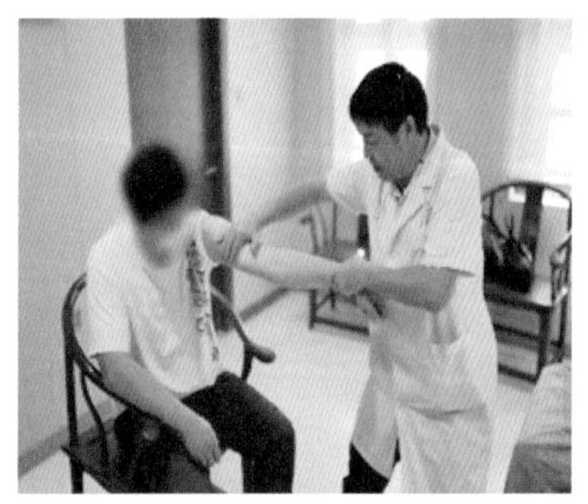
图7-5-1a

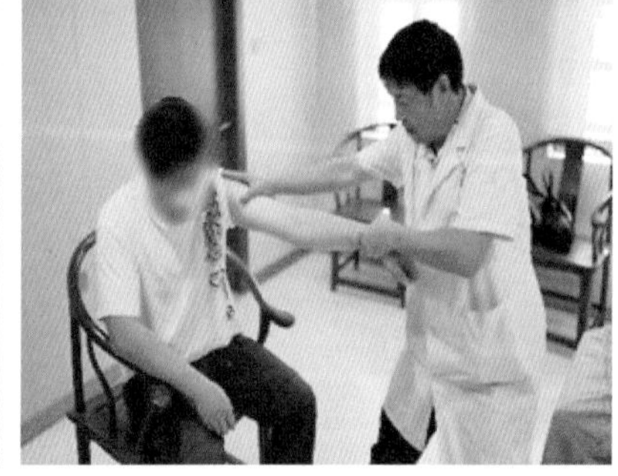
图7-5-1b

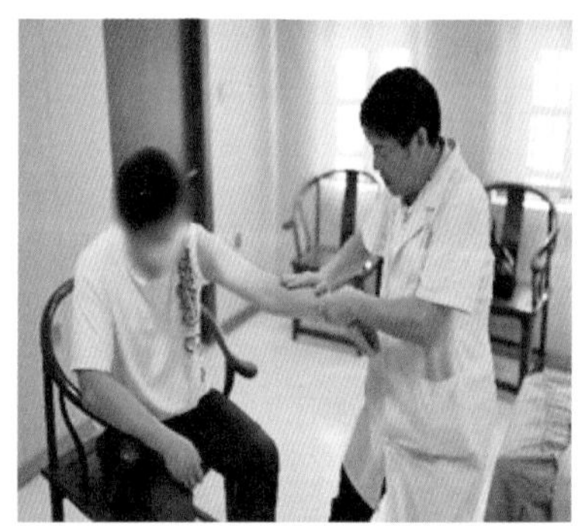
图7-5-1c

图7-5-1　行者搓桃法

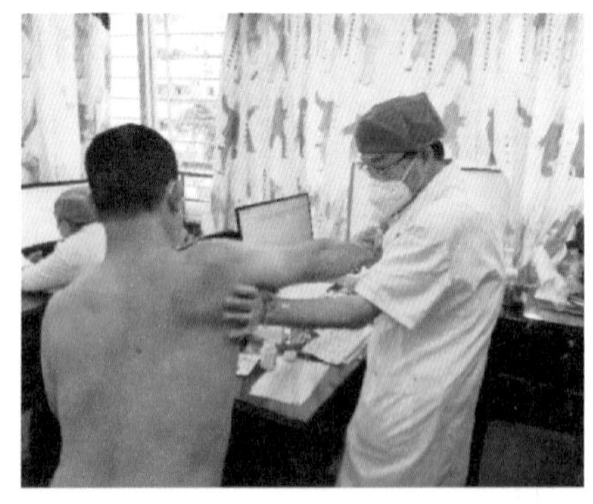
图7-5-2　达尊拉弓法

（2）达尊拉弓法：此手法来源于泉州南少林行者拳中招式。以右肩为例，术者站在患者患侧，术者半马步姿势，用右手握住患者手腕处，左手拇指与余四指张开成“八字形”置于患者腋窝下，左拇指顶住腋窝下，右手进行拔伸，约 10 秒后再使患者患肢逐渐上举，左手四指向下向内推压，使肱骨头在关节盂内来回滑动，做 10 次；再用右手握住患肢肘部，用腋窝夹住患肢腕部，左手仍保持原有姿势，右手牵引，左手顶托，同时右手使肱骨内、外旋转，重复此动作 10 次（图 7-5-2）。

(3)神猴抬桃法:此手法来源于泉州南少林猴拳中招式。以右肩为例,术者取半马步姿势,将患者患肢置于术者肩部,双手用弹拨法对腋窝内、外侧筋各弹拨10次,休息3分钟再施术1次,同时抬患者患肩上举,重复此动作10次(图7-5-3)。

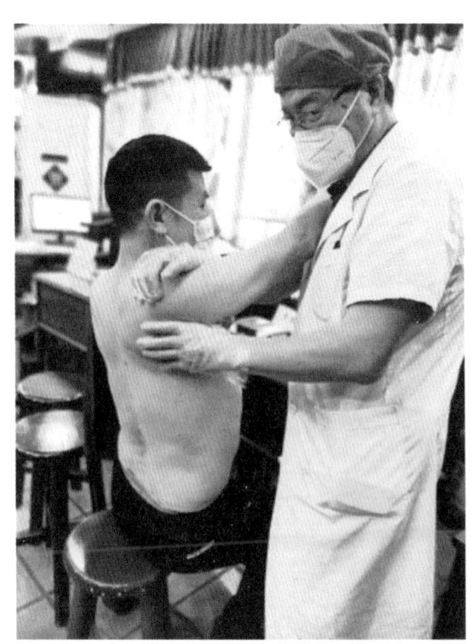

图7-5-3 神猴抬桃法

2. 操作要点

(1)治疗过程中切忌用暴力,防止骨折,尤其是对于高龄患者或绝经后妇女更须注意。

(2)在酒醉、饥饿、剧烈运动后禁用该手法。

(3)肿瘤、结核、化脓性关节炎等禁用手法。

3. 药物治疗

内外兼治,中医药辨证治疗。

(1)风寒侵袭型:宜祛风散寒、通络止痛,方药选用蠲痹汤加减或自制药冲和散。外用自制药温经克痹散贴敷。

(2)寒湿凝滞型:宜散寒除湿、化瘀通络,方药选用内服乌头汤加减或自制药灵草活络丸;外用自制药温经克痹散贴敷。

(3)瘀血阻络型:宜活血化瘀、通络止痛,方药选用活络效灵丹与桃红四物汤合并加减,或自制药竭七胶囊。外用自制药胃散粉剂贴敷。

(4)气血亏虚型:宜益气养血、祛风通络,方药选秦桂四物汤加减或本院自制筋骨行气丸。配合中药烫熨、中药离子导入等治疗。

四、预防与调护

1. 平时应加强体育锻炼,使肌肉、韧带、关节囊经常处于健康良好状态。加强肩关节肌肉功能锻炼以改善其活动度。

2. 注意劳逸结合,避免寒湿、湿热侵袭及在不良体位下劳动时间过长。

3. 患肩怕冷,注意保暖,避免受凉,即使在暑天肩部也不能吹风。

五、典型病例

患者洪某,男,56岁,以右肩关节酸痛、活动受限8个月为主诉就诊。

患者8个月前出现右肩关节酸痛,活动时加剧,得温、休息后可缓解,无向头部放射,无伴随手臂麻木、沉重感等不适,自行在家进行功能锻炼,效果不佳,右肩关节酸痛逐渐加重,伴活动受限。为进一步诊治而来我院。自发病以来,精神可,纳可,寐差,二便调,体重无明显改变。

查体:生命体征平稳。神清,对答切题,查体合作。心肺无特殊。舌淡,苔薄白,脉沉紧。颈椎查体无明显阳性体征。杜加试验阴性。右肩关节无肿胀,无方肩畸形,右上肢肌肉未见明显萎缩，右肱二头肌长头肌腱、右肩胛骨上角、右冈下窝中点、右喙突处压痛，右肩关节主被动活动受限：前屈 80°，外展 70°，后伸 10°；中立位内收 10°，内旋 30°，外旋 5°。

四肢肌力、肌张力、皮肤触痛觉正常。四肢腱反射对称存在，双侧霍夫曼征阴性，巴氏征阴性。

X 线提示：右肩关节退行性改变。

诊断：右肩周炎（寒湿凝滞型）。

治则：散寒除湿，通络止痛。

治法：施用上述手法及局部理疗治疗 1 个疗程 20 天后，肩部活动度改善：前屈 130°，外展 120°，后伸 20°；中立位内收 15°，内旋 40°，外旋 15°。

继续治疗 2 个疗程后，肩关节活动度基本正常。3 个月后随访，情况良好，无再复发。

六、注意事项

1. 采用泉州南少林五祖拳手法进行治疗，能够辅助控制炎症反应，较快改善肩关节功能，提高运动能力，减轻疼痛，帮助患者保持良好心理状态，缩短治疗时间，使病情控制效果及患者满意度得到同步提升。

2. 可以配合肩关节武术体操训练，促进肩关节功能改善。

3. 高龄者，应注意排查肩部肿瘤及其他疾病，如类风湿关节炎。

第六节　肱骨外上髁炎

一、病因病理

肱骨外上髁炎是指肘关节外侧前臂伸肌起点处肌腱发炎、疼痛，俗称“网球肘”，中医称为“肘劳”，是典型的肘关节过劳综合征。其疼痛的产生是由于前臂伸肌过度重复用力引起的慢性损伤造成的。患者在用力抓握或提举物体时会感到患部疼痛。网球、羽毛球运动员较常多患病，家庭主妇、砖瓦工、木工等长期反复用力进行肘部活动者也易患此病。

肱骨外上髁是前臂伸肌腱附着点，起于肱骨外上髁的有桡侧腕长伸肌、桡侧腕短伸肌、肱桡肌、旋后肌等，主要功能为伸腕、伸指、前臂旋后。当腕关节或前臂过度活动，由于腕伸肌腱反复牵拉，便会在其起点的肱骨外上髁处产生慢性无菌性炎症，或致局部滑膜增生、变厚，产生滑囊炎等病理变化，甚至导致肌腱的部分撕裂。在提物和前臂扭转时，伸肌腱牵拉刺激肱骨外上髁而导致局部疼痛。

二、诊断与鉴别诊断

1. 诊断

（1）临床表现与体征：常见于网球运动员、泥瓦匠、会计工作者等某些有肘部慢性劳损史的特殊职业或工种从业者。临床上常见肘部外上髁处疼痛，疼痛可呈持续进行性发展。在做洗拧衣物、扫地及拖地、提壶倒水等动作时肘部疼痛加剧，经常因疼痛而导致前臂力量减弱甚至无力而持物落地。休息时疼痛可明显缓解或消失。

查体：肘关节外侧压痛，严重时可致前臂伸肌群压痛，典型者以肱骨外上髁处压痛尤为明显。前臂伸肌群紧张试验阳性，抗阻试验阳性。

（2）影像学检查：X线检查多未见明显异常，偶可见肱骨外上髁处骨质增生、钙化或骨膜肥厚。

2. 鉴别诊断　与肱桡滑膜囊炎、前臂骨间背侧神经卡压综合征、颈椎病相鉴别。

三、辨证论治

肱骨外上髁炎可采用局部封闭、理疗、冲击波等治疗，必要时行手术松解肌腱粘连。我院前辈们采用南少林推伤手法，如喜鹊过枝法、罗汉转手法，配合武术体操等治疗，效果良好。

1. 操作方法

（1）喜鹊过枝法：此手法由南少林武术招式化裁而来，融会太极技法，压手上肘，汇力于指，循经阴阳，如鹊过枝，因而得名。以右侧患肢为例，患者取坐位，右上臂自然放松，术者左手握住患者左腕部，以正骨活络油为介质，右拇指循手阳明大肠经、手太阴肺经、手少阳三焦经点按，同时弹拨松解前臂伸肌群。每天1次（图7-6-1）。

（2）罗汉转手法：此手法由罗汉拳“转手”招式演化而来，刚柔相衡，劲似转轴，纠止错缝，使筋顺骨正，转手可成。以右侧患肢为例，患者取坐位，右上臂自然放松，术者左手固定肘关节，右手握住患肢腕部，使肘关节屈曲，然后内旋同时伸直，再屈曲，然后外旋同时伸直，如此循环重复，逐步增加肘关节活动度，同时左手拇指可推按桡骨小头以纠正关节紊乱。每天1次（图7-6-2）。

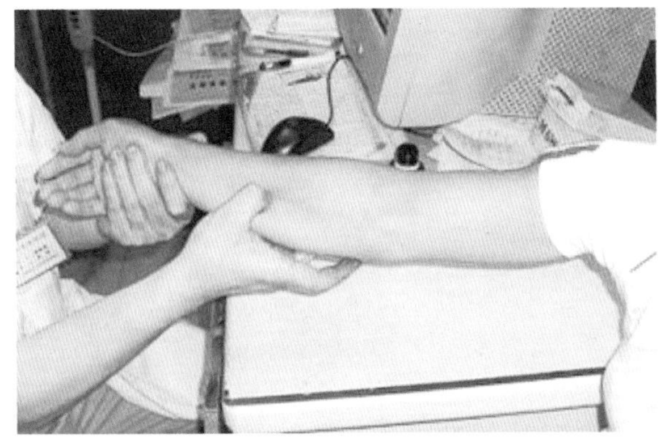

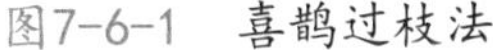

图7-6-1　喜鹊过枝法

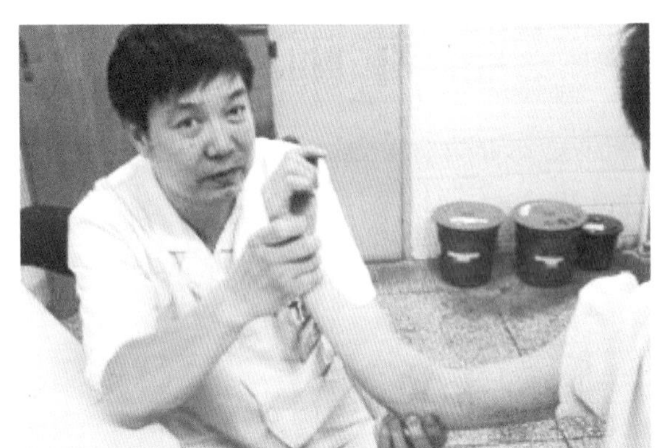

图7-6-2　罗汉转手法

2. 操作要点

（1）推拿过程中切忌使用暴力，防止骨折，尤其是对于高龄患者或绝经后妇女。

（2）在患者酒醉、饥饿、剧烈运动后禁用该手法。

3. 药物治疗

（1）内治法

风寒阻络证：宜祛风散寒、通络止痛，方用蠲痹汤加减或自制药灵草活络丸。

湿热内蕴证：宜清热利湿、通络利窍，方用四妙散加减或自制药薏仁清痹丸。

气血亏虚证：宜益气养血、通筋活络，方用养血止痛汤加减或自制药筋骨行气丸。

气滞血瘀证：宜活血化瘀、行气止痛，方用桃红四物汤加减或自制药化瘀胶囊。

（2）外治法：可选用院内协定处方熏洗 2 号方、3 号方外洗，配合院内制剂骨散、温经克痹散、正骨活络油外敷。可配合其他疗法，如中药离子透药、超声波、冲击波等治疗。

四、预防与调护

1. 尽量改变原运动方式，避免进一步慢性劳损。

2. 注意保护患肢，避免过度劳累及活动，避免患侧受凉，加强功能锻炼。

3. 进行“云手”锻炼：自然平静呼吸，放松肢体，双脚与肩同宽。双臂交互旋转似画云笔法，以健侧带动患侧，循环往复。先做小云手，待疼痛减轻后，可逐步增加肩关节、肘关节的活动幅度，作大云手。每日练习 10 余次。

4. 进行“前臂旋转”锻炼：呈坐位或立位，两臂平举，取阴阳掌，手心向下则为阴，向上则为阳，双上双下或一上一下各数十次，即进行前臂的旋前旋后动作。每日练习 10 余次。

五、典型病例

刘某，女，49 岁，以右肘部疼痛 1 个半月为主诉，于 2021 年 8 月 22 日就诊。

患者无明显诱因出现右肘部疼痛，痛有定处，拒按，无肢体麻木，无心悸、胸闷胸痛，无颈部酸痛，在外未经诊治，遂来诊。

查体：神清，舌暗红，苔薄白，脉弦。右肘关节外侧肿胀，右肱骨外上髁处压痛明显，右肘关节活动稍受限，前臂伸肌群紧张试验阳性，肢端感觉、血运正常。余肢体关节无明显异常。

X 线提示：右肘未见骨关节异常。

诊断：右肱骨外上髁炎（气滞血瘀型）。

治则：活血化瘀，行气止痛。

治法：采用“喜鹊过枝法”“罗汉转手法”等推伤手法，配合武术体操等治疗后，疼痛明显缓解，并予化瘀胶囊口服，熏洗 2 号方外敷。经 2 个疗程后随访，效果不错。

六、注意事项

1. 中医学认为肱骨外上髁炎属“筋痹”“肘劳”范畴，多为正虚之体受风寒湿等邪气侵袭，邪气滞于筋肉肌骨之间，致肘部及前臂气血阻滞，发为本病。又日久积劳成疾，素体亏虚，正虚无以抵御外邪，邪入患部筋肉肌骨，不荣、不通则痛，发为筋痹。

2. 治疗顽固性网球肘应辨证施治，因人而异，不宜过度干扰局部，应综合考虑治疗方案，内外、标本兼治，加用南少林推伤手法以提高临床疗效。

第七节　腕关节扭挫伤

一、病因病理

腕关节扭挫伤，常因为外力造成，中医称之为“腕部骨错缝”。手腕是人体非常灵活、活动非常频繁的部位，极易发生扭挫伤。当腕关节处于背伸、尺侧偏斜位，加上受到过猛的外力作用，使腕关节活动超出正常范围，往往会引起相应的腕部韧带、筋膜等组织损伤。尤其是跌倒时以手着地，腕关节首先承受向肢体近端传导的外力，是受外力冲击最明显的关节，极其容易损伤。如损伤后治疗不当，则可引起腕骨间关系改变，即所谓腕关节不稳定。

腕部结构复杂，由尺桡骨远端、纤维三角软骨盘、8 块腕骨及 5 块掌骨组成了众多关节，关节周围有关节囊、肌腱、韧带等各种软组织。因腕关节结构复杂，小关节众多，发生扭挫伤时容易引起相邻小关节发生微小的错动或移位，即腕部骨错缝，以腕部肿痛、活动功能障碍为主要表现。相对腕掌部而言，腕背部韧带较为薄弱，骨错缝一般多发生于腕背侧。

二、诊断与鉴别诊断

1. 诊断

（1）临床表现与体征：有明显的外伤史，如跌扑损伤、扭转牵拉导致的损伤。腕部疼痛、肿胀，伴有不同程度的关节活动受限。

查体：局部压痛明显，发生骨错缝的部位可触及轻微台阶感，以及痉挛的肌腱、韧带形成的条索状物。查体时可与健侧对比，仔细触诊。

（2）影像学检查：X 线片无骨质异常与脱位征象。

2. 鉴别诊断　应与骨折、脱位相鉴别。尤其应注意排除腕舟骨骨折、下尺桡关节脱位、腕三角软骨盘损伤。

三、辨证论治

治疗腕关节扭挫伤可采用局部理疗等。我院常采用“太祖解绳牵马法”“罗汉合掌法”的南少林推伤手法。

1. 操作方法

（1）太祖解绳牵马法：此手法由太祖拳“解绳牵马式”演变而来，为泉州正骨流派廖尚武老先生手法。患者取坐位，伸出患腕，掌心向下。术者用双手拇指握持患者患手手背近端，双手余四指握托患手掌根，嘱患者手腕放松，身体稍后仰，术者同时作对抗牵引，在牵引状态下，术者用双拇指左右上下推按并左右摇晃，同时双手余四指握托患手掌根配合托顶动作，纠正错缝之小关节使之回位，离槽之筋亦可顺势归槽（图 7-7-1）。

（2）罗汉合掌法：此手法由罗汉拳“合掌式”演变而来，为理筋手法。太祖解绳牵马手法术毕，施以罗汉合掌，术者双手分别握住患者腕掌背侧相对扣压轻推，理顺筋骨关节。然后患者腕部平放桌面，术者用单手掌根置于患腕背侧，轻推按摩 1 ～ 2 分钟，以舒筋活血、行气止痛（图 7-7-2）。

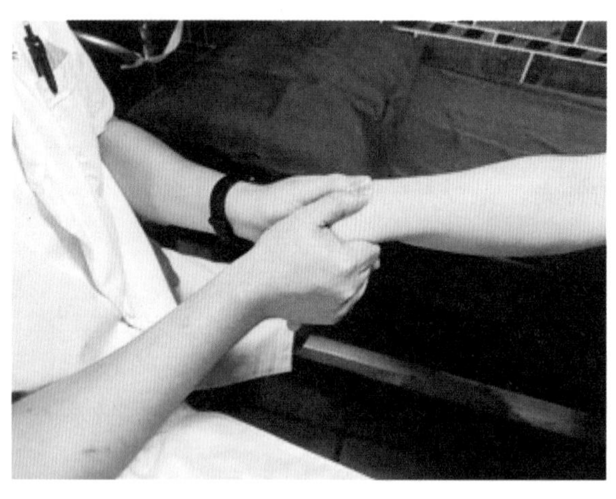

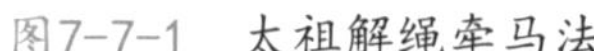
图7-7-1　太祖解绳牵马法

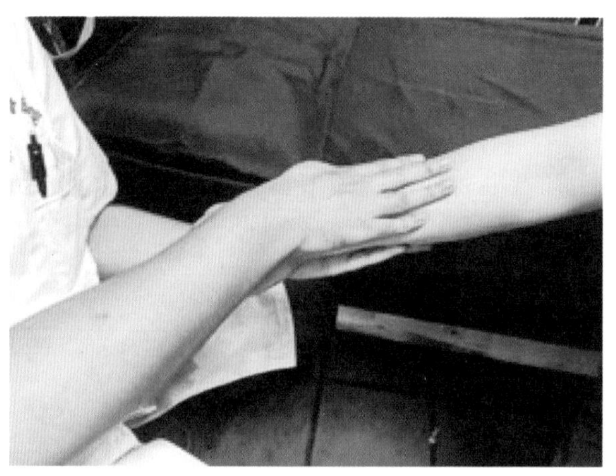

图7-7-2　罗汉合掌法

2. 操作要点

（1）手法操作前要明确诊断，排除骨折、韧带断裂等损伤。如损伤严重或伴韧带撕裂者，可予夹板或石膏外固定制动。

（2）手法操作时应注意力度柔和适中，切忌暴力，以免产生医源性损伤。

3. 药物治疗

（1）内治法：早期肿痛并见，治宜活血化瘀、消肿止痛，方用自制药竭七胶囊；中后期肿痛渐消，筋骨柔弱无力或伴关节僵硬，治宜补益气血、行气止痛，方用筋骨行气丸。

（2）外治法：早期肿痛明显，可用熏洗 1 号方熏洗，伤科搽剂、骨散外敷，促进活血消肿；中后期关节僵硬，可用熏洗 2 号方熏洗，骨散、活血止痛软膏外敷；伴寒湿者，用熏洗 3 号方熏洗，骨散、温经克痹散外敷。可配合物理治疗，促进消肿止痛。

四、预防与调护

1. 早期肿痛，不宜用力过度，避免进一步损伤。

2. 注意保护患肢，避免患侧受凉，加强功能锻炼。

3. 严重损伤者宜小夹板固定，制动腕关节。

五、典型病例

洪某，男，50 岁，以扭伤致左腕部疼痛、活动不利 1 天为主诉前来求诊。

患者于 1 天前不慎扭伤左腕部，致左腕关节疼痛，活动不利。

查体：左腕部略肿胀，无畸形外观，左腕部背侧掌腕关节处可及明显压痛，未及骨擦感，左腕关节活动受限，左手诸指活动正常，肢端感觉及血运正常。

X 线提示：左腕未见骨、关节病变（图 7-7-3）。

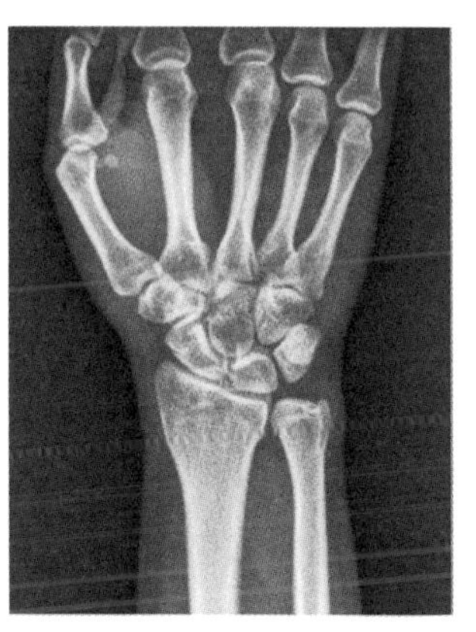

图7-7-3a　左腕关节正位片

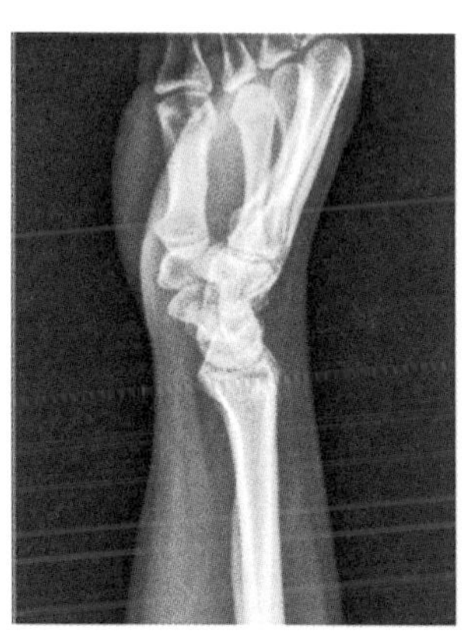

图7-7-3b　左腕关节侧位片

图7-7-3　左腕关节扭挫伤X线片

诊断：左腕关节扭挫伤（气滞血瘀型）。

治则：行气活血，舒筋止痛。

治法：采用“太祖解绳牵马法”“罗汉合掌法”等推伤手法。骨散外敷以消肿止痛。行手法治疗后，患者关节活动障碍改善，疼痛减轻。多次复诊后痊愈。

六、注意事项

1. 腕部结构复杂，关节面复杂，血供亦不丰富，且又极易受外力所伤，手法治疗是首选方法。通过手法纠正关节错缝，并理顺筋络，恢复筋骨关系之平衡，则气血运行通畅，肿痛症状可消。

2. 前述两种推伤手法均为泉州正骨流派廖尚武老先生融合武术与人体运动规律的经验总结，体现了“医武结合”特点，注重以柔济刚，刚柔相济，内外兼修，利用武术劲与气的内在联系达到活血行气、舒筋通络、理筋正骨等功效，手法有力而不失柔和，动作迅捷又注重细腻。医者通过细腻的触诊来确定错位的结构，再以柔和而有力的手法予以拔伸牵引，使痉挛之韧带、筋膜得以松解，然后通过迅捷的手法屈伸腕部，按压错位之骨节使之复位，最后以柔和细腻的手法捋顺腕部筋络，使气血平复顺畅，则肿痛症状消除，关节活动功能恢复。

第八节　桡骨茎突狭窄性腱鞘炎

一、病因病理

桡骨茎突狭窄性腱鞘炎是鞘管内拇长展肌及拇短伸肌肌腱及腱鞘发生的无菌性炎症，为临床常见的慢性劳损性疾病。中医将桡骨茎突狭窄性腱鞘炎归属于“筋痹”“伤筋”“筋结”等范畴，其病性多为本虚标实，以本虚为主。腕部因反复劳损，耗伤气血，致使局部气血亏虚，筋脉失于濡养，不荣则痛；或风寒湿邪外侵，结于腕部，使气机运行受阻，以致血行不畅，气血凝滞，不通则痛。

二、诊断与鉴别诊断

1. 诊断

（1）临床表现与体征：有劳损史。主要表现为桡骨茎突部疼痛、压痛，有时可向手肘或肩臂放射；活动时腕关节及拇指疼痛加剧，严重者可影响腕关节活动。

查体：部分患者可于桡骨茎突处触及痛性硬结，持物无力并伴有拇指活动受限；握拇尺偏试验阳性。

（2）影像学检查：X 线片无骨质异常征象。

2. 鉴别诊断　与腕部骨折、腱鞘囊肿、手指屈肌腱鞘炎或关节退行性疾病等相鉴别。

三、辨证论治

治疗桡骨茎突腱鞘炎，首先要对腕部进行适当固定、制动，避免用力活动等，还可以采取局部热敷、红外线照射、电磁疗及放射式冲击波等物理治疗，必要时采取局部封闭疗法或小针刀等治疗。我院常采用“行者搓桃法”“金刚指按揉法”“玄女环转推按法”“行者牵抖法”等南少林推伤手法治疗。

1. 操作方法

（1）行者搓桃法：此手法源于南少林猴拳中招式。以右腕为例，患者取坐位，用自制药正骨活络油涂抹右腕及前臂桡侧，术者用手掌心上下来回轻轻搓推，操作时间 5 分钟（图 7-8-1）。

（2）金刚指按揉法：用南少林金刚指按压或揉搓手三里穴、内外关穴、合谷穴等，操作时间 3 ～ 5 分钟（图 7-8-2）。

（3）玄女环转推按法：此手法源于泉州南少林太祖拳招式。一手握住患侧手腕，拇指放于桡骨茎突处，一手握住患侧手部，另一手拇指一边推按桡骨茎突痛点，一边被动环转活动腕关节，操作时间 5 分钟（图 7-8-3）。

（4）行者牵抖法：此手法源于泉州南少林猴拳招式。患者取坐位，术者坐在患者对面，用一只手固定在患者腕关节或前臂下段处，另一只手抓住患者患侧手指，做连续摇晃动作 15 秒，以手指轻拉牵抖为宜（图 7-8-4）。

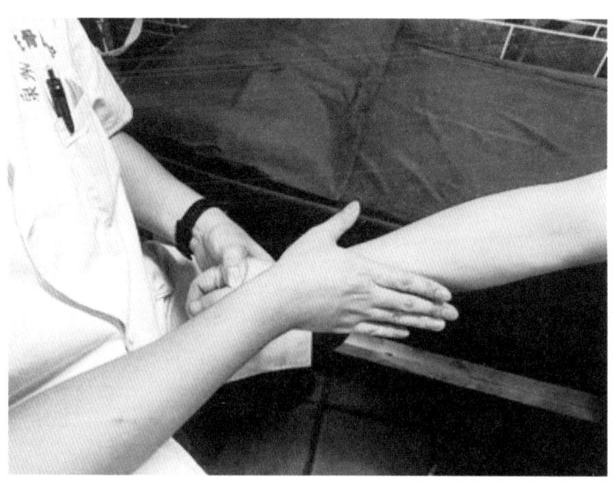
图7-8-1 行者搓桃法

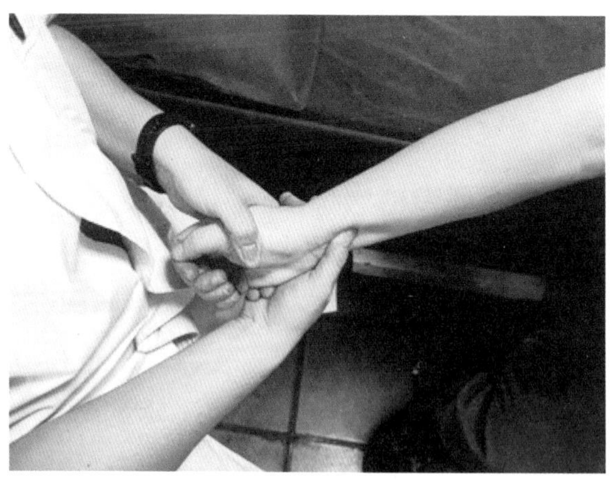
图7-8-2 金刚指按揉法

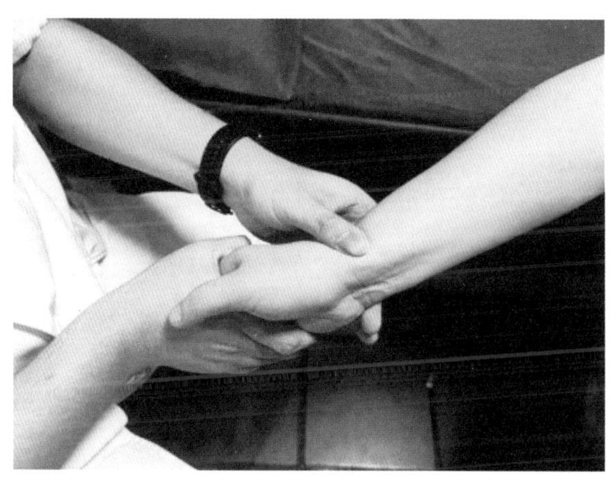
图7-8-3 玄女环转推按法

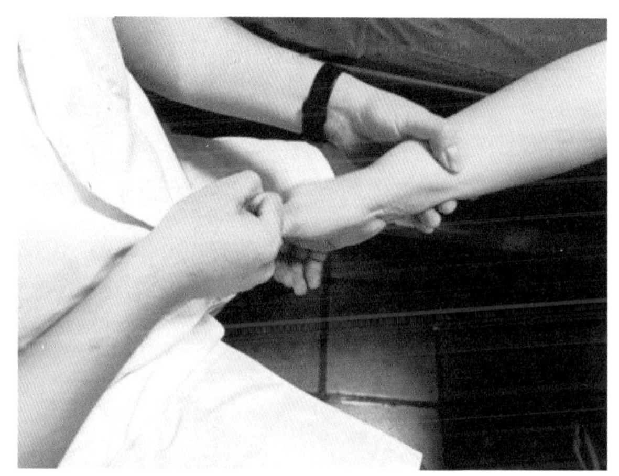
图7-8-4 行者牵抖法

2. 操作要点

（1）手法操作前要明确诊断，排除骨折、韧带断裂等损伤。

（2）手法操作时应注意力度柔和适中，切忌暴力损伤。

3. 药物治疗

（1）内治法

①血瘀气滞型：治宜活血化瘀、行气止痛，方用活血止痛汤及院内自制药化瘀丸。

②脾胃虚寒型：治宜温经通络、调养气血，方用桂枝汤加补气养血中药及筋骨行气丸，

（2）外治法：早期肿痛明显，可用熏洗 1 号方熏洗，伤科搽剂、骨散外敷，促进活血消肿；中后期关节僵硬，可用具有活血化瘀、温经散寒、通络止痛之功的院内协定方，如熏洗 2 号方、3 号方熏洗，骨散、正骨活络油、温经克痹散外敷，促进消肿止痛。

四、预防与调护

1. 严重损伤者，宜小夹板固定，制动腕关节。

2. 早期肿痛，不宜用力过度，避免进一步损伤。

3. 注意患侧保暖，避免受凉，加强功能锻炼。

五、典型病例

谢某，女，56 岁，以右腕部桡侧疼痛 6 个月为主诉，于 2021 年 12 月 14 日就诊。

患者无明显外因，6 个月前出现右腕部桡侧疼痛，右腕关节活动正常，无伴肢端乏力，在外诊治不效，遂来诊。

查体：右手腕关节桡侧茎突处肿胀，局部皮肤无红肿、发热，右桡骨茎突处有明显压痛，右握拳尺偏阳性。肢端感觉、血运正常。余肢体关节未见明显异常。舌质淡红，苔薄白，脉弦细。

X 线提示：右腕未见骨、关节异常。

彩超提示：右桡骨茎突狭窄性腱鞘炎。

诊断：右桡骨茎突狭窄性腱鞘炎（血瘀气滞型）。

治则：活血化瘀，舒筋通络。

治法：采用“行者搓桃法”“金刚指按揉法”“玄女环转推按法”“行者牵抖法”等治疗，配合骨散外敷。经手法处理后疼痛减轻，3 次治疗后病愈。

六、注意事项

1. 有皮肤破损、水疱者禁用手法操作。

2. 减少手部活动，尤其是要避免抱小孩、拧毛巾、洗衣服等行为。

第九节　膝骨性关节炎

一、病因病理

膝骨性关节炎，中医称为“膝痹”，是以中年后膝关节软骨退行性变和继发性骨质增生为特征的慢性关节疾病，以关节疼痛、活动受限和关节畸形为主要表现。膝内翻继发膝骨性关节炎，最早出现症状的是膝关节内侧腔，随之产生髌骨与股骨髁之间的疼痛和摩擦感，症状时无时发，关节也常常出现肿胀，局部皮温升高，劳累或着凉会引发症状。

本病的发生一般认为是由多种致病因素（包括机械性因素和生物性因素）的相互作用造成软骨破坏所致，其中年龄被认为是最重要的危险因素，其他因素包括外伤、体力劳动、肥胖、生化、遗传、炎症、代谢等。其病理变化是关节软骨退变。关节软骨是由特殊的致密结缔组织构成，包括软骨细胞、胶原纤维、凝胶样基质。在关节受到压力的情况下，软骨压缩伸展，产生垫子分散压力的效果，保护软骨下的骨骼不受破坏。软骨中的胶原纤维具有弹力，可迅速恢复原状。胶原纤维的弹力作用，在青年时期较强，对于断续压力的缓冲效果亦佳；但到老年时期或持续压迫下，胶原纤维弹力减弱，延伸能力减退，且恢复时间也相对延长。

二、诊断与鉴别诊断

1. 诊断

（1）临床表现与体征：发病缓慢，多见于中年后，往往有劳累史。主要表现是膝关节活动时疼痛加重，其特点是初起疼痛为阵发性，后为持续性，劳累及夜间更甚，上下楼梯时疼痛明显。

查体：膝关节活动受限，甚则跛行。极少数患者可出现交锁现象或膝关节积液。关节活动时可有弹响、摩擦音，部分患者关节肿胀，日久可见关节畸形。

（2）影像学检查：X 线检查可能发现膝关节的关节间隙狭窄，通过 CT、MRI 检查可以更加清楚、明确。

2. 鉴别诊断 本病需与创伤性关节炎、类风湿关节炎、痛风性关节炎、感染性关节炎、反应性关节炎等疾病相鉴别。

三、辨证论治

膝骨性关节炎患者首选保守治疗。我院多采用南少林“擒拿推髌法”。膝骨性关节炎合并膝内翻者，可以采用孟氏疗法外固定治疗，降低膝内侧腔的应力集中，使胫骨结节前移，髌韧带放松，减少髌骨在股骨髁面上的应力集中现象。

1. 操作方法 南少林“擒拿推髌法”。

（1）肌肉解痉：患者取仰卧位，膝下垫薄枕，先用推按等手法，自膝上至大腿下段、后膝下至小腿上段，重复 15 ～ 20 次，接着揉按、拿捏大腿股四头肌及小腿三头肌 3 ～ 5 分钟，直至膝关节周围肌肉放松，以缓解肌肉痉挛（图 7-9-1、图 7-9-2）。

（2）松解粘连：弹拨大腿后侧、腘窝及小腿后侧 3 ～ 5 分钟，重点在腘绳肌、腘肌及腓肠肌的肌腹 - 肌腱交界处。用拇指指腹弹拨内外侧副韧带、伸膝筋膜、髌骨内外侧关节囊止点 15 ～ 20 次（图 7-9-3）。

（3）扣按点穴：取穴梁丘、血海、膝眼、阴陵泉、阳陵泉、足三里、委中、承山、鹤顶、阿是穴等。拇指指腹点、扣、按、揉每穴至得气 10 ～ 15 秒（图 7-9-4）。

（4）推髌滑动：用南少林“擒拿”手法，双手拇指、食指、虎口固定髌骨，以髌骨为中心，分别向头侧、尾侧、内侧、外侧推动髌骨滑动至疼痛点或最大范围，每个方向推髌 15 ～ 20 次；然后同上手法固定髌骨，将髌骨顶点分别向内、向外侧旋转，在疼痛点或最大范围停止，每个方向旋转髌骨 15 ～ 20 次（图 7-9-5）。

（5）松动关节：一手握住患者大腿靠近膝关节处，另一手握住胫骨末端，被动屈曲膝关节至疼痛点或最大范围，其后在屈曲膝关节的同时，指导患者足跟分别朝髋关节大转子（进行胫骨外展运动）、腹股沟（进行胫骨内收运动）的方向转动，直至疼痛点或最大范围，每个方向动作重复 15 ～ 20 次；一手握住患者足踝内侧面，另一手手掌放在胫骨结节上，被动伸直膝关节至疼痛点或最大范围，其后在伸直膝关节的同时，指导患者分别进行胫骨外展、内收活动，直至疼痛点或最大范围，每个方向动作重复 15 ～ 20 次；将患者胫骨放在术者的前臂，另一手放在足跟远端握住足部，指导患者进行踝关节被动背屈，膝关节屈曲至约 90°，分别进行胫骨被动内旋、外旋活动，直至疼痛点或最大范围，每个方向动作重复 15 ～ 20 次（图 7-9-6）。最后以放松手法结束。

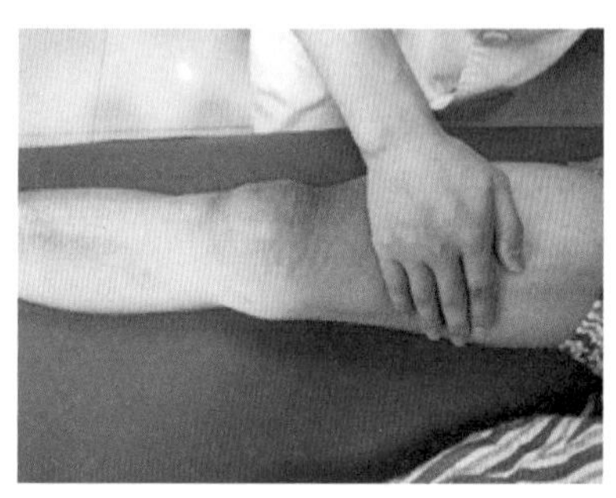
图7-9-1　揉按手法

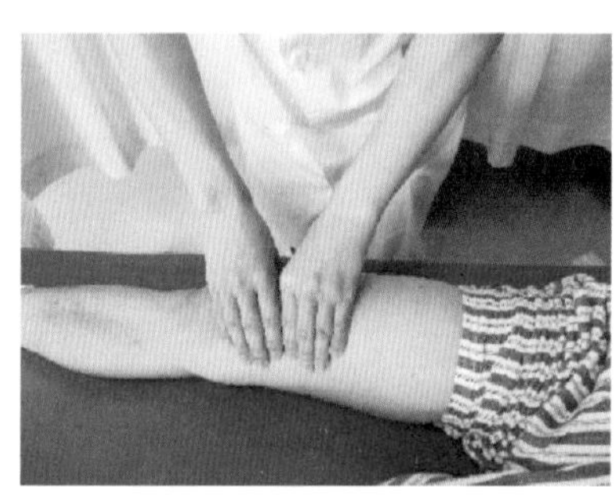
图7-9-2　拿捏手法

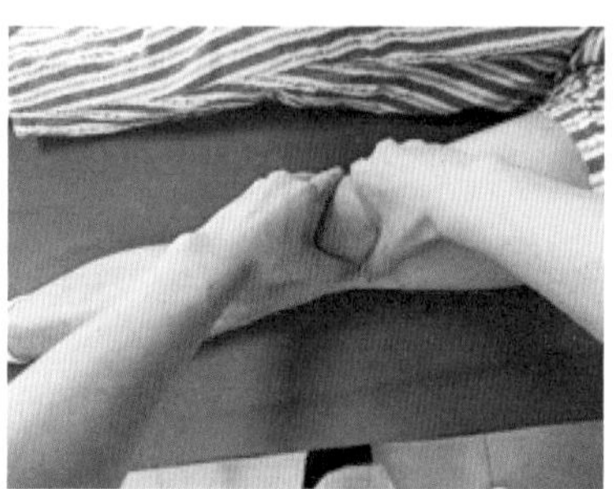
图7-9-3　弹拨手法

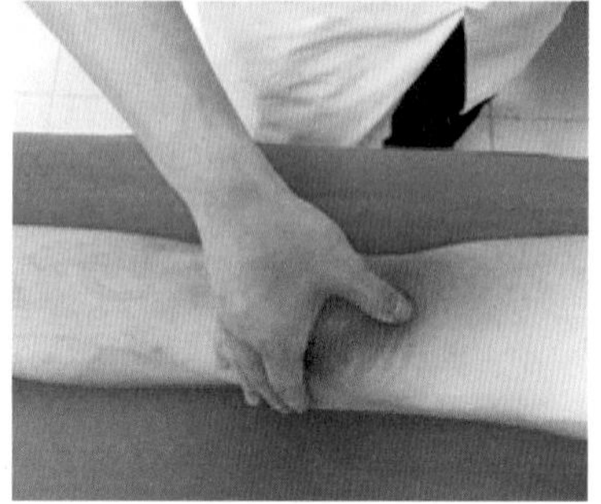
图7-9-4　扣按手法

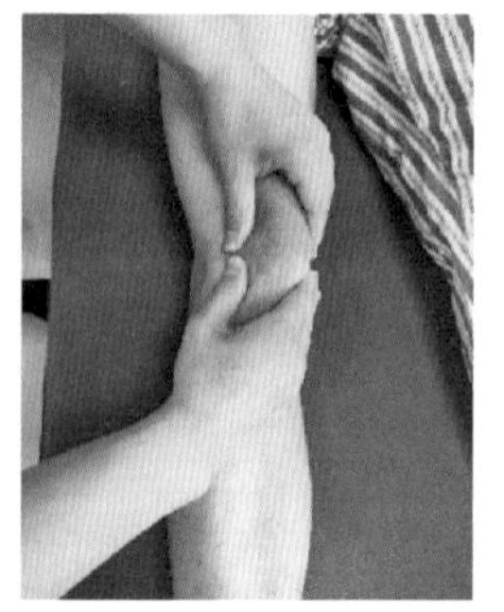
图7-9-5　推髌手法

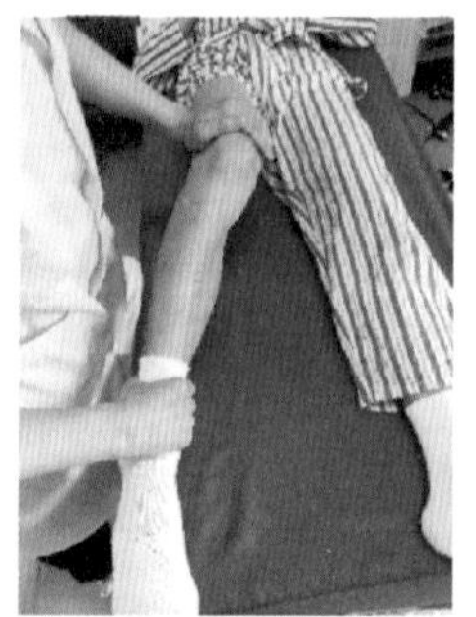
图7-9-6　松动手法

2. 操作要点

（1）手法治疗过程中切忌用暴力，防止骨折或加重损伤，尤其对于高龄患者。

（2）需要明确诊断后再施手法，对肿瘤、结核、感染性关节炎等患者禁用手法。

3. 药物治疗

（1）内治法

①气滞血瘀型：治宜活血化瘀、理气止痛，方用桃红四物汤加减或自制药桃仁通痹丸。

②湿热痹阻型：治宜清热祛湿、通络止痛，方用宣痹汤加减或自制药苡仁清痹丸。

③寒湿痹阻型：治宜祛湿散寒、温经止痛，方用蠲痹汤加减或自制药灵草活络丸。

④肝肾亏虚型：治宜补益肝肾、祛风通络止痛，方用独活寄生汤加减或自制药首乌益肾骨康丸、杜仲健骨丸、壮骨通痹丸。

（2）外治法：治宜温经散寒、活血行气、通络止痛，可选用院内协定方痹通洗方、熏洗 2

号方、温经克痹散、骨散粉包、正骨活络油等外用。配合针灸、拔罐、冲击波、超声波、中药烫熨、中药离子导入等，均有一定疗效。

四、预防与调护

1. 注意适量运动，加强锻炼，增强体质及抗病能力，预防上呼吸道感染。

2. 注意劳逸结合，控制体重，避免受寒。如有合并症，如慢性扁桃体炎、龋齿、慢性鼻窦炎等，应及早处理。

五、典型病例

张某，女，65 岁，以右膝酸痛，活动不利 2 个月为主诉，于 2021 年 11 月 27 日就诊。

患者 2 个月前因爬山后出现右膝酸痛，呈持续性，活动不利，行走时右膝酸软无力，无关节绞锁、弹响，无下肢放射痛，伴心烦失眠，舌淡红、苔少，脉细，在外治疗后复发，来院就诊。

查体：右膝轻度肿胀，膝关节内翻，髌骨周围压痛，膝关节活动受限。

X 线提示：右膝髁间隆突变尖，胫骨平台边缘骨赘形成，内侧关节间隙较外侧变窄。右膝骨性关节炎（图 7-9-7）。

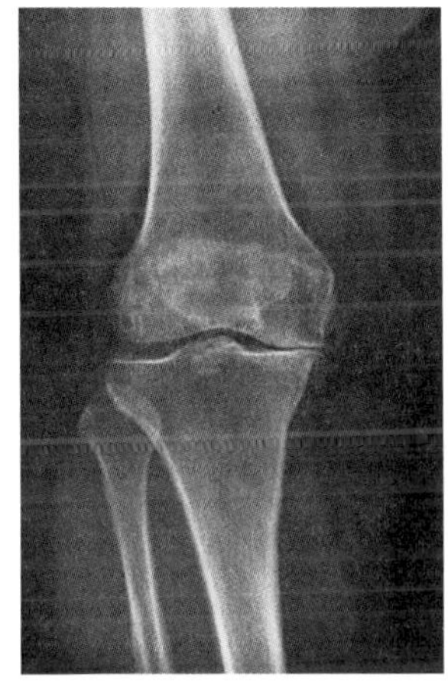

图7-9-7a 右膝骨性关节炎正位片

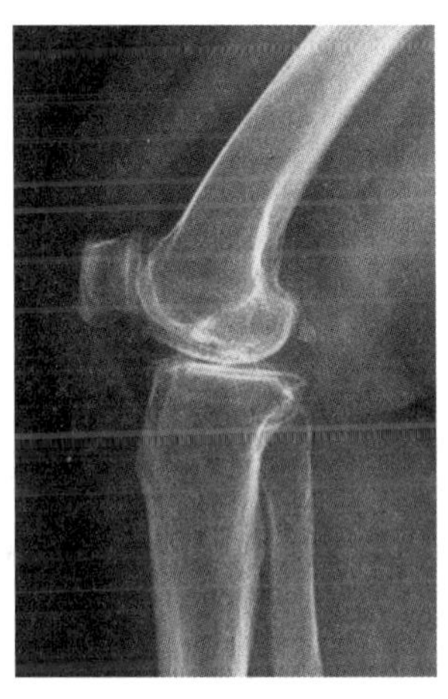

图7-9-7b 右膝骨性关节炎侧位片

诊断：右膝骨性关节炎（肝肾亏虚型）。

治则：补益肝肾，活血行气，理筋整复。

治法：采用我院南少林“擒拿推髌法”手法治疗，每日 1 次，5 次为 1 个疗程。内服首乌益肾骨康丸；外用温经克痹散。1 个疗程治疗结束时症状明显好转，复查偶感右膝酸痛，但日常生活无明显影响。

六、注意事项

1. 所用手法主要来自南少林擒拿功法，为谢庆华医生临床经验总结。尚需结合中医辨证施治。中医学认为本病主症为疼痛，多归属于“痹症”范畴。《黄帝内经》有“肾主骨”“肝主筋”“风寒湿三气杂至，合而为痹也”等记载。《景岳全书》曰：“痹者，闭也，以气血为邪所闭，不得通行而病也。”而就其病理而言，肝肾不足、筋骨痿弱是其基础，风、寒、湿、痰、瘀也参与其中。本病的病机特点可概括为“本虚标实”，以肝肾亏虚为本，治疗需要“筋骨并重、内外兼治”，方是取得良好疗效的保证。

2. 泉州正骨流派治疗筋骨病的原则：调和气血、内外兼治。

在应用手法时，配合内治法，其目的主要是治疗引发症状的软组织损害，缓解症状，阻断损害的恶性循环，通过解痉，放松有关损害软组织的痉挛、过大牵拉或挤压应力，缓解、消除疼痛等症状；通过松解粘连、穴位点按，提高痛阈，既可缓解症状，恢复一定的功能活动，又有利于力学平衡的恢复；通过推髌、松动关节，对关节腔内减压，改善组织代谢，促进关节滑液分泌，增加关节活动度，尽可能减缓病程的发展，阻断进一步损害的恶性循环。

综合运用上述手法，可激活肌肉本身所固有的外周机制，解除肌肉痉挛，矫正关节解剖位置紊乱，消除膝痛。

3. 手法治疗过程中切忌用暴力，防止骨折或加重损伤。

4. 在患者酒醉、饥饿、剧烈运动后禁用该手法。

5. 肿瘤、结核、化脓性关节炎等患者禁用手法。

第十节　踝关节扭挫伤

一、病因病理

踝关节扭挫伤，又称踝关节骨错缝，属于中医学“伤筋”范畴，是最常见的关节损伤之一，占骨科急诊病症的 7% ～ 10%。任何年龄阶段均可发生，但多见于青壮年。本病常由于突发的踝关节过度扭转导致局部经脉受损，络破血溢，瘀血阻滞，经络不通，血瘀阻滞筋肉，不通则痛，发为肿胀。

根据受伤时的姿势及诱发损伤的暴力方向不同，可将踝关节扭伤分为内翻损伤和外翻损伤两类，以前者多见。造成前者多见的原因，主要是因为在解剖结构上，距骨前宽后窄，踝关节处于跖屈位的时候，距骨窄部进入踝穴中，可向两侧轻微活动，此时踝关节较为不稳定，且外侧韧带较内侧韧带弱，位于外侧的距腓前韧带遭受的张力更大而容易损伤；单纯内翻损伤时，除了常见的距腓前韧带出现损伤外，也容易出现外侧的跟腓韧带的损伤；位于内侧的三角韧带比较坚强、稳定，不易损伤，但如果外翻暴力过于强烈，亦会导致严重损伤。如果处理不当或不及时，易遗留后遗症。

二、诊断与鉴别诊断

1. 诊断

（1）临床表现与体征：有明显的外伤史，如扭伤、跌扑损伤。临床表现包括踝部肿胀、剧痛，并伴有不同程度的功能障碍，甚至不能负重行走，局部的瘀斑往往在几天后开始出现。

查体：内翻损伤时，肿胀、压痛集中在外踝前下方，足内翻时出现剧痛；外翻损伤时，肿胀、压痛集中在内踝前下方，足外翻时出现剧痛。

（2）影像学检查：正侧位 X 线片可显示有无骨折；如怀疑韧带断裂，可行内外翻应力位 X 线检查。患侧关节间隙增宽提示一侧韧带撕裂，内外踝间距增宽提示下胫腓联合韧带断裂。有条件者，亦可行 CT、MRI 或肌骨超声检查。

2. 鉴别诊断 本病应与踝关节骨折相鉴别。

三、辨证论治

踝关节扭伤主要采取保守治疗，注意休息，避免活动。扭伤的早期可以采取冰敷，也可用我院自制药活血祛瘀液冰敷 30 分钟，有利于消除肿胀和缓解疼痛；扭伤 3 ～ 4 天，局部的渗出减少，可以采用我院南少林“白鹤指法”“金刚指法”“罗汉搬指法、罗汉合掌法”“行者搓桃法”等手法治疗，结合局部热敷等理疗，以改善血液循环，促进修复。对于合并严重韧带损伤者，可以考虑进行绷带、胶布、支具和石膏外固定，或者行微创手术治疗，以保持踝关节的稳定性，避免引起创伤性关节炎。对于明确有韧带撕裂的患者，根据受伤的不同程度，选用合适的外固定材料，常用的外固定材料有绷带、胶布和支具，或者石膏。外翻位固定适合内翻位损伤者，内翻位固定适合外翻位损伤者，保持损伤韧带的放松体位。抬高患肢，暂时限制行走，以利消肿。固定时间依损伤程度而定，部分撕裂者 3 ～ 4 周，完全断裂者 4 ～ 6 周。

1. 操作方法

（1）白鹤指法：此手法由南少林白鹤拳招式演变而来。患者下肢与踝部放松，术者用手指指腹在患侧小腿上段前外侧，自上而下，从胫骨结节开始沿着胫骨脊向下直至踝关节上方处点按，再由下向上，来回点按 5 分钟。术者继续用拇指轻轻按压痛处，然后双手拇指与余四指分开呈“八”字形合抱患踝后方，双拇指位于外踝，轻轻由上向外下呈“八”字形连续压、按、推 2 ～ 3 分钟。然后用“罗汉合掌法”在内外踝处轻轻用力相对扣压（图 7-10-1）。

（2）金刚指法：此手法由南少林罗汉拳招式演变而来，主要用于分筋点穴。患者放松下肢与踝部，术者沿胫骨脊外侧缘及小腿前外侧肌间隙，从膝至踝，用拇指连续点按 3 ～ 5 遍。再用同样的手法，分别在各足趾之间，从远端至近端各点按 3 ～ 5 遍。接着，再点按丘墟、解溪、陷谷、太冲、太溪、照海、申脉、昆仑、悬钟、三阴交、阴陵泉、阳陵泉、足三里等穴。点按时可配合按揉，重复操作（图 7-10-2）。

（3）罗汉搬指法、罗汉合掌法：此手法由罗汉拳招式演变而来，主要用于拔伸理筋、摇晃正骨。患者放松下肢，术者依次拔伸各足趾 3 ～ 5 次，再牵引拔伸晃动踝关节以理顺筋络，然后用柔和的揉捻法对踝关节损伤部位的组织进行放松。可由损伤部位的周围开始，逐渐揉按到病变部位，重点针对紧张的筋结或条索，以轻柔手法为主，勿使患者痛楚。亦可与分筋、点穴交替，反复进行数遍，解除关节周围组织痉挛。然后术者左手握住足跟，右手握住足部，向远端拔伸牵引，在牵引状态下，使踝关节缓缓屈伸、内外翻或环转，同时可以手指戳按距骨，以纠正距骨错缝。然后用罗汉合掌法，在内外踝及足部掌背侧轻轻用力相对扣压揉按（图 7-10-3）。

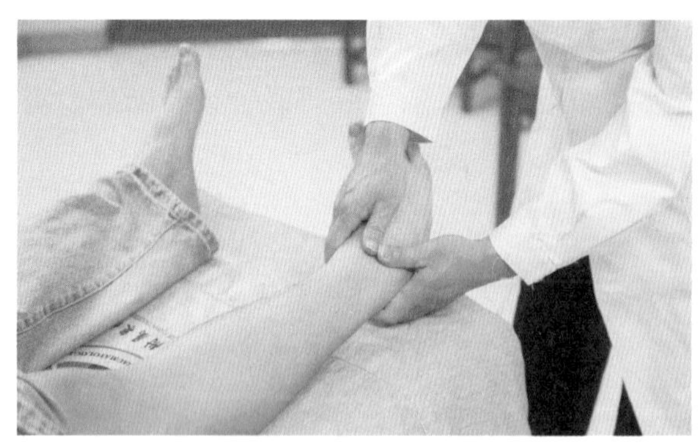

图7-10-1　白鹤指法

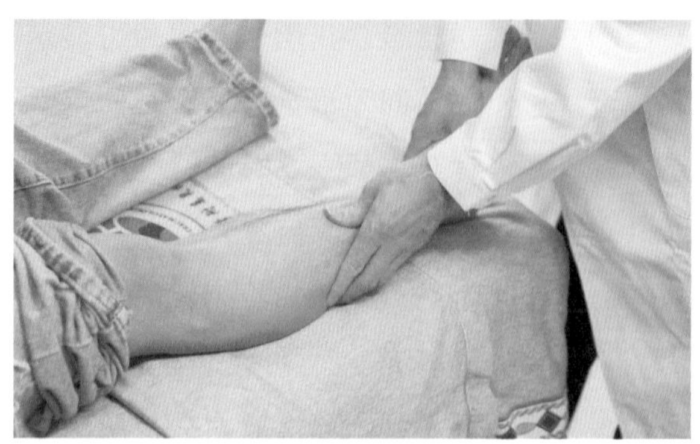

图7-10-2　金刚指法

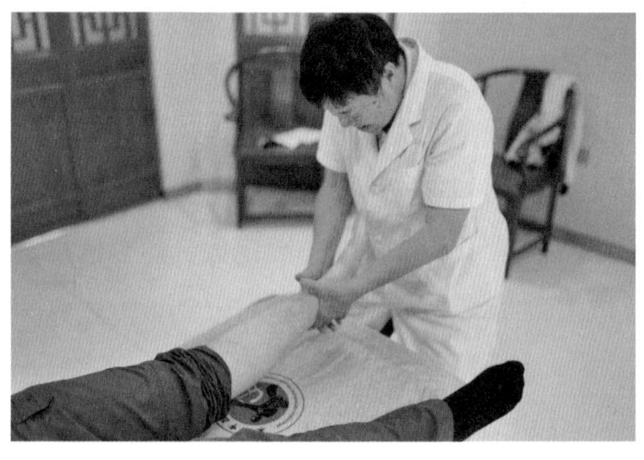

图7-10-3a　罗汉搬指法

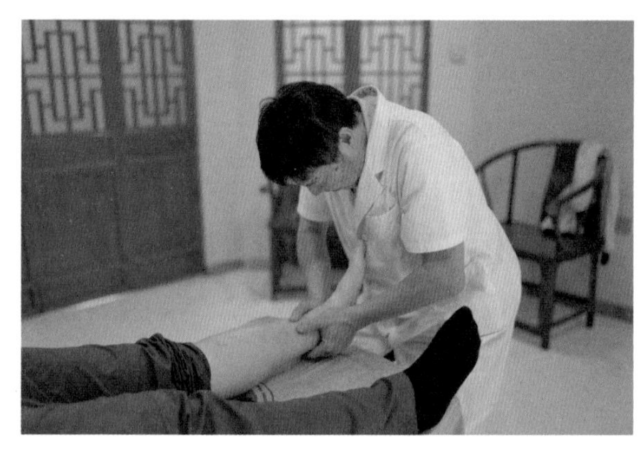

图7-10-3b　罗汉合掌法

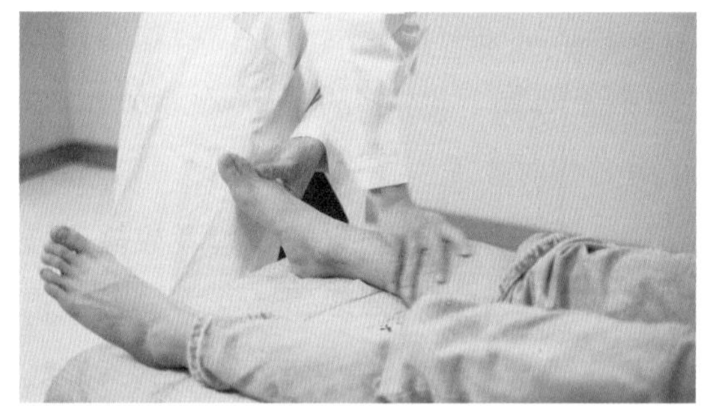

图7-10-4　行者搓桃法

（4）行者搓桃法：此手法由南少林猴拳招式演变而来，主要用于理顺筋络。患者放松下肢与踝部，术者使用轻巧灵活的擦法或搓法，沿筋骨关节的走行方向，由近端向远端，或由远端向近端，轻轻理顺筋络（图 7-10-4）。

2. 操作要点

（1）韧带撕裂扭伤严重的早期可以制动，或者暂时限制行走，有利于消除肿胀和疼痛。

（2）推伤治疗中，先给予缓解肌肉痉挛，切忌用暴力，以免加重损伤，尤其是高龄患者。纠正骨错缝后，点按时注意体会指下感觉，对于紧张痉挛处，可配合按揉重复操作，以缓解局部痉挛。

（3）嘱患者放松踝部，稍微转动踝关节，手法治疗以理顺筋络为主。

3. 药物治疗

（1）内治法：早期肿、痛并见，治宜活血化瘀、消肿止痛，可用我院自制药竭七胶囊；中后期肿痛渐消，筋骨柔弱无力或伴关节僵硬，治宜补益气血、行气止痛，方用筋骨行气丸。

（2）外治法：早期肿痛明显，可用活血祛瘀液或骨散外敷，熏洗 1 号方熏洗，促进活血消肿；中后期关节僵硬，可用熏洗 2 号方熏洗，骨散、活血止痛软膏外敷；伴寒湿，用熏洗 3 号方熏洗，骨散、温经克痹散外敷。可配合中药离子透药、超声波等治疗。

四、预防与调护

1. 注意运动方式，避免过度劳累及活动，防止慢性劳损。

2. 注意保护患肢，避免患侧受凉，加强功能锻炼。

五、典型病例

韩某，男，42 岁，以扭伤致左踝部肿痛、活动不利 1 天为主诉前来求诊。

患者缘于 1 天前不慎扭伤左踝部，致关节疼痛、活动不利。

查体：左外踝部肿胀，左外踝周围压痛明显，未触及明显骨擦感，左踝关节活动尚可，左足背动脉搏动正常，左足各趾活动正常，肢端血运、感觉正常。

X 线提示：左踝未见骨、关节病变，软组织肿胀。

诊断：左踝关节扭挫伤（血瘀气滞型）。

治则：活血化瘀，消肿止痛。

治法：急性早期，活血祛瘀液外敷。3 天后，采用我院廖氏南少林“白鹤指法”“金刚指法”“罗汉搬指法、罗汉合掌法”“行者搓桃法”等手法治疗，两天 1 次，复诊 3 次，患者关节肿胀消失，活动自如，痊愈。

六、注意事项

1. 我院运用自制外敷药与南少林“医武结合”手法治疗踝关节错缝积累了较多临床经验，形成了一套完整的治疗流程。如急性期，给予活血祛瘀液等冰敷，加快缓解肿痛症状。急性期过后，对于肿胀明显者，运用理筋推伤手法，可以促进肿胀消退，缓解痉挛和挛缩，并解除筋的粘连，纠正骨错缝，使筋骨归槽，达到“骨正筋归”，筋骨能正常发挥其功能，气血得以调和。

2. 对于踝部扭伤比较严重者，急性期需要固定合适体位，保持损伤韧带的放松，并抬高患肢，暂时限制行走，以利消肿。

3. 损伤急性期，在肿痛减轻后应尽早进行跖趾关节屈伸活动。随着肿痛的逐渐缓解，可进行无负重下的踝关节屈伸锻炼，并逐渐过渡到负重状态下的行走等锻炼。整个过程循序渐进，逐渐增加训练强度。开始时可佩带护具，以防再次损伤，肌力较强后再将护具去除。

后　记

泉州正骨，闽南之光，源于陈、廖、张、庄等，薪火相传，承上启下，再次创业，再延华章。弘扬各级“非遗”，再与中国中医药出版社签订《战略合作框架协议》。承蒙多位专家指导，友人相助，学科带头人疾书，几经修改完善，《泉州正骨》顺利付梓，吾辈怎不感怀而书之。

泉州物产丰富，人杰地灵，历史蕴厚，钟灵毓秀。其闽派正骨之术，世传接骨圣手。悬壶济世，妙手仁心，术能为民，普渡众生。桃李新荣，居功至伟，是固其本流必远，厚德载物也。

20 世纪 50 年代建院，90 年代兴改革新潮，春雷萌动，杏林喜见新枝。先辈审时乘势，宏图肇兴，筚路蓝缕，锐意改革，俱怀鸿志，开拓进取，百折不挠，传承创新，著书立说，医教研同步。三甲专科，百姓信赖，久誉省内外，跻身全国前列。

综观历史，医院秉医武结合之传承，树骨折正骨十法、推伤九法、推手三法，全院上下朝气蓬勃，凸显泉州正骨之风骚。见贤思齐，守正致忠，自强不息。推崇医院文化，传承正骨精神，蒙海外贤达、各级政府关怀，国家、省市专家指导，吾院脚踏实地，众志成城，人才辈出。延泉州正骨之术，诊疗筋伤骨病无所不精，铸特色立于医林，传统与现代巧然融合，成医武结合与微创之特色。天道酬勤，历代正骨人鸿志满怀，孜孜以求。幸遇“十四五”，响应“二十大”，传承发扬中医，襄助国计民生。唯不忘初心，牢记使命，上下协同奋力，饮水思源，感恩于党和国家。

牢记“患者至上”“追求卓越、仁心仁术”乃我院训。唯精唯诚，继往开来，乃吾辈之决心。吾辈追迹先贤，百年传承；中西并重，微创精准；心无旁骛，讷言敏行；龙头雄姿，惠及桑梓；放眼全国，前程似锦。今有《泉州正骨》面世，系统总结泉州正骨历代先贤学术思想与经验，又与现代医学结合，求索创新，期再攀医学高峰。仅此数言，略表心声。

编委会

2023 年 12 月